NURSINGRAPHICUS EX

ナーシング・グラフィカEX
疾患と看護 ⑤

脳・神経

JN028791

MC メディカ出版

「メディカAR」の使い方

「メディカ AR」アプリを起動し，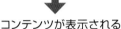マークのある図をスマートフォンやタブレット端末で映すと，飛び出す画像や動画，アニメーションを見ることができます．

アプリのインストール方法　　🔍 メディカ AR　で検索

お手元のスマートフォンやタブレットで，App Store（iOS）もしくは Google Play（Android）から，「メディカ AR」を検索し，インストールしてください（アプリは無料です）．

アプリの使い方

①「メディカAR」アプリを起動する

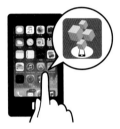

※カメラへのアクセスを求められたら，
「許可」または「OK」を選択してください．

②カメラモードで，マークがついている **図** を映す

↓

コンテンツが表示される

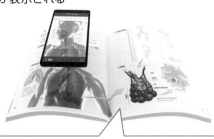

◯ 正しい例　　✕ 誤った例

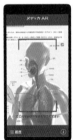

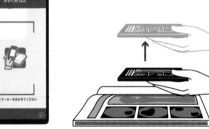

ページが平らになるように本を置き，マークのついた図とカメラが平行になるようにしてください．

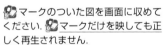マークのついた図を画面に収めてください．マークだけを映しても正しく再生されません．

読み取りにくいときは，カメラをマークのついた図に近づけてからゆっくり遠ざけてください．

正しく再生されないときは
・連続してARコンテンツを再生しようとすると，正常に読み取れないことがあります．
・不具合が生じた場合は，一旦アプリを終了してください．
・アプリを終了しても不具合が解消されない場合は，端末を再起動してください．

※アプリを使用する際は，Wi-Fi等，通信環境の整った場所でご利用ください．
※iOS，Android の機種が対象です．動作確認済みのバージョンについては，下記サイトでご確認ください．
※ARコンテンツの提供期間は，奥付にある最新の発行年月日から4年間です．

関連情報やお問い合わせ先等は，以下のサイトをご覧ください．
https://www.medica.co.jp/topcontents/ng_ar/

●AR コンテンツおよび動画の視聴は無料ですが，通信料金はご利用される方のご負担となります．パケット定額サービスに加入されていない方は，高額になる可能性がありますのでご注意ください．●アプリケーションダウンロードに際して，万一お客様に損害が生じたとしても，当社は何ら責任を負うものではありません．●当アプリケーションのコンテンツ等を予告なく変更もしくは削除することがあります ●通信状況，機種，OS のバージョンなどによっては正常に作動しない場合があります．ご了承ください．

　本書『ナーシング・グラフィカEX　疾患と看護⑤　脳・神経』は，脳・神経の疾患と看護について，学生が手に取り納得できる，あるいはそうだったのかという感想を持てることを期待して作り出されました.

　まず，脳・神経は「脳神経」では駄目なのかという素朴な疑問が湧いてくると思いますが，そう，ダメなのです.本書では，広く全身の神経と頭蓋内の脳神経についての疾患と看護を扱うため，このようなタイトルとさせていただきました.執筆者は，診療科目でいう脳神経外科と脳神経内科を専門とし，診断や治療に当たっている医師の皆様方にお願いしました.また看護については，臨床で中心となり活躍している看護師の方，あるいは大学で脳と神経に関係する看護学の講義に携わっている諸先生方にお願いしました.現在行われている最先端の治療や看護を中心に，執筆いただいています.

　構成においては，脳機能のどの部分を学習しているのか，どの組織への侵襲であるのかが一目でわかる図解やイラストを付け，字面のみでは理解しにくい脳・神経疾患をもつ患者の病態と看護を視覚的に理解できるよう心掛けました.さらに「臨床場面で考えてみよう」というコーナーを設け，臨床実習で遭遇するであろう場面について解説し，事前学習で活用できるようにしています.脳・神経疾患患者の病態や治療の理解をもとに，その看護を実践するための根拠として，幅と深まりのあるテキストとなるよう心掛けました.

　第1部では，脳・神経の構造と機能，観察される症候，脳・神経領域でよく用いられる検査と治療について詳しく解説するとともに，看護の記述を加え，看護学生がわかりやすく理解できるような構成にしています.第2部では，脳・神経領域で遭遇する疾患や看護師国家試験で必修の疾患について網羅しています.脳血管障害，脳腫瘍，頭部外傷，水頭症，感染性疾患，脊椎・脊髄疾患，神経変性疾患・不随意運動症，認知症，末梢神経疾患，脱髄性疾患，筋疾患，てんかんについて，脳・神経疾患とその看護を解説しました.第3部では，看護事例として臨床で遭遇するであろう四つの代表的な疾患を取り上げました.脳梗塞患者，くも膜下出血患者，パーキンソン病患者，筋萎縮性側索硬化症（ALS）患者について，アセスメントの統合や患者の問題の抽出過程，看護の実際を，臨床に即して紹介しています.臨床実習への橋渡しとなるよう頻度の高い看護問題について精選しました.

　さらに本書は，看護学生の講義や実習でのテキストとしてだけでなく，新人看護師の，あるいは新人看護師を指導するための資料として，さまざまな学習状況で活用していただけるものと考えております.本書を用いて，楽しくかつ深く学習を積み重ねていただけることを心から希望しております.

編者を代表して　田村綾子

NURSINGRAPHICUS EX

疾患と看護❺
脳・神経

CONTENTS

3 事例で学ぶ脳・神経疾患患者の看護

■本書で使用する単位について
　本書では，国際単位系（SI単位系）を表記の基本としています．
　本書に出てくる主な単位記号と単位の名称は次のとおりです．
　m：メートル　L：リットル
　kg：キログラム　kcal：キロカロリー

編集・執筆

編 集

永廣　信治　ながひろ しんじ
吉野川病院長

髙木　康志　たかぎ やすし
徳島大学大学院医歯薬学研究部脳神経外科学分野教授

田村　綾子　たむら あやこ
四国大学学際融合研究所看護学研究部門教授

執 筆（掲載順）

山本　伸昭　やまもと のぶあき
徳島大学大学院医歯薬学研究部臨床神経科学分野特任
講師
2章1・2・6節，12章4節

神島　滋子　かみしま しげこ
令和健康科学大学看護学部教授　2章1・7節

日高　艶子　ひだか つやこ
聖マリア学院大学看護学部長・教授　2章2・3節

山本　雄貴　やまもと ゆうき
徳島県立中央病院脳神経内科副部長
2章3・7節，9章1節

宮本　亮介　みやもと りょうすけ
徳島大学病院脳神経内科特任講師　2章4節

吉本　佳祐　よしもと けいすけ
長崎大学病院看護部
2章4・7節，4章8節

野﨑　夏江　のざき なつえ
徳島大学病院 SCU・脳卒中リハビリテーション看護認
定看護師／慢性疾患看護専門看護師
2章4節，14章1・2節，15章1～3節

谷口　浩一郎　たにぐち こういちろう
徳島病院脳神経内科医長　2章4節，3章7節

林　真由美　はやし まゆみ
近畿大学病院看護部 SCU 病棟主任・脳卒中リハビリ
テーション看護認定看護師　2章4節，16章1節

山﨑　博輝　やまざき ひろき
徳島大学病院脳神経内科特任助教　2章5節，3章5節

米田　好美　よねだ よしみ
四国大学看護学部看護学科助教
2章5・6節，13章1・2節

藤田　浩司　ふじた こうじ
徳島大学大学院医歯薬学研究部臨床神経科学分野講師
3章1～4節，9章3～5節，12章1・2節

百田　武司　ひゃくた たけし
日本赤十字広島看護大学看護学部老年看護学領域教授
3章2～9節，4章5～7節

髙松　直子　たかまつ なおこ
徳島大学病院脳神経内科非常勤講師　3章5節

高麗　雅章　こうらい まさあき
徳島大学大学院医歯薬学研究部脳神経外科学分野助教
3章6節，4章8節

大崎　裕亮　おおさき ゆうすけ
徳島大学大学院医歯薬学研究部臨床神経科学分野助教
3章8・9節

庄野　健児　しょうの けんじ
高松市立みんなの病院脳神経外科医長　4章1節

亘　雄也　わたり ゆうや
徳島県立中央病院脳神経外科副部長　4章2・3節

内田　都　うちだ みやこ
人間総合科学大学保健医療学部看護学科教授
4章2～4節

田村　哲也　たむら てつや
徳島県立中央病院脳神経外科部長　4章4節

中島　公平　なかじま こうへい
徳島大学病院脳神経外科助教
4章5・6節，6章2～4・7節

鹿草　宏　かぐさ ひろし
徳島大学地域脳神経外科診療部特任助教
4章7節，7章1～4節

島田　健司　しまだ けんじ
徳島大学病院地域脳神経外科診療部特任講師　5章1節

横井　靖子　よこい やすこ
名古屋市立大学大学院看護学研究科講師　5章1～5節

兼松　康久　かねまつ やすひさ
徳島大学大学院医歯薬学研究部脳神経外科学分野准教授
5章2・3節

石原　学　いしはら まなぶ
徳島大学病院救急集中治療部助教　5章4・5節

溝渕　佳史　みぞぶち よしふみ
高知赤十字病院脳神経外科
6章1・5・6・8・9節, 7章5～7節

武田　保江　たけだ やすえ
目白大学看護学部看護学科長　6章1～11節

藤原　敏孝　ふじはら としたか
徳島大学大学院医歯薬学研究部脳神経外科学分野助教
6章10・11節

岩瀬　司　いわせ つかさ
徳島大学病院脳卒中・心臓病等総合支援センター慢性疾
患看護専門看護師／脳卒中リハビリテーション看護認定
看護師　7章1～7節

牟礼　英生　むれ ひでお
社会医療法人全仁会倉敷平成病院ニューロモデュレー
ションセンターセンター長
8章1節, 10章6～8節

森本　香　もりもと かおり
医療法人防治会いずみの病院急性期病棟師長・脳卒中
リハビリテーション看護認定看護師　8章1節

冨澤　栄子　とみざわ えいこ
国際医療福祉大学小田原保健医療学部看護学科教授
9章1～6節, 10章1～8節

佐藤　健太　さとう けんた
徳島県立中央病院脳神経内科副部長　9章2・6節

岡﨑　敏之　おかざき としゆき
新百合ヶ丘総合病院脊椎脊髄末梢神経外科
10章1～5節

佐光　亘　さこう わたる
順天堂大学医学部神経学講座准教授　11章1～6節

秋田　幸子　あきた さちこ
徳島大学病院西病棟5階（脳神経内科・循環器内科・
眼科・皮膚科）副看護師長・慢性疾患看護専門看護師
11章1～6節

南川　貴子　みながわ たかこ
徳島文理大学保健福祉学部看護学科教授
12章1～5節

沖　良祐　おき りょうすけ
特定医療法人久会図南病院脳神経内科部長　12章3節

和泉　唯信　いずみ ゆいしん
徳島大学大学院医歯薬学研究部臨床神経科学分野教授
12章5節

野寺　裕之　のでら ひろゆき
天理よろづ相談所病院神経筋疾患センター長・
脳神経内科副部長　13章1・2節

松井　尚子　まつい なおこ
徳島大学大学院医歯薬学研究部臨床神経科学分野准教授
14章1・2節, 15章2節

山本　遥平　やまもと ようへい
香川県済生会病院脳神経内科　15章1・3節

三ツ井　貴夫　みつい たかお
徳島病院脳神経内科臨床研究部長　15章3節

多田　恵曜　ただ よしてる
徳島大学病院脳神経外科・てんかんセンター特任講師
16章1節

小林　秋恵　こばやし あきえ
香川県立保健医療大学保健医療学部看護学科准教授
17章

田村　綾子　たむら あやこ
四国大学学際融合研究所看護学研究部門教授
18章

栗本　佐知子　くりもと さちこ
四国大学看護学部看護学科講師　19章

原田　路可　はらだ るか
徳島大学病院看護部副看護部長・脳卒中リハビリテー
ション看護認定看護師　20章

1

脳・神経疾患を
学ぶための基礎知識

1 | 脳・神経の構造と機能

① 大脳の構造と機能

脳は大脳，間脳，脳幹（中脳・橋・延髄），小脳で構成されている．大脳は，正中の大脳縦裂によって左右の大脳半球に二分される．

大脳の表面

大脳の表面には脳溝と呼ばれる多数の溝があり，脳溝で隔てられた隆起した部分を脳回という．

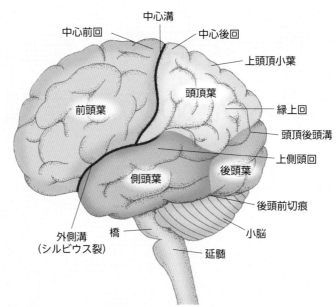

中心溝
中心前回
中心後回
上頭頂小葉
頭頂葉
縁上回
前頭葉
頭頂後頭溝
上側頭回
側頭葉
後頭葉
後頭前切痕
橋
小脳
外側溝
（シルビウス裂）
延髄

脳の内部（矢状面）

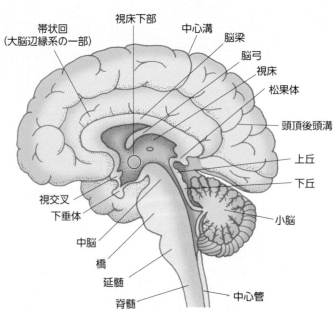

帯状回
（大脳辺縁系の一部）
視床下部
中心溝
脳梁
脳弓
視床
松果体
頭頂後頭溝
上丘
下丘
視交叉
下垂体
中脳
橋
延髄
脊髄
小脳
中心管

●脳の解剖〈アニメーション〉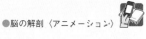

大脳皮質の機能局在

大脳皮質は学習・動機付け・言語・記憶など高度な神経活動を行っており，各部位で異なる働きを担っている．これを機能局在という．

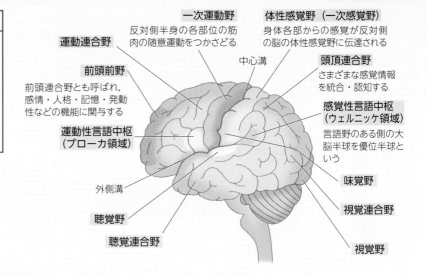

一次運動野
反対側半身の各部位の筋肉の随意運動をつかさどる

体性感覚野（一次感覚野）
身体各部からの感覚が反対側の脳の体性感覚野に伝達される

運動連合野

中心溝

頭頂連合野
さまざまな感覚情報を統合・認知する

前頭前野
前頭連合野とも呼ばれ，感情・人格・記憶・発動性などの機能に関与する

感覚性言語中枢
（ウェルニッケ領域）
言語野のある側の大脳半球を優位半球という

運動性言語中枢
（ブローカ領域）

外側溝

味覚野

視覚連合野

聴覚野

聴覚連合野

視覚野

大脳辺縁系

大脳辺縁系は個体や種の保存に必要な本能・情動の中枢であり，摂食，性行動，情動，記憶などに関与する．

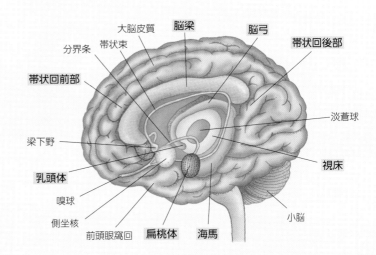

大脳皮質　脳梁　脳弓

分界条　帯状束　帯状回後部

帯状回前部

淡蒼球

梁下野

視床

乳頭体

嗅球

小脳

側坐核

前頭眼窩回　扁桃体　海馬

大脳の冠状断面図

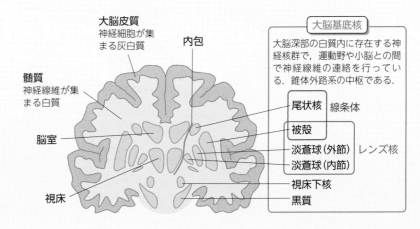

大脳皮質
神経細胞が集まる灰白質

内包

髄質
神経線維が集まる白質

脳室

脳基底核
大脳深部の白質内に存在する神経核群で，運動野や小脳との間で神経線維の連絡を行っている．錐体外路系の中枢である．

尾状核　線条体

被殻

淡蒼球（外節）　レンズ核
淡蒼球（内節）

視床下核

黒質

視床

② 間脳・脳幹・小脳の構造と機能

間脳・脳幹

間脳は，大脳半球と脳幹部をつなぐ灰白質群で，視床，視床上部，視床下部からなる．脳幹とは，臨床的には中脳・橋・延髄を示すが，解剖学的には間脳を含めることもある．

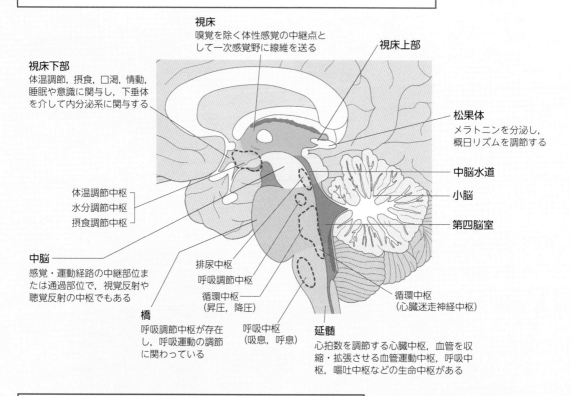

視床
嗅覚を除く体性感覚の中継点として一次感覚野に線維を送る

視床上部

視床下部
体温調節，摂食，口渇，情動，睡眠や意識に関与し，下垂体を介して内分泌系に関与する

松果体
メラトニンを分泌し，概日リズムを調節する

中脳水道

小脳

第四脳室

体温調節中枢
水分調節中枢
摂食調節中枢

中脳
感覚・運動経路の中継部位または通過部位で，視覚反射や聴覚反射の中枢でもある

排尿中枢
呼吸調節中枢
循環中枢
（昇圧，降圧）

橋
呼吸調節中枢が存在し，呼吸運動の調節に関わっている

呼吸中枢
（吸息，呼息）

延髄
心拍数を調節する心臓中枢，血管を収縮・拡張させる血管運動中枢，呼吸中枢，嘔吐中枢などの生命中枢がある

循環中枢
（心臓迷走神経中枢）

小脳

小脳は反射回路と複雑なフィードバック機構により，全身の筋肉運動と筋緊張の調節をつかさどる．姿勢・運動の制御に関与し，平衡保持を行う．さらにすべての運動が正確で精巧に実施されるように機能している．

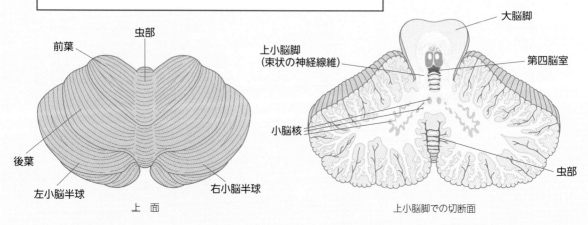

虫部
前葉
後葉
左小脳半球
右小脳半球

上　面

大脳脚
上小脳脚
（束状の神経線維）
第四脳室
小脳核
虫部

上小脳脚での切断面

❸ 脊髄の構造と機能

脊髄分節

ヒトの脊髄は 31 の分節（8 頸髄，12 胸髄，5 腰髄，5 仙髄，1 尾髄）に分かれていて，これを髄節と呼ぶ．それぞれの髄節の前外側から運動神経根（前根）が出て，背側からは感覚神経根（後根）が入っている．これらが合わさって一対の脊髄神経を形成している．

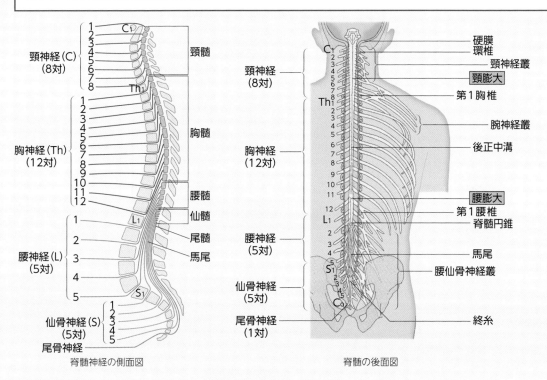

脊髄神経の側面図

脊髄の後面図

脊髄の構造

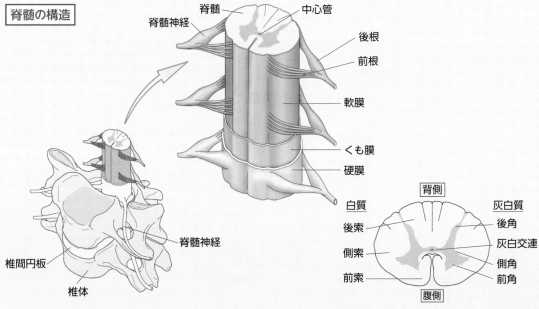

④ 脳神経・脊髄神経の構造と機能

脳神経の種類

脳神経は 12 対ある. すべて脳, 脳幹から発しているが, 副神経だけは脊髄から上行して頭蓋内に入り, 舌咽神経, 迷走神経などと一緒に頸静脈孔を通る.

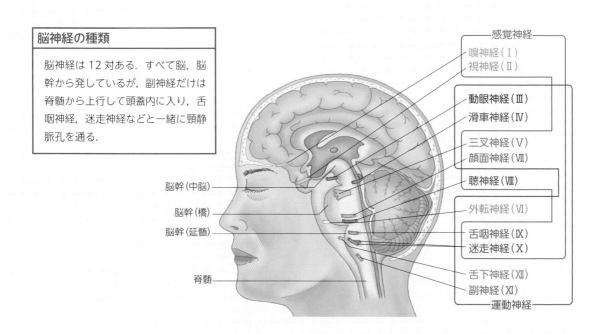

感覚神経
嗅神経（Ⅰ）
視神経（Ⅱ）

動眼神経（Ⅲ）
滑車神経（Ⅳ）

三叉神経（Ⅴ）
顔面神経（Ⅶ）

聴神経（Ⅷ）

外転神経（Ⅵ）

舌咽神経（Ⅸ）
迷走神経（Ⅹ）

舌下神経（Ⅻ）
副神経（Ⅺ）
運動神経

脳幹（中脳）
脳幹（橋）
脳幹（延髄）

脊髄

脳神経の機能

脳神経は, 眼球や顔面など, 外から観察できる部分を支配しており, 症状をみることで重大な徴候を検出できる.

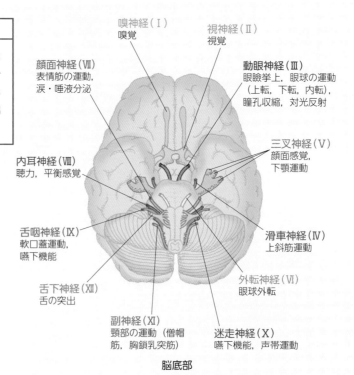

嗅神経（Ⅰ）
嗅覚

視神経（Ⅱ）
視覚

動眼神経（Ⅲ）
眼瞼挙上, 眼球の運動
（上転, 下転, 内転），
瞳孔収縮, 対光反射

顔面神経（Ⅶ）
表情筋の運動,
涙・唾液分泌

三叉神経（Ⅴ）
顔面感覚,
下顎運動

内耳神経（Ⅷ）
聴力, 平衡感覚

滑車神経（Ⅳ）
上斜筋運動

舌咽神経（Ⅸ）
軟口蓋運動,
嚥下機能

外転神経（Ⅵ）
眼球外転

舌下神経（Ⅻ）
舌の突出

副神経（Ⅺ）
頸部の運動（僧帽筋, 胸鎖乳突筋）

迷走神経（Ⅹ）
嚥下機能, 声帯運動

脳底部

●脳神経〈3D人体映像〉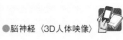

16

下行路

脳から筋肉や腺組織に運動性インパルスを運ぶ経路. 運動伝導路.

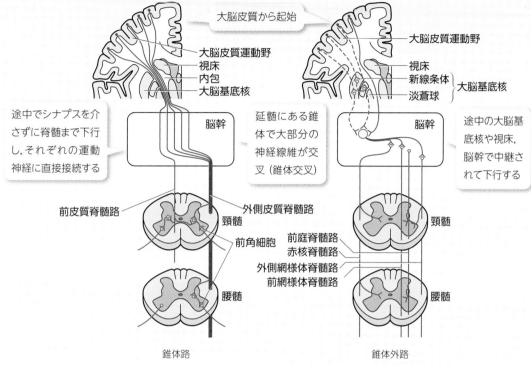

Schmidt, RF. Fandamentals of Neurophysiology. 3rd ed. Spring-Verlag, 1985より.

上行路

身体各部からの感覚性インパルスを脳に運ぶ経路. 感覚伝導路. 一次・二次・三次ニューロンからなる.

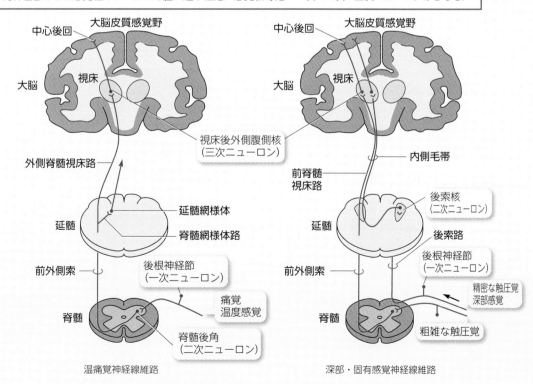

⑤ 髄膜・脳室の循環の構造と機能

髄膜の構造

脳と脊髄は，硬膜・くも膜・軟膜の三つの膜から構成される髄膜で覆われている.

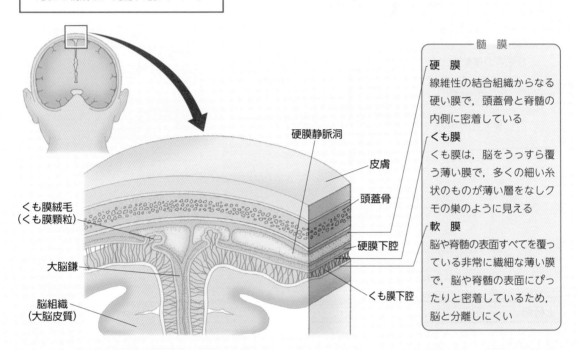

髄膜静脈洞
皮膚
頭蓋骨
硬膜下腔
くも膜下腔

くも膜絨毛
（くも膜顆粒）

大脳鎌

脳組織
（大脳皮質）

― 髄 膜 ―

硬 膜
線維性の結合組織からなる硬い膜で，頭蓋骨と脊髄の内側に密着している

くも膜
くも膜は，脳をうっすら覆う薄い膜で，多くの細い糸状のものが薄い層をなしクモの巣のように見える

軟 膜
脳や脊髄の表面すべてを覆っている非常に繊細な薄い膜で，脳や脊髄の表面にぴったりと密着しているため，脳と分離しにくい

脳室の構造と脳脊髄液の流れ

脳内の連続的につながった空間を脳室といい，脳脊髄液で満たされている. 脳脊髄液は主に脳室（側脳室，第三脳室，第四脳室）の脈絡叢で産生される無色透明の水様液で，衝撃などから脳を守るショックアブソーバー（緩衝媒体）の役割を果たしている.

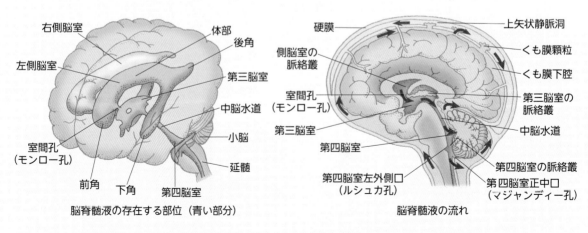

右側脳室
左側脳室
室間孔
（モンロー孔）
前角
下角
第四脳室

体部
後角
第三脳室
中脳水道
小脳
延髄

脳脊髄液の存在する部位（青い部分）

硬膜
側脳室の脈絡叢
室間孔
（モンロー孔）
第三脳室
第四脳室
第四脳室左外側口
（ルシュカ孔）

上矢状静脈洞
くも膜顆粒
くも膜下腔
第三脳室の脈絡叢
中脳水道
第四脳室の脈絡叢
第四脳室正中口
（マジャンディー孔）

脳脊髄液の流れ

6 脳の血管の構造と機能

頭・頸部の主な動脈と静脈

動脈系

脳を栄養する動脈は，前方循環の内頸動脈系と，後方循環の椎骨・脳底動脈系に大別される．

静脈系

大脳の静脈は，大脳半球の外側表面の表在性静脈系と，内側面の深部静脈系に大別される．これらは，硬膜静脈洞（上矢状静脈洞，海綿静脈洞，横・S状静脈洞）に流出し，内頸静脈に至る．

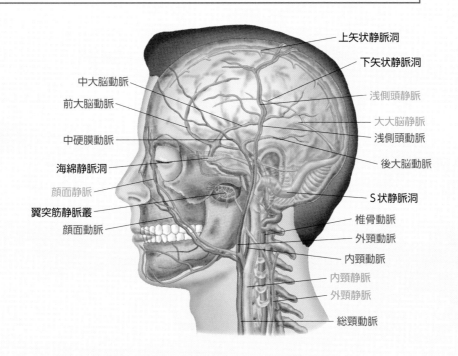

- 上矢状静脈洞
- 下矢状静脈洞
- 浅側頭静脈
- 大大脳静脈
- 浅側頭動脈
- 後大脳動脈
- S状静脈洞
- 椎骨動脈
- 外頸動脈
- 内頸動脈
- 内頸静脈
- 外頸静脈
- 総頸動脈

- 中大脳動脈
- 前大脳動脈
- 中硬膜動脈
- 海綿静脈洞
- 顔面静脈
- 翼突筋静脈叢
- 顔面動脈

大脳動脈輪（ウィリス動脈輪）を形成する動脈

脳底動脈は首の前面を走ってきた内頸動脈と一緒になって，脳底で大脳動脈輪（ウィリス動脈輪）を形成する

首の後面を走る2本の椎骨動脈は一つになって脳底動脈となる

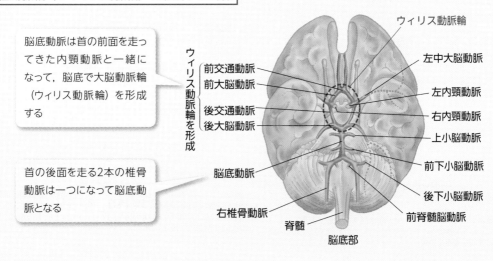

ウィリス動脈輪を形成

- ウィリス動脈輪
- 前交通動脈
- 前大脳動脈
- 後交通動脈
- 後大脳動脈
- 左中大脳動脈
- 左内頸動脈
- 右内頸動脈
- 上小脳動脈
- 前下小脳動脈
- 後下小脳動脈
- 前脊髄脳動脈
- 脳底動脈
- 右椎骨動脈
- 脊髄
- 脳底部

2 | 脳・神経の異常でみられる症候と看護

1 意識障害

1 意識障害とは

1 評価・病態

意識には，覚醒と認知（自分と外界の正確な認識）の要素があり，それらが正常に行われている状態を**清明**とし，それらが障害されている状態を**意識障害**という.

意識障害の程度を示す客観的な指標として，日本では**ジャパン・コーマ・スケール**（Japan Coma Scale：JCS）と**グラスゴー・コーマ・スケール**（Glasgow Coma Scale：GCS）が用いられる（表2-1，表2-2）. いずれも外的刺激に対する反応で測定され，**深昏睡**は，呼びかけや痛み刺激でも開眼せず手足を動かさない，強い刺激に対しても反応を示さない状態である.

コンテンツが視聴できます（p.2参照）

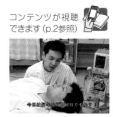

●ジャパン・コーマ・スケール（Japan Coma Scale）〈動画〉

表 2-1 ■ ジャパン・コーマ・スケール（JCS）

I群（1桁）. 刺激をしなくても覚醒している状態
 1. だいたい清明だが，今一つはっきりしない
 2. 時・人・場所がわからない（見当識障害）
 3. 名前，生年月日が言えない

II群（2桁）. 刺激により覚醒する状態*
 10. 呼びかけで容易に開眼する
 　　動作（例：右手を握れ，離せ）を行うし言葉も出るが，まちがいが多い**
 20. 大きな声または体を揺さぶることにより開眼する
 　　簡単な命令に応じる. 例えば離握手**
 30. 痛み刺激を加えつつ呼びかけを繰り返すと，かろうじて開眼する

III群（3桁）. 刺激しても覚醒しない状態
 100. 払いのける動作をする
 200. 少し手足を動かしたり，顔をしかめる（除脳硬直を含む）
 300. 全く動かない

（付）R：不穏
　　　I：糞尿失禁
　　　A：自発性喪失
（表記例）30-R，3-I，20-RI

*刺激をやめると眠り込む
**開眼が不可能な場合

太田富雄ほか. 意識障害の新しい分類法試案：数量的表現（III群3段階方式）の可能性について. 脳神経外科. 1974, 2 (9), p.623-627より一部表現を変更し掲載

表 2-2 ■ グラスゴー・コーマ・スケール（GCS）

E. 開眼機能　eyes open
 自発的に（4）
 音声により（3）
 疼痛により（2）
 開眼せず（1）

V. 言語機能　best verbal response
 指南力良好（5）
 会話混乱（会話内容に間違いあり）（4）
 言語混乱（簡単な単語のみで会話不可）（3）
 理解不明の音声（2）
 発語なし（1）

M. 運動機能　best motor response
 命令に従う（指示された運動を行う）（6）
 疼痛部認識可能（痛み刺激を払いのけようとする）（5）
 四肢屈曲反応逃避（痛み刺激に対し屈曲し逃れようとする）（4）
 四肢屈曲反応異常（除皮質硬直）（3）
 四肢伸展反応（除脳硬直）（2）
 全く動かない（1）

〔注〕 1）E・V・M各項の評価点の総和をもって意識障害の重症度とする. 最重症3，最軽症15
　　　 2）V・M項目を繰り返し検査したときは，最良の反応を評価点とする.

Teasdale, G.et al. Assessment of coma and impaired consciousness. A practical scale. The Lancet, 304 (7872), 1974, p.81-84. Teasdale, G. et al. Assessment and prognosis of coma after head injury. Acta Neurochir (Wien). 1976, 34 (1-4), p.45-55.

意識障害には意識レベルの障害と意識内容の障害があり，意識レベルの障害は，①大脳皮質の広範な障害（通常は両側性の障害），②上行性網様体賦活系（中脳から視床）の障害，③①と②の合併，④心因性のいずれかが考えられる．意識内容の障害は①大脳皮質の広範または局所的障害，②心因性などにより生じる．

2 意識障害の鑑別

意識障害の原因疾患は器質性疾患，代謝性疾患，感染症などが考えられ，鑑別の際に「AIUEO TIPS」がしばしば用いられる（表2-3）．

以下の臨床症状は，意識障害の鑑別に有用である．

▶ 体温
- 高体温：感染症，甲状腺機能亢進症，副腎機能亢進症などが考えられる．
- 低体温：下垂体機能低下症，副腎機能低下症，甲状腺機能低下症などが考えられる．

▶ 血圧
- 高血圧：一次性脳障害（脳自体の障害）が疑われる．
- 低血圧：二次性脳障害（脳以外の疾患が原因で脳の機能低下が起こる）の可能性が高くなる．

▶ 脈拍
- 頻脈：高体温，甲状腺クリーゼ，薬物中毒（アンフェタミンは交感神経亢進症状を呈する）などでは頻脈になる．
- 徐脈：頭蓋内病変（クッシング現象），甲状腺機能低下症，低体温症などでは徐脈になる．

表 2-3 ■ AIUEO TIPS

A	Alcohol Acidosis	急性アルコール中毒，アルコール離脱症候群 アシドーシス
I	Insulin	低血糖，糖尿病性ケトアシドーシス，高血糖性高浸透圧症候群
U	Uremia	尿毒症
E	Encephalopathy Endocrine Electrolytes	肝性脳症，高血圧性脳症，ウェルニッケ脳症 甲状腺機能異常，副腎機能異常 血清 Na，K，Ca，Mg 異常
O	Oxygen Overdose	低酸素血症，CO_2 ナルコーシス 薬物中毒
T	Trauma Temperature Tumor	頭蓋内血腫，脳挫傷 低体温 脳腫瘍，腫瘍随伴症候群
I	Infection	髄膜炎，脳炎，脳膿瘍
P	Psychiatric	心因性
S	Stroke Seizure Shock	脳卒中 けいれん，てんかん発作 循環不全

▶ 呼吸（図2-1）

●頻呼吸や大呼吸：中脳障害，代謝性アシドーシスなどが考えられる．

●チェーン・ストークス呼吸：脳幹障害，心不全，低酸素血症などが原因で生じる．

●失調性呼吸：橋，小脳，延髄の出血や外傷，脳圧亢進，重症髄膜炎で認められ，予後不良の徴候である．正常な呼吸パターンが失われ，1回換気量は大小不同，不規則で，換気量および無呼吸時間がすべて不規則に混在する状態である．

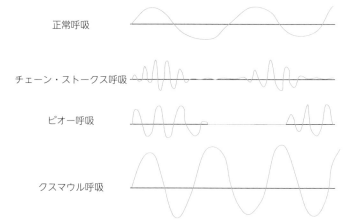

図2-1 ■呼吸パターン

●ビオー呼吸：橋や延髄の外傷，圧迫，血管障害，脳炎，脳腫瘍，髄膜炎などの頭蓋内圧亢進が原因で生じる．呼吸リズムや換気量が不規則で，無呼吸時間も10秒から30秒と不規則であるが，一過性であることが多い．

3 意識障害と意識消失

　意識消失（**失神**）とは，脳血流量の減少に基づく短時間（長くても数分）の意識の喪失を指し，心血管系の症候である．起立性低血圧が代表的なものである．鑑別には起立試験が簡便であり，臥床安静後に，2回血圧と脈拍を測定して変動がないことを確認してから起立し，血圧の低下が収縮期血圧で20mmHg以上，拡張期血圧で10mmHg以上みられる場合に陽性と判断する．血圧維持が不十分なことから，脳血液還流量が不足することで起こる．

　多系統萎縮症，純粋自律神経機能不全，糖尿病性ニューロパチー，循環血液量低下などが原因となって生じる．

　見逃してはならない失神の鑑別疾患として，以下のものが挙げられる．

●虚血性心疾患

●不整脈：WPW症候群（Wolff-Parkinson-White症候群），QT延長症候群，房室ブロックなど

●出血性疾患

●脳血管障害：脳底動脈閉塞後再開通，くも膜下出血など

●大血管疾患：大動脈解離，動脈瘤破裂，肺塞栓症

ヘッドアップティルトテスト

　食後2時間以上経過した状態で，仰臥位における心拍数，血圧を測定する．その後，頭部を60～80°程度挙上して，血圧，脈拍を測定し，起立性低血圧の有無を評価する．収縮期血圧で30mmHg以上，あるいは拡張期血圧で15mmHg以上の低下があった場合は起立性低血圧と判定される．持続的に血圧が低下する場合は収縮期血圧で20mmHg以上，拡張期血圧で10mmHgの低下があると起立性低血圧と診断する．

4 脳症

　脳症とは，中枢神経系に炎症や血管障害などの明確な病態が存在しないか，それらが疑われない状況で，広範な脳機能障害が生じた状態を指し，せん妄や意識障害，けいれんなどが急激に出現した場合を急性脳症と呼ぶ．

脳症の種類と原因

　代謝障害が，脳症の主な原因である．

▶ 糖尿病関連脳症

　低血糖性昏睡では，低血糖のために中枢神経系細胞が糖欠乏状態に陥り意識障害を呈する．原因は血糖降下剤（インスリンや経口血糖降下薬）によることが多いが，肝障害や慢性アルコール中毒，インスリン産生腫瘍などでも起こる．肝障害が生じると，肝臓におけるグリコーゲンの貯蔵量が減少し，糖新生が不十分になる．また，慢性アルコール中毒ではアルコールが肝臓の働きを抑え，血糖値が下がっても肝臓からブドウ糖が放出されず，低血糖になりやすい．症状は発汗や振戦，頻脈などの交感神経刺激症状，頭痛や幻覚，けいれん，麻痺などの中枢神経症状が多い．

　糖尿病性ケトアシドーシスはインスリン欠乏が原因で著しい高血糖，中等度以上のケトーシス*で，代謝性アシドーシスを認める．

　高浸透圧性非ケトン性昏睡は著しい高血糖，血漿浸透圧の上昇，重篤な脱水を伴い，意識障害を呈する．脱水症候として口渇，皮膚粘膜乾燥，血圧低下が，交感神経刺激症候として発汗，顔面蒼白，頻脈，手指振戦が，中枢神経症候として頭痛，眠気，空腹感，脱力，異常行動などがみられることが多い．アシドーシスを呼吸で代償するために深大な呼吸が規則正しく連続する，クスマウル大呼吸がみられる．

　低血糖性昏睡や高浸透圧性非ケトン性昏睡では，しばしば眼球共同偏倚，片麻痺などの局所症候を認め，脳卒中やてんかんなどとの鑑別が必要なこともある．

▶ 肝性脳症，高アンモニア血症性脳症

　肝性脳症では，高度の肝機能障害に伴い意識障害を主とした精神神経症候がみられる．その他の代謝性脳症でも高アンモニア血症を呈することがあり，**高アンモニア血症性脳症**と呼ばれることもある．口臭（アンモニア臭），黄疸，皮下静脈怒張，腹水，脛骨前面浮腫，睡眠覚醒リズムの障害，記銘力や見当識の障害，異常言動，うつ状態，傾眠，興奮・せん妄状態，昏睡，てんかん発作，

📖＊用語解説

ケトーシス
体内のケトン体が異常に増量し，症状を呈した状態．

アステリクシス（羽ばたき振戦），ミオクローヌスなどがみられる．これらの症状は腎性脳症，肺性脳症，敗血症性脳症・敗血症関連脳症などでもみられることがある．

▶ ウェルニッケ脳症

ウェルニッケ脳症では，ビタミンB_1欠乏により意識障害，眼球運動障害，運動失調として歩行失調を呈する．特に眼球運動障害はほぼすべての患者にみられる．

▶ 低ナトリウム血症

低ナトリウム血症は，水中毒，抗利尿ホルモン不適合分泌症候群，腎外・腎性ナトリウム喪失症，中枢性塩類喪失症候群などが原因となる．血管内と中枢神経系細胞内に浸透圧較差が生じることで，脳浮腫や頭蓋内圧亢進が生じる．それにより，全身倦怠感，頭痛，悪心・嘔吐，脱力，振戦，筋けいれん，てんかん発作，意識障害がみられる．血中ナトリウムの適切な補正が重要で，急激な変化による中枢神経の脱髄（中心性橋脱髄融解症，橋外脱髄融解症）が起こることがあるため，緩徐な補正を行う．

➡中枢性塩類喪失症候群については5章3節p.140参照.

▶ 高ナトリウム血症

高ナトリウム血症では，細胞内の脱水が起こるため，脳細胞の容積が減少する．そのため，脳細胞機能異常や脳血管障害，うっ血，静脈血栓が生じる．それに伴う意識障害，けいれん，見当識障害などがみられる．

▶ 薬剤関連脳症

免疫抑制薬，抗がん薬，抗菌薬，ヒスタミン受容体拮抗薬，免疫グロブリン，抗てんかん薬などが原因で，**薬剤関連脳症**が生じる．

▶ その他の脳症

●**可逆性後白質脳症症候群**：基礎疾患がある場合や薬剤性などで起こることがあり，高血圧や子癇，重症感染症，膠原病，輸血などが原因になる．画像上，脳浮腫と考えられる変化が主に後部白質を中心に出現し，さらに臨床症候や画像所見が可逆性で，治療により消退する特徴がある．

●**血栓性血小板減少性紫斑病**：血小板減少，微小血管症性溶血，腎機能障害，発熱，動揺性精神神経障害などを来す．ADAMTS13が減少することが原因の一つである．

5 脳死

脳死とは「全脳髄の不可逆的機能喪失であり，いかに他臓器への保護的手段をとろうとも，いずれは心停止に至り，決して回復することはない」状態のことを指す．以下の条件を満たすときに脳死判定が行われる．

▶ 条件

1. 器質的脳障害により深昏睡および自発呼吸を消失した状態（一次性障害：脳挫傷，脳出血，脳梗塞，脳腫瘍など，二次性障害：心停止，窒息などによる低酸素症）．器質的脳障害の診断はCTやMRIなどの画像検査が必須である．

2. 器質的脳障害の原因となる原疾患が確実に診断され，それに対して行い得るすべての適切な治療を行った場合であっても回復の可能性がない．

▶ 除外例

1. 修正齢12週未満（早産児，在胎週数40週未満の正期産児），週齢12週未満（在胎週数40週以上の正期産児および過期産児）
2. 脳死と類似した状態になり得る症例
   ①薬物中毒：睡眠薬や鎮静薬などの中毒
   ②治療上，麻酔薬，筋弛緩薬，中枢神経抑制薬などが使用された患者で最終投与から24時間以内
   ③低体温（深部温が32℃以下，ただし6歳未満は35℃未満）
   ④代謝性内分泌性障害（肝性昏睡，高浸透圧性昏睡，尿毒症性脳症，電解質異常など）
   ⑤人工心肺使用中
   ⑥虐待の事実や可能性が疑われる18歳未満の児童
3. 低血圧（1歳未満：65mmHg未満，1歳以上13歳未満：収縮期血圧が年齢×2＋65mmHg未満，13歳以上：収縮期血圧90mmHg未満）
4. 重篤な不整脈
5. 眼球，咽頭，呼吸筋，内耳損傷，両側三叉神経完全麻痺および両側顔面神経完全麻痺などを有し脳幹反射や自発呼吸の観察に支障を来す患者

▶ 脳死判定基準

厚生労働省法的脳死判定マニュアルによると，

1. 深昏睡
2. 両側瞳孔径4mm以上，瞳孔固定
3. 脳幹反射の消失（対光反射，角膜反射，眼球頭反射，前庭反射，咽頭反射，咳反射）
4. 平坦脳波
5. 補助検査（聴性脳幹誘発反応の中枢成分の消失，脳循環停止の確認：必須条件ではないが行うことが望ましい）
6. 自発呼吸の消失（無呼吸テスト）

脳死判定を行うには以上のことを確認する必要があり，そのためにはさまざまな職種が関わる．速やかな判定を行うために，院内体制を整備しておく必要がある．

6 遷延性意識障害

遷延性意識障害とは，疾病・外傷により種々の治療にもかかわらず，3カ月以上にわたる以下の症状を認めるときに診断される．①自力で移動ができない，②自力で摂食ができない，③糞便失禁状態である，④意味のある発語ができない，⑤簡単な命令に従う以上の意思疎通ができない，⑥追視あるいは認識ができない（脳神経外科学会1976）．**植物状態**ということもある．

広範な脳の障害を認めるものの，かろうじて生命維持に必要な脳幹部機能が残っている状態で，原因は外傷などによる脳挫傷やびまん性軸索損傷，脳卒中，心停止による低酸素症，脳腫瘍，脳炎や髄膜炎などがある．

② 意識障害のある患者の看護

1 生命に及ぼす影響：急性意識障害への対応

▌意識障害のある人のアセスメント

症状をマネジメントする際は通常，症状マネジメントの概念モデルを用い，患者自身の症状の認知，症状の評価，症状への反応についてアセスメントする．しかし，意識障害の場合は患者から情報を得られない．そのため，患者の状況を把握するために患者の身体を観察し，そのほかの情報を患者以外から得ることが必要となる．

意識障害を生じる病態の多くは，生命の危機状態にある．救急外来受診患者のうち，急性の意識障害の割合は4～10%とされる．原因は神経系疾患とは限らず，中毒，外傷，内分泌・代謝疾患などがある．したがって，看護師は迅速にその原因を特定し，治療を開始できるよう支援することが重要であり，アセスメントに用いる情報の収集スキルが求められる．

JRC 蘇生ガイドライン 2015[1] では，急性意識障害患者の診断・治療に関する高度のエビデンスは乏しいとしながらも，急性意識障害の鑑別のための推奨エビデンスを示した（表2-4）．また，図2-2 に意識障害のある患者の原因探索の概要を示す．看護師は医学診断を行うわけではないが，観察，情報収集の役割を担う．医師と協力しながら，患者が生命危機を脱する支援を行う．

表 2-4 ▌日本蘇生協議会（Japan Resuscitation Council：JRC）急性意識障害

- ・急性意識障害の原因は頭蓋内病変によるとは限らず，全身状態の維持を最優先しつつ，全身にわたる原因を同時進行で検索することが合理的である．

- ・意識障害例の重症度評価の精度向上のために，Japan Coma Scale（JCS）と Glasgow Coma Scale（GCS）に加えて Emergency Coma Scale（ECS）あるいは Full Outline of UnResponsiveness（FOUR）Score（Coma Scale）の有効性と課題を検証することは理にかなっている．

- ・急性意識障害の病態鑑別上，病歴と身体所見は画像診断と同等あるいはそれ以上に有用である．来院時収縮期血圧が170mmHg 以上の意識障害の原因は通常，神経系異常によるが，90mmHg 未満では通常，神経系以外の原因による，との判断は有益である．

- ・急性意識障害では，簡易血糖測定により低血糖が確認された場合，50%ブドウ糖の投与を行うべきである．Wernicke 脳症が疑われる急性意識障害（アルコール多飲，栄養障害，眼球運動障害が疑われる例）では，ブドウ糖投与と同時もしくはブドウ糖投与前にチアミン投与を行うことは有益である．

- ・オピオイド中毒と診断された患者に対して投与するナロキソンは，オピオイド中毒が疑われる急性意識障害に対しても投与を考慮してよい．薬物の影響が疑われる意識障害患者に対してフルマゼニルを投与することを考慮してよい．

日本蘇生協議会監修，JRC 蘇生ガイドライン 2015．医学書院，2016，p.347 を参考に作成．

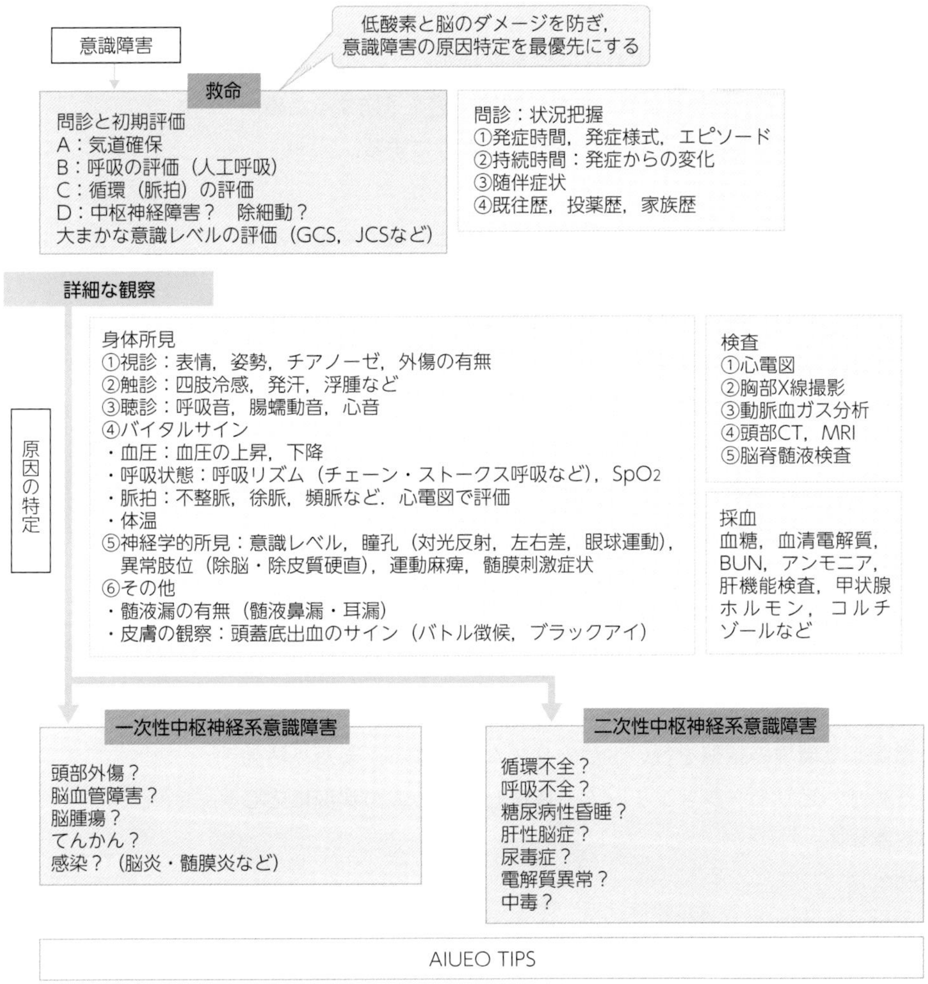

意識障害

低酸素と脳のダメージを防ぎ，
意識障害の原因特定を最優先にする

救命

問診と初期評価
A：気道確保
B：呼吸の評価（人工呼吸）
C：循環（脈拍）の評価
D：中枢神経障害？　除細動？
大まかな意識レベルの評価（GCS，JCSなど）

問診：状況把握
①発症時間，発症様式，エピソード
②持続時間：発症からの変化
③随伴症状
④既往歴，投薬歴，家族歴

詳細な観察

原因の特定

身体所見
①視診：表情，姿勢，チアノーゼ，外傷の有無
②触診：四肢冷感，発汗，浮腫など
③聴診：呼吸音，腸蠕動音，心音
④バイタルサイン
・血圧：血圧の上昇，下降
・呼吸状態：呼吸リズム（チェーン・ストークス呼吸など），SpO2
・脈拍：不整脈，徐脈，頻脈など．心電図で評価
・体温
⑤神経学的所見：意識レベル，瞳孔（対光反射，左右差，眼球運動），
　異常肢位（除脳・除皮質硬直），運動麻痺，髄膜刺激症状
⑥その他
・髄液漏の有無（髄液鼻漏・耳漏）
・皮膚の観察：頭蓋底出血のサイン（バトル徴候，ブラックアイ）

検査
①心電図
②胸部X線撮影
③動脈血ガス分析
④頭部CT，MRI
⑤脳脊髄液検査

採血
血糖，血清電解質，
BUN，アンモニア，
肝機能検査，甲状腺
ホルモン，コルチ
ゾールなど

一次性中枢神経系意識障害

頭部外傷？
脳血管障害？
脳腫瘍？
てんかん？
感染？（脳炎・髄膜炎など）

二次性中枢神経系意識障害

循環不全？
呼吸不全？
糖尿病性昏睡？
肝性脳症？
尿毒症？
電解質異常？
中毒？

AIUEO TIPS

図2-2 ■意識障害の原因探索

急性の意識障害のある人へのケアとマネジメント

急性期のケアは，主に二次障害を引き起こさないためのものである．継続的なバイタルサインの評価により症状の悪化を早期に発見するとともに，以下の点に留意する．

▶ 体温管理

低体温，発熱をコントロールし，正常化することで脳のダメージを最小限にする．

▶ 血糖管理

高血糖・低血糖を予防する．脳はブドウ糖が活動の源であり，低血糖を予防することは重要である．しかし，脳血管障害などではストレスによる高血糖が生じる．高血糖は虚血性脳の損傷や脳浮腫，出血性梗塞を助長し，ペナンブラ領域の回復を阻害するため，正常値に管理することが望ましい．定期的に血糖測定を行い，医師と調整しながら適切な管理を行う．

➡ペナンブラ領域については5章1節 p.117参照.

▶ 体位・姿勢

脳損傷がある場合，麻痺や異常肢位により良肢位を保持することが困難であるため，適切なポジショニングが必要となる．また，関節拘縮を予防するため，関節可動域訓練を行い，安楽なポジショニングができるようにする．

▶ 嘔吐・誤嚥への対応

中枢神経障害による意識障害では，脳圧の変化により嘔吐や嚥下障害による誤嚥が予測される．嘔吐に備え側臥位とする，頭部を挙上するなどの対応を行う．

▶ 深部静脈血栓症（deep vein thrombosis：DVT）の予防

症状を観察し，適応を確認して弾性ストッキングの利用（必ずしも効果は認められない）や間欠的空気圧迫の利用などを考慮する．

▶ 排泄管理

排便のコントロール，排尿間隔の把握，膀胱留置カテーテル挿入時は尿路感染の予防のための清潔の保持を行う．

▶ 呼吸管理と肺炎予防

気道の浄化に努め，誤嚥性肺炎の予防のために口腔ケアを確実に実施し，口腔内の清潔を保つ．人工呼吸管理の場合は早期ウィーニングを目指す．

▶ 覚醒度を向上するためのケア

昼夜リズムを意識した環境の調整を行い生活のリズムをつける．また，活動時間を確保するためリハビリテーションチームと連携し，その人の状況に応じて活動プランを立案する．

▶ 皮膚の観察とケア

頭部外傷などが疑われる場合，遅延性に皮膚の変化がみられる．特に頭蓋底骨折などでは両眼周囲に皮下出血がみられるブラックアイや，耳介後部にみられる皮下出血（バトル徴候）などがみられる．また，意識障害になり身体を動かすことができないことで，褥瘡などのトラブルも生じやすい．

▶ 家族へのケア

意識障害となった人の家族は，患者の急激な発症，意思疎通が困難になった患者との対峙，発症前後の患者の変化に衝撃を受け，不安も強い．そのため，早期から家族の状態をアセスメントし，家族の心理状態を把握して，状況に適応するためのサポートを行う必要がある．家族と積極的にコミュニケーションをとり，訴えをよく聞き，不安や衝撃の緩和に努める．衝撃が強すぎる場合は，患者と少し距離を置くことも考慮するが，患者の状態の理解は家族の不安を軽減し，適応するための支援となる．来院時や面会時には家族が患者に近付く機会を設け，話しかけたり，手を握ったりなど家族にもできることがあることを説明し，無力感を低減する．同時に，家族の疲労の状態もアセスメントし，身体的・精神的な疲労回復にも配慮する．また，利用可能な社会資源が活用できるよう医療ソーシャルワーカー（MSW）などと連携を図り，家族の不安の低減に努める．

2 生活・人生に及ぼす影響：生命危機状態を脱した後の対応

意識障害は覚醒のレベルが低下することから反応が乏しくなるとともに，周囲への適切な反応ができなくなる．それは自分で動く，食事をする，排泄するといった基本的欲求を満たす行動を適切に行えなくなることを示す．また，呼吸や嚥下機能にも影響が及んでいることも少なくない．

生命危機状態を脱した後の看護のゴールは，生活の再構築に向けて身体を整えられるように意識障害をできるだけ改善することである．

しかし，意識障害は状況により，遷延性意識障害（植物状態）となることもある．このような場合のケアの中心は看護である．患者にとってはすべての生活行為を他者に委ねる状況となる．それでもなお，人間としての尊厳を尊重し，患者が日常生活を送れるようにする必要がある．それは，昼夜のリズムを整える，食事と排泄のリズムを整える，関節可動域訓練などにより関節拘縮を予防し，身体を動かすことが可能なように整えることなどである．また，家族もケアに参加し，その後の生活像を思い描けるような関わりを行う．

Column

意識と環境のつながり

意識障害には見当識障害だけではなく，知覚，注意，記憶や反応としての言語，運動などの障害も含まれる．日常生活の中で，外出しようと家を出た途端，戸締まりや火の始末を忘れたと不安になって部屋に戻り，何をしに部屋に戻ったのかを忘れてしまう．しかし，再び外に出た直後に，「ああ！　窓の鍵！」と思い出すような体験はよくある．これは脳の中の短期記憶だけではなく，鍵のことを考えた場所，そのとき行った動作などにより記憶が喚起されたのである．

このように，脳の機能は脳の中だけで成立せず，環境や刺激の入力など外界と深く関連して成立する．神経のネットワークはその人がこれまで生きてきた歴史，経験とともに発達し，脳に蓄積されたものだけでなく，それぞれの人の生活の中（外界とのつながり）に根差すことを示している．人間は文字通り自然の一部であり，意識障害の人の体験を他者が理解するためにはその人の生活環境や体験に関心を寄せて理解し，生活者として対象をみる視点をもたなければならない．

2 高次脳機能障害

高次脳機能障害とは，脳の損傷によって生じる言語，行為，記憶，学習，行動などの認知機能の障害の総称で，失行，失認，失語などがある．

1 失行とは

失行とは，運動麻痺や失調，不随意運動などがなく，どういうふうに行うべ

きか認識しているにもかかわらず，要求された行為が遂行できない状態である．具体的には，はさみなどの日常的な道具をうまく使えない，使い方を間違えるなど，日常生活のさまざまな運動や動作が全般的にできなくなったり，ぎこちなくなる状態である．また，書字のときに文字の形が崩れる，正確に書けなくなる，服をうまく着られなくなるといった状態がみられる．

▌ 代表的な失行

▶ **構成失行**：構成行為の障害で，積み木や図形の模写などに障害が認められる．動作には問題がないが，組み立て，組み合わせ，描画などで障害がみられる．左頭頂葉後部病変が原因と考えられているが，右半球の病変でも認められることがある．

▶ **着衣失行**：脱衣や着衣の障害で，衣服の上下や表裏，左右を見分けることに障害がある．袖に手を入れられないなどの状態，また，ボタンや紐の適切な使用ができない状態がみられる．右大脳半球頭頂・後頭葉領野が原因と考えられている．

▶ **肢節運動失行**：身体の特定部位の運動（習熟した運動）が拙劣になる．箸がうまく使えないなどの状態がみられる．ボタンをはめる，手袋をはめるなどの行為で目立つ．中心前回や中心後回などが責任病巣と考えられる．

▶ **観念失行**：どのような運動をすべきかわからない状態（運動内容がわからない状態）と考えられる．マッチ箱からマッチを取り出して火をつける，などの一連の動作が困難になる．頭頂葉後部（角回）が責任病巣と考えられている．

▶ **観念運動失行**：観念運動失行は，「運動遂行のタイミング，順序，空間的位置取りの障害」と定義されている．何をすべきかわかっているが，どのようにすべきかがわからない状態（運動様式がわからない状態）である．社会的習慣動作，パントマイムなどの自発運動としては可能だが，口頭や書字での命令に従えないようになる．バイバイ，手招き，敬礼，歯磨き，くしやはさみの使用などができなくなる．頭頂葉が責任病巣と考えられている．

② 失行のある患者の看護

▌ 観念失行によりセルフケア行為に混乱を来した患者の看護

　失行とは，人がこれまでの生活を通して学習し，慣れ親しんだ動作などに混乱を来すことをいう．失行はいくつかのタイプに分類されるが，ここでは看護師が看護実践の場で多く経験する，観念失行が要因となり摂食・排泄・入浴・更衣などのセルフケア行為に混乱を来した患者の看護について述べる．

　観念失行の責任病巣は，左頭頂葉後方病変に多く認められるため，看護師は大脳半球の左側，特に頭頂葉に病巣がある患者の場合は，観念失行を念頭に置き，前述したセルフケア行為について，患者は使用する道具の意味を正しく理解し使用しているか，使用に際して混乱していないか，動作の速度や滑らかさ，使用する道具に適した環境で道具を使用しているか，道具の種類による混乱が

生じていないか，などについて注意深く観察することが必須といえる．

観念失行が要因となり，摂食・排泄・入浴・更衣のセルフケア行為に混乱を来す患者のアセスメントと看護介入の視点について表2-5に示す．また，道具の使用に混乱を来している例を図2-3に示す．

③ 失認とは

失認とは，一つの感覚を介して対象物を認知することができない障害のことである．視覚，聴覚，触覚などのほか，病態失認や半側空間無視なども失認に含まれる．

失認を生じる病巣は，それぞれの感覚の単一感覚性連合野が中心で，視覚性失認は主に後頭葉が関与する．中でも物体失認は左後頭葉，相貌失認は右紡錘状回，街並失認は右海馬傍回を中心とした病巣で生じる．聴覚性失認は両側側頭葉病巣で生じる．触覚性失認は中心後回を中心とした病巣で対側の手に生じる．

表2-5 ■観念失行が要因となり，摂食・排泄・入浴・更衣のセルフケア行為に混乱を来す患者のアセスメントと看護介入の視点

アセスメントの視点	
摂食セルフケア	・箸・スプーン・フォークなどを目的に応じて使用できるか ・箸・スプーン・フォーク・茶碗などを適切に持つことができるか ・道具の種類により行為に障害を来すことはないか ・行為を遂行するとき，動作の速度や滑らかさに障害はないか ・環境は食事に適しているか
入浴・整容セルフケア	・石けん・シャンプー・洗面器などを目的に応じて使用できるか ・石けんをタオルにつけて身体を洗うことができるか ・シャンプーのキャップを開けることができるか ・水道やシャワーの蛇口の操作ができるか ・タオル・くし・歯ブラシ・歯磨き粉・コップ・ひげ剃り機などを目的に応じて適切に使用できるか ・行為を遂行するとき，動作の速度や滑らかさに障害はないか ・環境は入浴・整容に適しているか
更衣セルフケア	・衣服の上下や前後を正しく認識し着用できるか ・衣服のボタンをかけることやファスナーの操作ができるか ・行為を遂行するとき，動作の速度や滑らかさに障害はないか ・環境は更衣に適しているか
排泄セルフケア	・トイレやポータブルトイレに身体をあわせることができるか ・トイレットペーパーを使用できているか ・トイレの水を流すことができるか ・行為を遂行するとき，動作の速度や滑らかさに障害はないか ・環境は排泄に適しているか
看護介入の視点	

1. 患者が摂食や入浴・整容セルフケアで用いる道具に混乱している場合は，入院前に使用していた道具の使用を試みる．
2. 食事は食堂，歯磨きは洗面所など，行為に適した環境で道具を使用する．
3. 模倣が可能な患者については，行為の前に看護師がデモンストレーションを行う．
4. 患者が行為を誤った場合は，看護師の手を患者の手に添え修正する．
5. 患者が行為の誤りに気付き修正しようとしている場合は見守る．

日高艶子．"観念失行に関連したセルフケアの低下に対するアセスメントの視点と支援の要点"．健康危機状況／セルフケアの再獲得．吉田澄恵ほか編．メディカ出版，2015，p.227，（ナーシング・グラフィカ，成人看護学②）より一部改変．

▌視覚失認

ものを見て何か認識できない，名前や用途の説明もできない状態．触覚や聴覚からの情報で認識できることが多い．見ただけでは認識できないため，日常生活は非常に困難である．

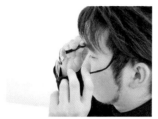
眼鏡を逆にかけようとしている．

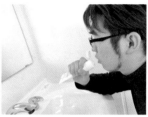
歯磨き粉を歯につけようとしている．

▶ **統覚型視覚失認**：一次視覚が保たれているにもかかわらず，その対象をひとつのまとまりとして把握できないため，提示された物品が何であるのか言えない状態．日用品の呼称ができない．形態認知障害があり，物品の模写ができず，類似した視覚刺激の相違を判定することもできない．左半球の内側，腹側部，特に紡錘状回，海馬傍回後部が原因と考えられている．

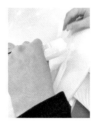
歯ブラシの背に歯磨き粉をつけようとしている．

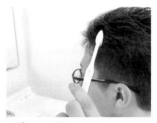
歯ブラシで整髪している．

図 2-3 ■観念失行により道具の使用に混乱を来している様子

▶ **連合型視覚失認**：一次視覚が保たれており，ひとつのまとまりとして把握はできるが，過去に蓄えられた経験と結びつかないため，提示した物品が何であるのかわからない状態．責任病巣は統覚型視覚失認と同様であり，左半球の内側，腹側部，特に紡錘状回，海馬傍回後部と考えられている．

▶ **多様式失認**：統覚型視覚失認や連合型視覚失認が生じる病巣から外側に少し伸展すると，視覚による認識障害のほか，両手の触覚による認識も障害される．この状態を多様式失認という．聴覚刺激を介せば認識することができる．

▶ **失認性失読**：物品ではなく文字に対する失認であり，純粋失読ともいう．見た文字が読めない，文字の形から意味を認識する能力の障害である．手に書かれると触覚刺激となるため理解できる．紡錘状回，下側頭回後部などが責任病巣と考えられている．

▶ **色彩失認**：色彩知覚は保たれているのに色の認知に障害がある状態をいうが，色は視覚以外の感覚で認知できないので，臨床的には，色名の知識はあるのに色を見てその色名を答えることができず，色名を聞いて該当する色を示すことができない状態となる．そのため厳密な意味では色彩失認は存在せず，視覚—言語の離断による色彩失名辞にあたるとされている．純粋失読と合併して起こることが多い．

▶ **相貌失認**：人の顔，表情が認識できず，有名人，身近な人の顔の識別が困難である．よく知っている人の顔を見てもそれが誰だかわからない状態．しかし，声や服装，しぐさなどの認識は可能である．右半球の紡錘状回の側頭後頭葉移行部が責任病巣だと考えられている．

▌聴覚失認

音の違いを認識できない状態.

▶ **皮質聾**：皮質聾は，皮質性聴覚障害，皮質性難聴とも呼ばれる．聴放線，一次聴覚皮質（ヘッシェル回）の両側性障害によって起こるとされている．聴力検査では軽度から中等度の異常を示す．あらゆる音刺激に対して聞こえにくさを訴え，聾者のようにふるまうこともある.

▶ **純粋語聾**：読み，書き，話すことはできるが，話し言葉の理解のみが障害された状態である．純粋語聾は両側側頭葉または優位側頭葉の病変によって起こることが多い.

▌触覚失認

感覚障害はないにもかかわらず，物品を触っても認識できない．頭頂葉下部，側頭葉後部が病巣と考えられる.

▌病態失認

身体の半側（麻痺側）を無視して存在していないかのように行動する．左半身麻痺のことが多く，右頭頂葉障害の急性期にみられることが多い．両側後頭葉の損傷で発症する障害で，全部または一部の視覚を失っていながら，視覚があると証言する病態（病態失認）があり，視覚障害の証拠に直面しても，作話などで視覚障害を否定しようとすることがある（アントン症候群）.

ゲルストマン症候群

優位半球（通常は左大脳半球）頭頂葉の側頭葉境界に近い角回および縁上回が関係していることが多い．症候的には①手指失認，②左右識別障害，③失算，④失書の四徴候を併せもった場合をゲルストマン症候群という．失語を伴うことが多く，会話の際に発語ができなくなったり，読み書きが困難になったりする.

---

④ 失認のある患者の看護

▌半側空間無視によりセルフケア行為に障害を来した患者の看護

失認とは，視覚・聴覚・触覚などの感覚器には問題がないにもかかわらず，対象の認知ができない状態のことをいう．失認は，視覚失認・聴覚失認・触覚失認に大別される．ここでは，視空間認知障害の範疇でとらえられる半側空間無視により，セルフケア行為に混乱を来した患者の看護について述べる.

半側空間無視は，多くの場合，右の大脳半球損傷後に生じる左の半側空間無視が問題となる．左の半側空間無視を呈した患者は，左側の空間に提示された物に気付かず，注意を向けたり，反応したりすることができないことが特徴である．したがって，患者は右側のみを見る傾向にあり，頭部や身体は右側を向いている（図2-4）．眼球も右側に偏位し，左側への追視が困難である．左半側空間無視のある患者が人

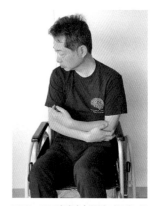

図2-4 半側空間無視患者
頭部や身体が右側を向いている.

物を正面から描写した場合，図2-5のようになる．看護師は患者のこのような行動の特徴を十分に理解したうえで，摂食・排泄・入浴・更衣，それぞれのセルフケア行為について十分に観察しなければならない．

左半側空間無視が要因となり，摂食・排泄・入浴・更衣のセルフケア行為に混乱を来す患者のアセスメントと看護介入の視点について表2-6に示す．

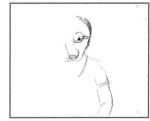 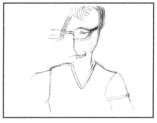

介入前に描かれた人物像　　介入後に描かれた人物像

図2-5 ■左半側空間無視のある患者が描写した人物

5 失語とは

失語とは，脳の言語機能の中枢（言語野）が損傷されることにより，獲得した言語機能である「**聴く**」「**話す**」「**読む**」「**書く**」が障害された状態である．言

表2-6 ■左半側空間無視が要因となり，摂食・排泄・入浴・更衣のセルフケア行為が低下した患者のアセスメントと看護介入の視点

アセスメントの視点	
摂食セルフケア	・トレイの左側に配膳された食事を食べることができるか ・同じ器の中でも左側に盛り付けられた食品を残していることはないか
入浴・整容セルフケア	・身体の左側を洗うことができるか ・女性の場合は，整容時に左顔面の化粧をすることができるか ・男性の場合は，左顔面のひげを剃ることができるか
更衣セルフケア	・着衣は，左側の袖を通すことができるか ・更衣後に左側の上着のねじれやシャツのはみ出しを整えることができるか
排泄セルフケア	・便座の右側寄りに座っていないか ・排泄終了後にトイレットペーパーや水を流すレバーの位置を確認できるか
看護介入の視点	

・摂食セルフケア不足に対しては，非無視側からの感覚情報処理を制限し，患者の注意を無視側に促すために，非無視側を壁付けにした環境下で摂食を促す．無視が重度の場合は，個室を用いて非無視側を壁付けにした環境とする（図）．

・トレイに配置する食器は，図に示すように無視の程度を評価するために右下①→右上②→左上③→左下④と食器の配置を固定し，①～④の中でどこに無視の影響が現れるか観察する．

・無視側に配置された食事が食べられていない場合は，患者が見落としに気付くように言語的・視覚的手がかりを用いて誘導する．

・入浴・整容，更衣，排泄セルフケアについても患者が見落としに気付くように促す．

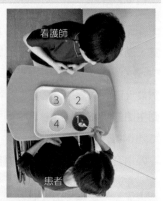

非無視側を壁付けにした食事場面の環境設定

日高艶子．"左半側空間無視に関連したセルフケアの低下に対するアセスメントの視点と支援の要点"．健康危機状況／セルフケアの再獲得　吉田澄恵ほか編．メディカ出版，2015，p.229，（ナーシング・グラフィカ，成人看護学②）より一部改変．

語野の位置は利き手との相関性があり，総合的には90％以上の人で左大脳半球にあるとされる．病変はシルビウス裂周囲に存在している（図2-6）．ウェルニッケ領域，ブローカ領域は弓状束で連絡しており，これらの部位が障害されることでさまざまな症状が出現する．障害の原因は脳梗塞・脳出血などの脳血管障害が最も多いが，脳腫瘍や外傷なども原因になる．

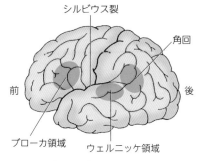

図2-6 ■言語野

1 言語症状

失語では，以下のような言語症状がみられる．

▶ **流暢性の障害**：発音がぎこちなくなり，抑揚，アクセント，リズム（プロソディー）が崩れる．

▶ **喚語困難**：言葉が思い出せない状態．喚語困難は失語症の中核症状である．喚語困難の周辺症状として，すぐに言葉を思い出せないが，しばらく待っていると正しい言葉が出てきたり（遅延反応），誤った言葉を正しい言葉に言い直したり（自己修正），言葉が出てこないので，その周辺のことを説明したり（迂言，迂回表現）などの状態がみられる．

▶ **錯語**：言葉の一部や言葉そのものを誤って言ってしまう症状．流暢性失語でみられることが多い．音韻性錯語（字性錯語．言葉の一部分を誤る．メガネ→メガセなど），語性錯語（言葉そのものを別の言葉に誤る．メガネ→くつなど），新造語（全く新しい，推測できないほどの変化を認める）に分類される．

▶ **ジャルゴン**：言おうとしている言葉の推測ができないほどに変化してしまう状態．これは意味のとれない発話が連続している状態である．流暢性の失語症によくみられる．

▶ **反響言語**：いわゆるオウム返しの状態．

▶ **純粋語唖**：失語症はないか，あっても非常に軽度であるが，話の理解や読み書きが問題ないにもかかわらず，話し出すのが難しい状態．

2 失語症の分類 （表2-7）

▶ **ブローカ失語（Broca失語）**：発話量が少なく非流暢で，一般には努力性でたどたどしい話し方をする．言葉の聴覚的理解面は比較的良好に保たれている．読み書きは，かな文字より漢字のほうが良好であることが多い．病巣は中心前

表2-7 ■失語症の分類

病型	自発語	言語理解	呼称	復唱	流暢性
全失語	欠如，特定の数語	重度の障害	不良	不良	非流暢
ブローカ失語	乏しい	良好	不良，錯語	不良	非流暢
ウェルニッケ失語	良好，錯語，ジャルゴン	重度の障害	不良，錯語	重度の障害	流暢
伝導失語	錯語，とぎれる	良好	軽度の障害	重度の障害	流暢
超皮質性運動失語	極端に減少	良好	不良	良好	非流暢
超皮質性感覚失語	良好，錯語，ジャルゴン	不良	不良，錯語	良好	流暢

回とその前方領域，さらに島も含まれる場合が多い．

▶ウェルニッケ失語（Wernicke 失語）：発話は流暢で，流暢な発話のわりに内容には乏しく，言葉の聴覚的理解面が著しく障害される．発話では言い間違い（錯語）が多く出現し，意味不明な新造語（ジャルゴン）がみられる．

▶健忘失語：発話は流暢で聴覚的理解は比較的良好であるが，思い出せない（失名詞），言葉にできない（喚語困難）が特徴で，遠まわしで回りくどい説明（迂言）がしばしばみられる．名詞の理解ができないこともある．

▶構音障害：発音が正しくできない症状のこと．構音に関わる神経や筋肉の障害で生じる．

皮質下性感覚失語（言語理解，復唱が障害されているが，発話は可能），皮質下性運動失語（発話，復唱は障害され，言語理解は可能）はそれぞれウェルニッケ失語，ブローカ失語の回復期に認められることが多い．病巣もウェルニッケ野，ブローカ野でみられる．

失語の考え方を理解する上で，図2-7 の Wernicke-Lichtheim 図式がよく用いられる．

3 評価方法

失語の評価方法としては，**標準失語症検査**（standard language test of aphasia：**SLTA**）や **WAB**（Western Aphasia Battery）失語症検査が代表的である．日本では SLTA がよく用いられる．

Study

構音障害

言語障害のうち，言葉が正しく発音されないことを構音障害という．声帯の振動によってつくられる原音は，喉頭から上に続く咽頭，口腔，鼻腔などの付属管腔に共鳴して音声となるため，それらの障害で，形態的，機能的異常がみられる場合に正しい語音をつくることができなくなる．器質性構音障害（音声器官における形態上の異常により引き起こされる発音上の障害），運動障害性構音障害（音声器官の運動機能障害による発話の障害），聴覚性構音障害（聴覚の障害による二次的な発音上の障害），機能性構音障害（医学的原因の認められない本態性の発音の障害）に分類される．

ほとんどの場合，次の障害が原因である．

●筋肉の動きを制御する脳の部位（運動神経）

●小脳：小脳は大脳と脳幹の間にあり，体の各部の動きを協調させるため，小脳が障害されると運動が不器用になる．

●脳幹：脳幹は，呼吸に使われる筋肉や，発声に使われる筋肉を制御しており，それをつかさどる脳神経の核が集合している．

●大脳皮質と脳幹をつなぐ神経線維：唇，舌，口蓋，声帯などの発話に使われる筋肉を制御して協調させるために必要な情報を伝える．

●筋肉，神経筋接合部：多発筋炎などの筋疾患や，神経と筋肉との連結部障害である重症筋無力症が有名である．

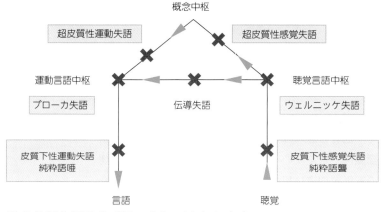

図 2-7 ■失語図式（Wernicke-Lichtheim）

表 2-8 ■標準失語症検査（standard language test of aphasia：SLTA）

聴く	単語の理解	10	単語を聞いて対応する絵のカードを指す
	短文の理解	10	短文を聞いてその状況を表す絵を指す
	口頭命令に従う	10	口頭指示に従って物品を移動させる
	仮名の理解	10	音節を聞いて対応する仮名 1 文字を指す
話す	呼称	20	絵を見て物品を言う
	単語の復唱	10	単語を聞いて復唱する
	動作の説明	10	状況を表す絵を口頭で説明する
	まんがの説明	1	4 コマまんがの筋を口頭で説明する
	文の復唱	5	2 ～ 6 文節の文を聞いて復唱する
	語の列挙	15	指定された種類の語を列挙する
	漢字・単語の音読	5	漢字で書かれた単語を音読する
	仮名 1 文字の音読	10	仮名文字を 1 文字ずつ音読する
	仮名・単語の音読	5	仮名で書かれた単語を音読する
	短文の音読	5	短文を音読する
読む	漢字・単語の理解	10	漢字単語を見て対応する絵を指す
	仮名・単語の理解	10	仮名単語を見て対応する絵を指す
	短文の理解	10	短文を読んで状況を表す絵を指す
	書字命令に従う	10	文章を読み，指示通りに物品を移動する
書く	漢字・単語の書字	5	絵を見て物品名を漢字で書く
	仮名・単語の書字	5	絵を見て物品名を仮名で書く
	まんがの説明	1	4 コマまんがを見て筋を文で書く
	仮名 1 文字の書取	10	音節を聞いて仮名文字で書き取る
	仮名・単語の書取	5	単語を聞いて漢字で書き取る
	短文の書取	5	短い文を聞いて書き取る
計算	計算	20	簡単な計算（加減乗除）

　SLTA は聴く，話す，読む，書く，計算の項目からなり，それぞれに段階評価をつけて，どのタイプの失語症か分類する(表2-8)．

⑥　失語症のある患者の看護

■ 失語症により言語的コミュニケーション障害を来した患者の看護

　失語症とは，特に大脳の左半球の損傷によって起こる「聴く」「話す」「読む」「書く」などの言語機能の障害をいう．人は言語を理解し，言語を生成し表出す

表 2-9 ■失語症のタイプと言語障害の特徴

ブローカ失語 (運動性失語)	ウェルニッケ失語 (感覚性失語)	全失語
・聴く：他者の話を聴いて理解することは比較的良好. ・話す：非流暢. 他者とうまく話すことができない.	・聴く：他者の話を聴いて理解することが困難. ・話す：発話は流暢だが，会話が成立しないことが多い.	・聴く：他者の話を聴いて理解することが困難. ・話す：発話不可. 実用的な言語がほとんど失われる.

るという複雑な活動を通して，他者と意思疎通を図っている．他者と十分に意思疎通がとれているという認識は，人を安心へと導くということを誰もが経験する．失語症患者は，自分の意思が他者に思うように伝わらない，他者の話を理解できないことから，怒りや悲しみ，苦しみを伴い，自分自身の存在に価値がないと考える人が少なくない．失語症が重度の場合は，職場復帰が困難となる，外出しない，他者との交流を避けるなど，社会参加の機会が激減する．家族も患者に対してどのようにコミュニケーションを取ればよいのか困惑している．

　失語症患者の看護においては，他者との関係の中で生きることを余儀なくされる社会的存在である人間にとって，最も重要といえる言語を失った人が何を思い，何を伝えたいのかを懸命にわかろうとすることが重要である．看護師は，患者の口の動き・表情・手の動き・状況をよく観察し，患者が何を伝えたいのか察する能力を求められる．そして，失語のタイプと特徴を理解し，障害された言語機能について十分に知りえた上で適切なコミュニケーションの方法を検討することが肝要といえる．

　また，失語症は表2-9に示すようにブローカ失語（運動性失語），ウェルニッケ失語（感覚性失語），全失語などに分類される．ブローカ失語の患者は，他者の話を聴いて理解することは比較的良好であるが，自分の思いを話して伝えることが困難である．一方，ウェルニッケ失語の患者は，表現は一見流暢であるが他者の話を理解することは難しく，会話が成立しないことが特徴といえる．全失語の患者は，他者の話を聴いて理解することや発話が難しく，実用的な言語がほとんど失われることが特徴といえる．

　「聴く」「話す」「読む」「書く」の言語機能の障害の特徴と看護介入の視点を表2-10に示す．看護師は，患者の言語的コミュニケーション障害の改善に向けて諦めることなく丁寧な介入を継続することが期待されている．

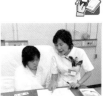

●脳梗塞患者の看護（失語症）〈動画〉

表2-10 ■ 「聴く」「話す」「読む」「書く」の言語機能の障害の特徴と看護介入の視点

言語の機能		特徴	介入
理解	聴く	・他者の話の内容を理解できない ・会話内容の記憶が困難である ・長文や遠回しな言い方に混乱する	・ゆっくり，はっきり，短くわかりやすい言葉で話す．
	読む	・読んで理解することができない ・ひらがなよりも漢字のほうが理解しやすい ・声に出して読むと間違える	・漢字を用いるなど，本人が理解しやすいものを用いる． ・文字の大きさや，提示する文字の分量に注意する． ・間違えても頻回に訂正しない．
表現	話す	・話したい言葉が出てこない ・「えーと」「あのー」など，単語を思い出すまでに時間がかかる ・思ったこととは違う言葉が出る ・はい／いいえ，感情表現，歌などは比較的表出しやすい ・「とけい」の「と」など，頭文字があると比較的言葉が出やすい	・話したい言葉が出てくるまで，焦らずしばらく待つ． ・表情，身振り，ジェスチャーを用いる．実物を見せる． ・好きな歌の歌詞カードを朗読し，一緒に歌う． ・あらかじめ答えをいくつか準備し，患者が選択できるようにする． ・読むことが可能な場合は文字を用いる．
	書く	・文字を書くことができない ・ひらがなが書けない ・間違った内容を書く	・見本を提示して反復練習する． ・氏名など，書きやすいものから練習する．

3 脳神経機能障害

1 視野障害とは

眼の網膜で得られた視覚情報は視神経，視交叉，視索，視覚の中継核である外側膝状体，視放線を介して後頭葉にある一次視覚野に伝えられる．その経路の途中で障害を受けると，視野の一部が欠損する**視野障害**を生じる．視覚経路のどの場所が障害されるかによって，さまざまな症状がみられる．例えば片側の視神経の障害では，病変側の一眼の視野全体が欠損する．視交叉に到達した視神経は，外側半分の神経は交差せず，内側半分の神経は交差して反対側に移るため，視交叉で障害を受けると特徴的な**両耳側半盲**を来す．視交叉よりも後ろ（中枢側）の障害では，両眼で病変の反対側半分の視野欠損を来し，これを**同名半盲**と呼ぶ．視放線を通過する神経線維のうち，視放線下方（網膜上半分からの線維）が障害されると**上同名四分盲**，視放線上方（網膜下半分からの線維）が障害されると**下同名四分盲**になる（図2-8）．

1 観察・評価

対座法による評価では，患者と検者が向き合って座る．患者に一方の眼を手で覆わせた状態で，検者は両手を前側方に，視野いっぱいに広げ，左右どちらかの指を動かして，どちらの指が動いたかを患者に答えさせる．患者が指の動きに気が付かない場合は，徐々に検者の手の位置を内側に移す．これを水平，左右斜めで繰り返し，視野欠損の有無を評価する．

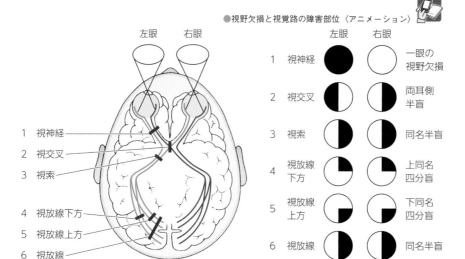

●視野欠損と視覚路の障害部位〈アニメーション〉

		左眼	右眼	
1	視神経	●	○	一眼の視野欠損
2	視交叉	◐	◑	両耳側半盲
3	視索	◐	◐	同名半盲
4	視放線下方	◔	◔	上同名四分盲
5	視放線上方	◵	◵	下同名四分盲
6	視放線	◐	◐	同名半盲

1 視神経
2 視交叉
3 視索
4 視放線下方
5 視放線上方
6 視放線

図2-8 ■視野欠損

表2-11 ■視野障害の看護介入の視点

	看護介入の視点
視野障害 （両耳側半盲，同名半盲）	・移動時は，視野欠損部位に注意を配り，障害物や危険がないか確認するよう促す．患者の状況に応じて看護師が付き添う． ・視野障害の部位が拡大していないか，適宜確認する． ・セルフケア行為を実施する場合は，患者が視野障害の影響に気付けるように介入する． ・家族に対しても，視野障害が日常生活に及ぼす影響について説明する．

2 視野障害を呈する代表的疾患

脳血管障害，脳腫瘍：視放線や後頭葉の障害により，病変と対側の同名半盲を生じる．

下垂体腫瘍：視交叉の圧迫により両耳側半盲を生じる．

2 視野障害のある患者の看護

▌両耳側半盲，同名半盲を来した患者の看護

　視神経の損傷によって起こる両耳側半盲や同名半盲は視野の欠損を生じ，患者は外界からの情報を正確に知覚することが困難となる．したがって，表2-11に示すように，看護師は患者と家族に，日常生活の中で特に移動時に危険が伴うことを十分に説明し，日常生活を安全に送ることができるように指導する．また，看護師は視野障害の部位が拡大していないか適宜確認する．

3 難聴とは

　難聴とは，自覚的または他覚的な聴力低下のことである．難聴は，音が脳に伝えられる聴覚伝導路のどの障害でも起こり得る．また，耳鳴りや聴覚過敏，耳閉塞感などの症状が伴うこともある．音情報は外耳道から鼓膜，耳小骨，蝸牛，蝸牛神経を経て，脳幹から大脳皮質聴覚野に伝えられる．このうち外耳道や鼓膜，耳小骨に原因があって難聴を来すものを**伝音性難聴**と呼ぶ．それより

も中枢側に原因があるものを**感音性難聴**と呼び，特に脳幹と大脳皮質の障害によるものを**中枢性難聴**と呼ぶ．伝音性難聴の多くは耳鼻咽喉科でみられる．感音性難聴のうち，蝸牛障害によるもの（メニエール病など）は耳鼻咽喉科で対応されることが多いが，蝸牛神経から脳幹，大脳皮質にかけての病変は，脳神経疾患（聴神経腫瘍や脳幹腫瘍など）が原因になることが多い．

1 観察・評価

　標準的な聴力の評価法には，オージオメーターを用いた純音聴力検査，中耳の機能を調べるティンパノメトリー，音刺激による脳幹の誘発電位を調べる聴性脳幹反応検査（auditory brainstem response audiometry：ABR）などがあり，いずれも専用の検査機器が必要である．ある程度の難聴の検出には，通常の会話の聞き取り具合をみる，耳介近くで検者が指をこする音を聞き取れるか観察する，といった方法がある．以下に，ベッドサイドで行うことができる伝音性難聴と感音性難聴の鑑別に有用な音叉聴力検査を紹介する．

■ 音叉聴力検査

▶ **リンネ法（Rinne 法）**：振動させた音叉の柄の部分を乳様突起に当て，骨伝導として患者に聞かせる．その音が聞こえなくなったらすぐに音叉を耳に近付けて気伝導として音を聞かせる．このとき，気伝導が長い（音叉の音が耳でも聞こえる）とリンネ陽性とし，正常あるいは感音性難聴と判断される．気伝導のほうが短い（音叉の音が耳で聞こえない）とリンネ陰性とし，伝音性難聴が疑われる．これは気伝導のほうが骨伝導より通常は大きく聞こえるが，伝音性難聴があると気伝導が悪化してこの関係が逆転することによる．

▶ **ウェーバー法（Weber 法）**：振動させた音叉を患者前頭部正中にあて，その音が頭のどこで聞こえるかを答えさせる．正常あるいは両耳の聴力が等しい場合は「正中」あるいは「頭全体」「両耳」で聞こえる．一側耳に難聴がある場合，伝音性難聴であれば患側耳に，感音性難聴であれば健側耳に音が偏って聞こえる．

2 聴覚障害を来す代表的疾患

伝音性難聴：耳の外傷，外耳道異物，中耳炎
感音性難聴（蝸牛病変）：メニエール病，突発性難聴，加齢性難聴
感音性難聴（中枢性難聴）：聴神経腫瘍，脳幹腫瘍，中枢変性疾患

④ 難聴のある患者の看護

■ 感音性難聴，中枢性難聴，伝音性難聴を来した患者の看護

　内耳神経の損傷によって起こる難聴を来した患者の看護介入の視点を，表2-12に示す．看護師は聴神経のアセスメントの結果をもとに，静かな環境で，声の大きさやトーンに留意し，患者が聞こえている側から話すよう心がける．また，視力に問題がない患者の場合は，重要な内容はメモを用いて伝えることも一つの方法といえる．

表2-12 ■難聴の看護介入の視点

	看護介入の視点
難聴 (感音性難聴, 中枢性 難聴, 伝音性難聴)	・聴力のアセスメントの結果をもとに, 聞こえている側から話しかける. ・話しかける人の声の大きさやトーンに留意し, 静かで聞き取りやすい環境を提供する. ・低めの声で, ゆっくり話しかける. ・視力に障害のない患者に対しては, 重要な内容はメモなどを用いて伝える. ・補助具(補聴器)は, 使用しやすい形態であるか, 音量の調節や操作がしやすい物品であるか, 聴力に 　適しているかを確認する.

5 めまいとは

　神経系由来のめまいは, **中枢性めまい**と**末梢性めまい**に分けられる. 末梢性めまいは三半規管, 前庭神経など, 脳幹の前庭神経核より末梢の病変が原因であり, 中枢性めまいは前庭神経核より中枢側の病変が原因である. また, めまいの原因は多岐にわたり, 脳神経疾患や耳鼻咽喉疾患に由来しないものもある.

1 めまいの分類

　患者の訴えるめまいは, 症状によって**回転性めまい**(vertigo), **浮動性めまい**(dizziness), **立ちくらみ**(presyncope)に分けられる. 回転性めまいは「部屋がぐるぐると回るようなめまい」と自覚され, 末梢性由来の症状であることが多い. 回転性めまいで頻度が高いものは良性発作性頭位めまい症で, 三半規管内に小さな耳石が混入することが原因とされる. 特定の頭位をとると回転性のめまいが出現するのが特徴で, 一回のめまいは数秒から数十秒でおさまることが多い. 一般に良性発作性頭位めまい症では耳症状は伴わず, 難聴や耳鳴を伴う場合はメニエール病のことがある.

　浮動性めまいは「はっきりしないふらつき」「体がふわふわする」などと自覚され, 立位歩行でのふらつきがみられる. 脳幹や小脳病変由来の平衡覚機能障害によって現れることもあるが, 末梢性めまいの回復期や視覚入力などの異常, 脊椎や末梢神経疾患でもみられる. めまい症状だけから病変を推定することは難しいため, 詳細な問診や身体神経診察が必要である. 運動麻痺や感覚障害, 小脳性運動失調といった神経症状を伴う場合は中枢性めまいの可能性があるため, CTやMRIによる精査が必要である.

　立ちくらみは「気が遠くなる」ような感覚で, 眼前暗黒感や前失神とも呼ばれ, 失神を来す手前の状態である. 脳全体の血流の一時的な低下により起こる. 原因としては神経調節性失神や起立性低血圧が多いが, 不整脈や心臓の器質的疾患が原因になることもあり, 脳神経だけでなく全身の評価が必要になる.

2 めまいを来す代表的疾患

末梢性めまい:良性発作性頭位めまい症, メニエール病, 前庭神経炎
中枢性めまい:脳幹や小脳の血管障害, 脳腫瘍

　そのほか, 前失神として, 神経調節性失神や起立性低血圧, 不整脈, 心筋症など.

6 めまいのある患者の看護

中枢性めまい，末梢性めまいを来した患者の看護

　内耳神経や小脳の損傷によって起こるめまいを来した患者の看護介入の視点を，表2-13に示す．看護師は，患者がめまいに伴う転倒や外傷などを起こさないように注意する．特に患者が移動するときには，患者の安全を確保するために付き添うことが必要である．また，嘔気・嘔吐を伴う場合は誤嚥しないように注意する．

　中枢性めまいについては，神経徴候を認めることがあるため注意深く観察し，必要時は早急に医師に連絡する．末梢性めまいについては，中枢性めまいの徴候を認めないこと，めまいとともに耳閉感があること，耳鳴があることなどを確認する．

表 2-13 ■めまいの看護介入の視点

	看護介入の視点
めまい （中枢性めまい，末梢性めまい）	・めまい発生時は，静かな環境で臥床させる． ・嘔気・嘔吐を伴うことがあるため，嘔吐時は誤嚥しないよう配慮する．また，めまい発生時には病歴聴取が難しいことがあるため，看護師はフィジカルアセスメントを行い，患者の状況を把握する． ・めまいに伴う転倒や外傷に注意し，移動時は付き添う． 【中枢性めまい】 ・めまいに伴い，運動麻痺や運動失調，頭痛，瞳孔不同などの神経徴候を認める場合は小脳や脳幹などの頭蓋内病変が予測されるため，早急に医師に報告する． 【末梢性めまい】 ・中枢性めまいの徴候が認められず，めまいとともに耳閉感や耳鳴など，聴力に障害のある場合は末梢性のめまいが考えられる．耳鼻科の受診が必要である．

7 顔面神経麻痺，顔面けいれんとは

　第Ⅶ脳神経である顔面神経のほとんどは運動神経線維であり，障害を受けると**顔面神経麻痺**が起こる．顔面神経麻痺では支配筋である顔面の筋肉に麻痺が生じ，「額のしわ寄せができない」「目をつぶれない」「口角が垂れる，『イー』の口ができない」といった症状が，神経の障害側に現れる．顔面筋の中でも，口輪筋は反対側の大脳から一側支配を受けているのに対して，眼輪筋は反対側優位であるが両側支配を受け，前頭筋は完全に両側支配を受けている．そのため，顔面神経自体の障害（末梢性顔面神経麻痺）では口輪筋も前頭筋もともに麻痺が起こるのに対して，大脳半球の病変に基づく場合（中枢性顔面神経麻痺）には眼輪筋や前頭筋の麻痺はないか，あってもごく軽度のことが多い．

　末梢性顔面神経麻痺の原因として**ベル麻痺**（Bell 麻痺）が一般的である．ベル麻痺は，顔面神経節に潜伏感染した単純ヘルペスウイルスの再活性化が原因と考えられており，急性の一側顔面の麻痺を来すが，多くは自然回復が得られる．顔面神経には舌の前３分の２の味覚を支配する特殊感覚神経，涙や唾液を

分泌する自律神経遠心路も含まれているため，顔面神経麻痺では味覚の障害や涙の分泌低下による眼の乾燥も起こり得る．ベル麻痺以外に顔面神経麻痺を起こす疾患として，糖尿病性の末梢神経障害，中耳や乳様突起に波及する感染性炎症疾患，脳底部腫瘍，ギラン・バレー症候群などの免疫性神経疾患が挙げられる．

　顔面けいれんとは，顔面神経の被刺激性亢進により，顔面支配筋が反復性かつ不随意にピクピクと収縮する疾患である．多くは一側性であり，**半側顔面けいれん（片側顔面けいれん）**とも呼ばれる．主に顔面神経が脳幹から出る部位（root exit zone：REZ）で蛇行した血管に圧迫されて起こる（神経血管圧迫）．そのため，開頭術で神経と血管の圧迫を取り除く神経血管減圧術で完全治癒が期待できる．症状が軽度の場合は内服薬や，神経筋接合部に作用して筋収縮を抑制するボツリヌス毒素の筋肉内注射（ボツリヌス治療）も有効であるが，繰り返し治療が必要であり，根治は期待できない．

⑧ 顔面神経麻痺，顔面けいれんのある患者の看護

　顔面神経麻痺や顔面けいれんを来した患者は，ボディイメージが障害され，鏡で顔を見ることや，人と会うことを避けるなど，自尊感情の低下を招く場合がある．看護師は担当の作業療法士や言語聴覚士と連携し，顔面や口腔内のマッサージを実施するとともに，患者の心理的側面を観察する(表2-14)．

表2-14 ■顔面神経麻痺，顔面けいれんの看護介入の視点

	看護介入の視点
顔面神経麻痺，顔面けいれん（ベル麻痺，半側顔面けいれん）	・ボディイメージについてアセスメントし，患者の心理的状態を理解する． ・顔面神経麻痺の場合は，摂取した飲食物が口角からこぼれ，食塊形成が難しい場合がある．口輪筋のマッサージや筋力トレーニングを行う． ・閉眼が困難な患者の場合，麻痺側の角膜を損傷することがある．保湿のための点眼の使用や，就寝時は眼帯をつける，眼軟膏を塗布するなど眼科医の指示に従って眼球を保護する．

4 運動機能障害

① 運動麻痺とは

　「麻痺」という言葉は，感覚の障害（例えば，正座を続けた後に足に生じるびりびりした感覚）を指す場合があるが，医学的には，一般的に麻痺といえば**運動麻痺**のことを指す．運動麻痺とは，脳から筋肉までの，運動に関わる連絡路が障害されたために，自発的な運動ができないことを意味する．運動麻痺はそ

の程度によって，**完全麻痺**（まったく動かない），あるいは**不全麻痺**（少しは動く）に分けられることがある．

運動麻痺が起こると，麻痺の程度や麻痺がみられる身体の部位に応じて，日常生活にさまざまな支障が生じる．例えば，上肢の麻痺では，ものを手でつかんだり，ものを持ち上げたりすることが困難になる．また，下肢の麻痺では，歩くことが困難になり，転倒しやすくなる．麻痺は四肢だけではなく，顔面，頸部，のど，体幹の筋肉に起こることもある．その場合には，うまく表情が作れなくなる，開眼・閉眼が困難になる，首を持ち上げられない，飲み込みや発声ができない，立位の際にうまく姿勢を維持できない，ベッドからの起き上がりが難しくなる，などの症状がみられる．

1 病態・特徴・原因

運動麻痺の成り立ちを理解するにあたり，簡単な解剖を知っておく必要がある．脳から筋肉に至る運動の連絡路（錐体路）の概略を図2-9に示す．まず，脳から筋肉への連絡は，1本の神経（ニューロン）が司っているのではなく，2本の神経が協力して行っている．一つは脳から脊髄の下位運動ニューロンの直前までを担当する，上位運動ニューロンであり，もう一つは脊髄から筋肉までを担当する，下位運動ニューロンである．

臨床的には，下位運動ニューロンが障害されると，そのニューロンが支配している筋肉は弛緩し（**弛緩性麻痺**），腱反射が低下・消失し，また筋の著明な萎縮がみられるようになる．下位運動ニューロン障害の代表的な原因は，神経の外傷や圧迫，ギラン・バレー症候群である．一方，上位運動ニューロンが障害されると，そのニューロンが支配している筋肉はけい性を示し（**けい性麻痺**），腱反射は亢進する．また，しばしばバビンスキー徴候が陽性となり，クローヌス（足関節を急に背屈させると，5～7Hzのリズミカルな足関節の背屈・底屈運動が生じる．足クローヌスという）が認められる場合もある．上位運動ニューロン障害の代表的な原因は，脳卒中，脊髄の外傷や圧迫（椎間板ヘルニアなど）である．

麻痺は，**中枢性麻痺**と**末梢性麻痺**に区別されることがあり，これは麻痺の原因となる病変が存在する部位を考慮した分類である．中枢とは中枢神経（脳と脊髄）を指し，末梢とは脳と脊髄以外の神経，神経筋接合部，筋肉を指す．神経筋接合部を障害する代表的な疾患として重症筋無力症があり，筋肉を障害す

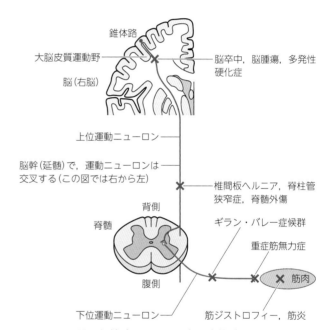

図2-9 ■脳から筋肉に至る運動の連絡路

錐体路
大脳皮質運動野
脳（右脳）
脳卒中，脳腫瘍，多発性硬化症
上位運動ニューロン
脳幹（延髄）で，運動ニューロンは交叉する（この図では右から左）
椎間板ヘルニア，脊柱管狭窄症，脊髄外傷
ギラン・バレー症候群
背側
脊髄
重症筋無力症
腹側
筋肉
下位運動ニューロン
筋ジストロフィー，筋炎

plus α

けい性の発生機序
過去には，錐体路の上位運動ニューロン障害によりけい性が生じると考えられてきたが，現在では，錐体路だけではなく，網様体脊髄路など，他の連絡路の障害がけい性に大きく影響することがわかっている．ベッドサイドにおいては，上位運動ニューロンが障害されると，上位運動ニューロンが下位運動ニューロンに与える抑制が解除され，その結果けい性や腱反射亢進が生じると理解しておく．

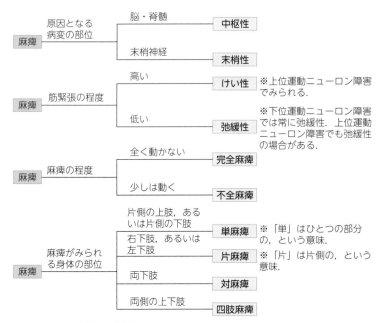

図2-10 ■麻痺の分類

る代表的な疾患としては，筋ジストロフィーや筋炎がある．麻痺は，筋力低下のみられる身体部位に応じて，以下のように分類される（図2-10）．

▶ 単麻痺　一側の上肢や一側の下肢だけに麻痺がみられる場合，**単麻痺**と呼ぶ．詳しく診察すれば，実際には片麻痺や対麻痺であることがわかる場合があり，注意する必要がある．筋萎縮を伴わない場合，脳梗塞などによる大脳皮質の病変が原因であることが最も多い．大脳皮質「下」の病変であれば，多くの場合，片麻痺となる．筋萎縮を伴う場合は，出生時からの症状であれば腕神経叢障害を，成人であれば，脊髄空洞症や筋萎縮性側索硬化症などの可能性を考える．

▶ 片麻痺　一側の上下肢に麻痺がみられる場合，**片麻痺**と呼ぶ．片麻痺は，最もよくみられるタイプの麻痺であり，上位運動ニューロンが障害されたときに生じる．ただし，例えば上位運動ニューロンが腰髄レベルで障害された場合，上肢の麻痺は起こらないため片麻痺にはならない．脳卒中が原因であることが最も多く，ほかには外傷，脳腫瘍，多発性硬化症なども片麻痺の原因となり得る．

▶ 対麻痺　両側の下肢に麻痺がみられる場合，**対麻痺**と呼ぶ．急性発症である場合，最も多い原因は脊髄の外傷である．脊髄の血管奇形や梗塞なども急性発症の対麻痺の原因となる．また，脊髄腫瘍や多発性硬化症は，亜急性もしくは慢性に進行する対麻痺の原因として重要である．

▶ 四肢麻痺　上述の対麻痺の原因病変が頸髄に存在する場合は，両側上肢の麻痺も加わり**四肢麻痺**となる．関節リウマチに伴う環軸椎亜脱臼は，重要な四肢麻痺の原因である．また，脳梗塞が両側大脳半球に繰り返し起こった結果，四肢麻痺となることもある．

2 観察・評価

　徒手筋力テスト（MMT）で筋力を評価する．けい性（けい縮）の評価には，Modified Ashworth Scale（MAS）などを用いる．なお，脳卒中後のけい性（けい縮）に対して，ボツリヌス毒素注射による治療が行われている．

3 考えられる疾患

　運動麻痺を生じる疾患として，次のものが考えられる．

　脳卒中，椎間板ヘルニア，脊柱管狭窄症，ギラン・バレー症候群，脳腫瘍，脊髄腫瘍，脊髄空洞症，筋萎縮性側索硬化症，重症筋無力症，筋ジストロフィーなど．

2 運動麻痺のある患者の看護

　脳神経領域において頻回に遭遇する後遺症として，上下肢の片麻痺がある．通常一側の大脳の運動を司る神経系が障害されて起こり，大脳の発症部位とは反対側の上下肢に運動機能の障害を来す．運動麻痺の評価方法として，**徒手筋力テスト（MMT）**があり，患者の麻痺の経過や術前・術後を評価するのに用いる（表2-15）．また，軽度の麻痺出現時は，**バレー徴候***や**ミンガッツィーニ徴候***の有無で麻痺の状態を観察することができる．

▌片麻痺がある患者の日常生活援助

　片麻痺がある患者は日常生活に支障を来すことが多く，リハビリテーションを行い障害された部位の回復促進を行うとともに，新たな生活スタイルを獲得していくことが必要となる．片麻痺があることは日常生活で歩行を不自由にするだけでなく，起き上がりや移乗，排泄，食事，整容などの行為も困難にさせる．例えばベッドから椅子へ移るだけでも，ベッドから起き上がり，座位の状態を保持し，立ち上がり，立位を保持し，椅子へ移るという工程が必要となる．新たな生活スタイルの獲得は，長いリハビリ期間を必要とするため，身体的にも精神的にも援助していくことが重要である．

▶ 移乗（図2-11）

　移乗動作を獲得することで生活空間が拡大し，精神的な自立とADLの向上につながる．ベッド上で自力での体位変換が困難な時期から，起き上がる方法，上下肢の動かし方や使い方などを指導していく必要がある．移乗動作を行う際

📖*用語解説

バレー徴候
上肢の場合，手のひらを上にして両腕を水平に上げて閉眼すると，麻痺側が回内し下垂する．

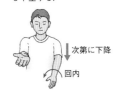

次第に下降

回内

ミンガッツィーニ徴候
仰臥位で両膝を90°，両股関節を90°曲げて保持するように促すと，麻痺側がゆっくり下垂する．

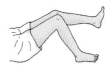

表2-15 ■徒手筋力テスト（manual muscle test：MMT）

5	Normal	強い抵抗を加えても，運動域全体にわたって動かせる．
4	Good	抵抗を加えても，運動域全体にわたって動かせる．
3	Fair	抵抗を加えなければ重力に抗して，運動域全体にわたって動かせる．
2	Poor	重力を除去すれば，運動域全体にわたって動かせる．
1	Trace	筋の収縮がわずかに認められるだけで，関節運動は起こらない．
0	Zero	筋の収縮は認められない．

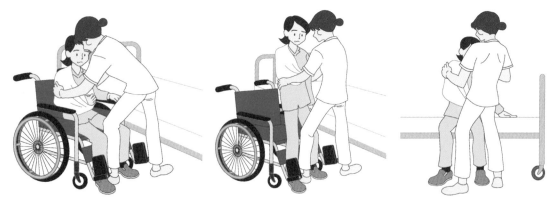

図2-11 ■車椅子からベッドへの移乗の介助

●食事動作〈動画〉

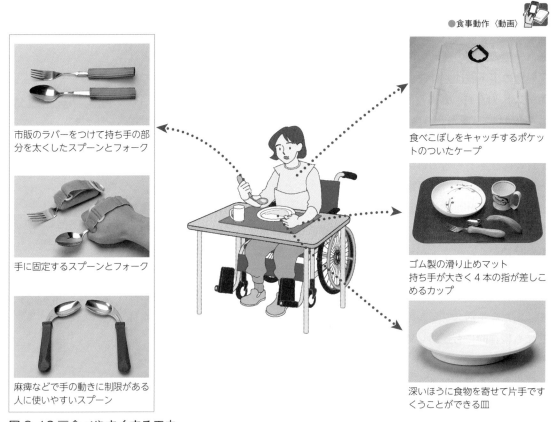

市販のラバーをつけて持ち手の部分を太くしたスプーンとフォーク

手に固定するスプーンとフォーク

麻痺などで手の動きに制限がある人に使いやすいスプーン

食べこぼしをキャッチするポケットのついたケープ

ゴム製の滑り止めマット
持ち手が大きく4本の指が差しこめるカップ

深いほうに食物を寄せて片手ですくうことができる皿

図2-12 ■食べやすくする工夫

は麻痺側の上肢が振られ，肩関節が脱臼する危険性があるため，三角巾などを用いて上肢下垂を予防する必要がある．

▶ **食事**（図2-12）

　食事をとることで，エネルギーを補給し生きる力とすることができる．また，バランスのとれた食事と適切な運動は，筋肉量を維持することにつながる．バランスのとれた食事を摂取しなければ，加齢による筋力低下に加えてさらに筋力が低下し，筋肉量が減少することで ADL の低下を来す．

片麻痺のある患者は左右どちらかの上肢に障害を有するため，食事動作にも障害を来す．食事をする際，利き手で箸やスプーンを持ち，反対の手で食器を持ったり，支えることで食事の摂取を可能としている．片麻痺があると，食器を持つことや支えることが困難となる．そのため，ゴム製の滑り止めマットを使って食器が滑らないように固定したり，お皿を深くすることでスプーンで中身をすくいやすくするなどの工夫が必要となる．

③ 運動失調とは

運動失調とは，協調性のない，拙劣な運動のことを指す．「協調性のない，拙劣な運動」を文字通り捉えた場合，筋力低下やけい性などさまざまな原因がイメージされ得るが，ベッドサイドの観察において運動失調は，筋力低下やけい性とは全く異なる，特徴ある所見を呈する．

1 病態・特徴・原因

運動失調は，小脳とその連絡路の障害（**小脳性運動失調**），深部覚（固有覚）を司る経路の障害（**感覚性運動失調**），また，前庭系の障害（**前庭性運動失調**）によって生じる．

小脳性運動失調では，筋緊張の低下，測定障害，運動の分解，拮抗運動反復不全，動作時と静止時の振戦がみられる（表2-16）．また，構音障害，**失調性歩行***が認められる．

感覚性運動失調では，下肢が障害された場合，立位・歩行時のバランスの障害や**ロンベルグ徴候***が認められ，上肢が障害された場合には，**偽性アテトーゼ***が認められる．

前庭性運動失調では，立位時の不安定さに加えて，著明な回転性めまい，嘔気・嘔吐を伴うことが多い．前庭性運動失調では立位時の動揺は，開眼時も閉眼時も同程度であり，そのためロンベルグ徴候は陰性となる．

2 観察・評価

運動失調がみられる患者に行う検査として，小脳障害の判定試験を図2-13に示す．

3 考えられる疾患

運動失調が生じる疾患として，次のものが考えられる．

小脳性運動失調：小脳梗塞，小脳出血など．

感覚性運動失調：糖尿病，梅毒，脊髄疾患など．

前庭性運動失調：メニエール病，良性発作性頭位めまい症，前庭神経炎，脳幹梗塞など．

📖＊用語解説

失調性歩行
歩隔が広くなること（ワイドベース）を特徴とする不安定な歩行．

ロンベルグ徴候
立位時に閉眼すると，開眼時よりも体の動揺が大きくなり最後には転倒する．

偽性アテトーゼ
上肢を挙上した際にうまく保てずに，ゆっくりと上肢が動いてしまうこと．この症状は閉眼によって悪化する．

表 2-16 ■小脳性運動失調でみられる症状の例

- 筋緊張の低下：他動的に肘関節を動かしたとき，通常の抵抗より小さい抵抗しか感じられない．
- 測定障害：ある一点に指で触れようとする際に，その一点を越してしまう．
- 運動の分解：ある一点に指で触れようとする際に，直線的に到達できずに，円を描くような，あるいはジグザグの経路で到達する．
- 拮抗運動反復不全：大腿の上で手の回内・回外を繰り返す際にリズムが乱れ，手が大腿と接する場所も乱れる．

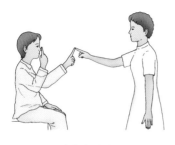

鼻指鼻試験

患者と検者は向かい合う．患者は自分の鼻から検者の指先に向かって示指を動かし，その指を自分の鼻先に戻す．これを素早く繰り返す．

正常：目標となる検者の指に正確に素早く触れることができる．
異常：行き過ぎや終末時振戦（目標に近づくと手がふるえる）がみられる．

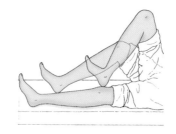

踵膝試験

患者は仰臥位になり，踵を反対側の膝にのせ，トントンと叩いてからすねの上を滑り下ろす．左右とも行う．

正常：踵を膝の上にのせることができる．
異常：踵をうまく膝の上にのせることができず，膝を飛び越してしまったり，すねから外れたりする．

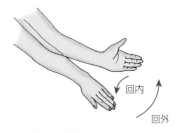

回内・回外交互反復試験

前腕の回内と回外を交互に素早く繰り返す．左右とも行う．

正常：スムーズに繰り返すことができる．
異常：スムーズさが失われ，左右差がみられたりゆっくりしか動作できなくなる．

図2-13 ■小脳障害の判定試験

④ 運動失調のある患者の看護

　運動失調は，一定の運動に関与する筋群の協調の障害により円滑な随意運動ができなくなる状態である．運動麻痺などのような手足の運動の障害がないにもかかわらず，円滑な随意運動ができないために，運動の方向や程度が変わってしまい，さらに姿勢や平衡を正常に保持することができなくなる．その結果，立位障害や歩行障害が生じる．立位障害では，立位時に体が前後左右にふらつくことがあり，一般には障害側に倒れる傾向がある（小脳性運動失調）．歩行障害では，左右によろけながら両脚を開き歩行する（小脳性運動失調），酩酊様歩行となり，障害側に傾きまっすぐ歩けない（前庭性運動失調），視覚による矯正が効かないため，特に暗闇で歩行が不安定になる（深部感覚障害性運動失調），などの状態がみられる．そのため，転倒や外傷を起こしやすくなる．

　転倒や外傷を予防するために，患者の周囲の整理整頓を行い，つまずきの原因となる不要なものを置かないようにする，滑りやすいものがある場合は除去するなどの環境整備を行う．日常生活の援助としては，少しでも自立できるように最小限の介助とするが，不安があるときは援助を求めるよう患者や家族に説明する．特に立位時や歩行時は，転倒や外傷を起こす危険性があるため，注意することを伝える．歩行時の介助としては，患者が転倒しかけても支えられる位置や傾きやすい側に立ち，付き添うようにする．また，症状の悪化がみられたときは，今後に対する不安が増強するため，精神的な援助を行う．

5 不随意運動とは

　この項では，**不随意運動**とは，抑えることができないか，部分的にしか抑えることができない，「過剰な」運動のことを指すこととする．不随意運動には，振戦，舞踏運動，アテトーゼ，バリズム，ジストニア，ミオクローヌス，チックなどの種類がある．

　振戦とは，リズミカルな震えであり，最も頻繁に遭遇する不随意運動である．振戦がみられるときには，まず，それが安静にしているときに起こるのか，それとも何らかの動作を行っているときに起こるのかに注目する．安静時に起こる振戦で最も重要なものは，パーキンソン病に伴う振戦であり，また，動作時に起こる振戦で最も重要なものは，本態性振戦である．家族に同様の振戦（特に上肢の振戦）があり，飲酒で軽快すれば本態性振戦の可能性がある．

　舞踏運動（コレア）は，不規則で目的のない速い運動で，身体の一部から他の部位へ流れるようにみえる．また，観察するものに落ち着きのない印象を与える運動である．ハンチントン病でみられることが最も有名であるが，脳卒中や糖尿病に伴い出現する場合もある．

　アテトーゼは，ゆっくりとした，雑巾をしぼるような，連続した不規則な不随意運動である．特に，脳性麻痺の患者でよく認められる．なお，アテトーゼが速くなれば，コレアと同様の動きとなる．**バリズム**は，四肢の，特に近位部を含む投げ出すような，力強く暴力的な不随意運動である．ほとんどの場合片側にみられ，脳梗塞（視床下核の病変が有名）に伴って出現することが多い．

　ジストニアは，身体をねじるような動作を繰り返す動きとしてみられることが多い．ジストニアの特徴は，その動きにパターンがあること，つまり同様の動きが繰り返されることである．ジストニア患者において，ジストニアが唯一の症状であることもあれば，神経変性疾患の一症状としてみられることもある．斜頸，書痙，眼瞼けいれんなどは，ジストニアである．

　ミオクローヌスは，突発性で持続の短いショック様の不規則な筋収縮を来す，もしくは筋収縮が休止することによってみられる不随意運動である．しばしば腎不全，てんかん，低酸素脳症などに伴い出現する．**チック**は，短い，間欠的な身体の動きもしくは音である．肩をすくめたり，顔面をぴくつかせたり，のどを鳴らしたりなどといった症状ががよくみられる．

　なお，ジスキネジアという言葉は，運動異常全般を指すこともあるが，パーキンソン病の治療の過程でみられる運動異常と，抗精神病薬の副作用としてみられる運動異常を指すことがほとんどである．

6 不随意運動のある患者の看護

　不随意運動は，自分の意思に関わりなく起こる異常運動であり，それによる運動障害を呈した状態のことである．現れる部位，速さ，強さ，持続時間など

が異なるたくさんの不随意運動が存在する.

看護では，患者背景，全身状態，不随意運動の状態（どのような不随意運動か，速さ，部位，振幅，強さ，持続時間，規則性），日常生活動作の支障部分と程度，服薬などについて観察し，情報収集を行う．不随意運動によってセルフケアが十分に行えていない場合は，患者の能力を生かして，できるだけ自分で日常生活動作ができるように援助する.

また，不随意運動によって思うように動けない場合は，転倒・転落の危険性があるため，予防に留意する．ベッド位置を低くする，動きやすい衣類の着用を勧める，つまずきやすい靴を避ける，周囲の整理整頓に努める，患者が立位時や歩行時につかまるものは固定できるものにするなど，安全に行動できるよう支援する．不随意運動の種類によっては，上肢あるいは下肢を激しく振り回すような運動を呈したり，異常姿勢を呈する場合がある．それにより，外傷を起こす危険性がある．そのため，ベッド柵にぶつかっても外傷を起こさないように，刺激が吸収できる柔らかいものでベッド柵を保護するなどの処置を行う.

今までできていた日常生活動作ができなくなることは，自尊心を傷付け，不安感や絶望感につながることがある．そのため，できる能力を最大限に活用して，生活に対する困難感が最小限になるよう働きかける.

⑦ けいれんとは

けいれん（convulsion）とは，筋肉が不随意に，かつ急激に収縮することを意味する．けいれんは大きく二つに分類され，筋肉が収縮と弛緩を繰り返す間代性と，筋肉の収縮が持続する強直性に分けられる．あくまでも筋肉に起こる現象を意味する言葉であるが，臨床現場では「てんかん」や「てんかん発作」と同義として用いられていることもある．しかし，てんかん（epilepsy）は疾患名であり，てんかん発作（epileptic seizure）はてんかんでみられる複数の症状のうちの一つを意味しているため，用いる際には注意が必要である.

1 けいれんの種類

けいれんは，以下のように分類される.

●全身性けいれん発作／部分性けいれん発作

けいれんが，全身で生じているのか，それとも身体の一部で生じているかによって分けられる.

●強直性けいれん／間代性けいれん

筋肉の収縮が持続しているのか，筋肉が収縮と弛緩を繰り返しているかによって分けられる.

●強直間代性けいれん

強直性けいれんの後，引き続いて間代性けいれんに移行するものを指し，けいれんを呈するてんかん発作の代表的なものである.

表 2-17 ■けいれんを起こし得る疾患

脳の病変によるもの（一次性脳障害）	脳以外の多臓器病変によるもの（二次性脳障害）	その他
特発性（真性）てんかん 症候性てんかん 　脳腫瘍 　海馬硬化症 　脳血管障害（脳動静脈奇形，脳梗塞，脳出血など） 　頭部外傷 　大脳皮質形成障害 　中枢神経感染症（脳膿瘍，脳炎，脳嚢虫症など） 　脱髄性疾患（多発性硬化症など） 　神経変性疾患（アルツハイマー型認知症，ピック病など） 　先天性疾患（結節性硬化症，スタージ・ウェーバー症候群など）	水電解質異常 低血糖症 非ケトン性糖尿病性昏睡 低酸素症 腎不全 肝不全 アルコール・薬物中毒 熱性けいれん 日射病	過換気症候群 解離性障害（ヒステリー発作） 片側顔面けいれん

2 病態・特徴・原因

　ここでは，けいれんを起こす代表的な疾患としての「てんかん」に触れておく．てんかんでは，大脳の神経細胞が過剰に興奮し，放電することで発作性の症状を呈する．同じ人間では毎回同じ脳神経細胞が興奮するため，同じパターンの発作を呈するが，運動神経系の脳神経細胞が過剰に興奮した場合，「けいれん」という形で「てんかん発作」が出現する．

3 観察・評価

　けいれんの観察は，慣れないうちは冷静に行うことは困難である．しかし，時系列に沿ってけいれんがどのようにして始まったか，生じている場所が全身か局所か，局所であれば全身へ広がっていったのか，ほかに症状を伴っていなかったか，けいれん中や前後での意識状態などを観察することは重要である．なぜなら，けいれんが初めから全身に生じている場合と，局所から全身へと広がった場合で，第一に選択すべき薬物が異なるからである．近年では，いずれの場合にも有効な薬剤が開発されているが，てんかん発作か否かを判断する上でも，時系列に沿って発作の流れを観察することは非常に重要である．

4 考えられる疾患

　けいれんを起こし得る疾患として，てんかんが代表的であるが，それ以外にもけいれんを起こし得る疾患は少なくない（表2-17）．

8 けいれんのある患者の看護

　けいれんとは，自分の意思とは無関係に筋肉が強く収縮する状態のことをいう．原因には，脳内の電気活動の異常による「てんかん」のほかに，高熱，感染症，電解質異常，薬物，低酸素脳症などがあり，原因によって治療が異なる．けいれんが，脳の異常によるものなのか，または別の原因によるものなのかを判断する指標とするため，的確な観察が求められる．また，患者の安全の確保，抗けいれん薬の投与などの看護の提供が必要となる．

1 けいれん時の観察

けいれんの生じる部位や広がり方は，てんかんと判断する一つの指標となり，さらに治療する上で抗てんかん薬の選択や手術方法の選択のための指標となることもあるため，発作を的確に観察することは重要である．入院中は，看護師が最初にけいれんをみることが多く，的確な観察が求められる．そのため，あらかじめ病棟でけいれん時の様子が記録できるような用紙を作成しておくと，統一した内容の観察ができる．

表2-18 ■ けいれん発作時の情報

- 発作の頻度
- 発作の状況と誘因
- 発作前および発作中の症状
- 症状の持続
- 発作に引き続く症状
- 外傷・咬舌，尿失禁の有無
- 発作後の頭痛と筋肉痛
- 複数回の発作のある患者では初発年齢
- 発作および発作の型の変化・推移
- 最終発作
- 発作と覚醒・睡眠との関係
- 年齢，性別，既往歴（周産期異常，熱性けいれん，頭部外傷，精神疾患など），併存疾患，アルコール歴，常用薬，麻薬歴の既往，家族歴，社会歴

発作が生じた際は，患者および目撃者から発作の情報を得る[2]（表2-18）．

また，発作時の観察ポイントは次の通り．

● いつ：出現時間，消失時間

● 発作前の様子：どんなときに発作が起きるか（寝不足，飲酒，疲労，胃の不快など）

● 発作中の様子：発作の部位，発作の型，型の変化，患者の反応，手足の動き，開閉眼，眼球偏位，発声，顔色，呼吸および脈拍

● 発作後の様子：意識・記憶・麻痺・外傷の有無

安全管理

観察と合わせて，患者の安全を守ることは看護師にとって重要な役割である．一般的には5分以上発作が持続すると治療が開始される．どれくらい持続すると，またどれくらいの頻度でけいれんが出現すれば薬剤を使用するのかなど，あらかじめ医師に確認をとっておくと緊急時に慌てず速やかな対応ができる．

全身性のけいれんでは，意識障害や流涎による気道閉塞に留意し，呼吸状態，気道が確保されているかを確認する．血圧，脈拍が上昇している場合も多い．また，ベッドからの転落や頭部の打撲などに注意が必要である．入院時からベッドの高さや角，鋭利なものがないかなどを確認しておく．ベッド柵はマットなどで保護しておくことが望ましい．患者自身にも，帽子を着用するなど外傷を防ぐように説明を行う．発作後は，外傷や打撲，咬傷などがないか，患者に確認し，全身の観察を実施する．

応急処置

てんかん発作が30分以上持続すると後遺障害の危険があるといわれているため，発作が出現したときは速やかに止める必要がある．また，けいれんが長時間持続する，回数が頻回である，意識の回復がない場合を重積発作といい，このようなときにはけいれんを止める薬剤（ベンゾジアゼピン系薬剤）を使用する．

一方，てんかんにおける長時間ビデオ脳波モニタリング検査の場合には，てんかん発作の観察がその検査の目的であるが，発作時の対応はいつでも準備しておく．

▶ **物品の準備**

けいれんは突然出現する場合が多く，全身性のけいれんの場合は見た目にも重症感があるため，落ち着いて行動ができるように，発作時にどのような物品が必要になるか，どこに何が置いてあるのかなど，表に記載しておくと，緊急時に慌てず行動ができる（表2-19）．

表2-19 ■ 発作時の準備物品と保管場所の例

準備物品	保管場所
吸引	器材庫
酸素	器材庫
血管確保時の物品	救急カート
薬品（ベンゾジアゼピン系薬剤）	冷所保存，ロラピタ（新規）
挿管時の必要物品	救急カート
人工呼吸器	ME室へ取りに行く
心電図モニター	処置室
発作時の記録用紙	救急カート
その他（　　　　　　　）	

➡発作時の対応については p.310も参照．

意識を失う発作では，唾液の誤嚥や，食物による窒息の危険が考えられるため，顔を横に向け，吸引がすぐにできるように準備しておく．吸引は，唾液の誤嚥時，咬傷時，食物摂取時に特に使用する．けいれん出現時に，時として歯で舌をかんでいることが観察され得るが，決して患者の口腔内に手を入れたり，タオルをかませたりなどの行為はしない．血管の確保は，けいれん重積時に発作を止めるための薬剤を使用する時に必要である．これらの薬剤は静脈，点滴投与となるが，呼吸抑制を来し得ることを念頭に，酸素投与や気管内挿管，人工呼吸器の準備が必要になる．

どのような発作が起きたのかを観察することも，診療を行う上で大切である．緊急時には慌てることも多いため，必要な観察ができなかったということがないように，あらかじめ記録用紙を準備しておくとよい．

5 感覚異常

1 感覚異常とは

感覚異常とは触覚，痛覚，温度覚，振動覚，位置覚などの鈍化および消失や，痛みやしびれを生じる知覚上での異常を指す．

感覚異常として，ブラウン・セカール症候群，手口感覚症候群，手袋靴下型感覚消失が挙げられる．

ブラウン・セカール症候群

ブラウン・セカール症候群は脊髄半側障害症候群とも呼ばれ，あるレベルで脊髄の半側が障害されたときに，その障害部および障害部以下で起こる症状をいう．障害レベルの病側では，後根からのすべての感覚ニューロンの障害で全感

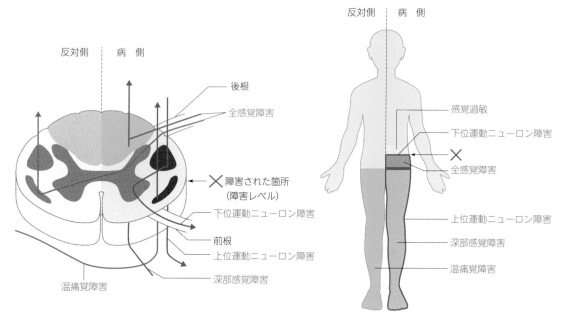

図 2-14 ■ブラウン・セカール症候群

覚障害がみられ，前根の障害で下位運動ニューロン障害がみられる．障害レベル以下の病側では上位運動ニューロン障害（延髄で交叉して下行する錐体路が障害される）と深部感覚障害（病側を上行して延髄で交叉する神経線維が障害される）がみられ，反対側では温痛覚障害（後根から脊髄に入り交叉して上行する神経線維が障害される）がみられる（図2-14）．

　このように病側と反対側で異なる感覚障害を解離性感覚障害といい，ブラウン・セカール症候群の特徴である．また障害レベルより上のレベルで感覚過敏を認めることがある．実際の症例では上記の症状がそろわない不全型もあるため注意を要する．

■ 手口感覚症候群

　患者が片方の上肢のしびれを訴える場合，自覚的には上肢のみのしびれでも，他覚的には同側の顔面や下肢にも感覚異常を認める場合があるため，注意深い診察が必要である．第1指から第3指の指先にしびれがある場合には，同時に同側の口唇にもしびれが起こっていないか必ず確認する．口唇のしびれがある場合は**手口感覚症候群**と推定され，症候群と反対側の大脳皮質中心溝回，放線冠，視床，脳幹のいずれかに責任病巣があると考えられる．

　身体的には口唇と手指は離れているが，神経解剖学的には口部と上肢の感覚路が近接しているため生じるとされている．特に視床では視床外側の核内で手指と口唇の知覚を支配する部位が隣接しており，この部位の小さな脳梗塞や脳出血が原因となることが多い．なお，下肢の感覚経路は離れているが，時に病巣反対側の口唇，手掌，足の感覚異常がみられることがあり，手口足感覚症候群と呼ばれる．

▌手袋靴下型感覚消失

　手袋靴下型感覚消失は，糖尿病合併症の多発神経炎として高頻度にみられる．四肢末梢（左右対称性）に手袋靴下型の感覚異常を来す．また，末梢へ行くほど強い感覚異常を認める（図2-15）．頸椎症でも類似した症候を来すことがあるが，他の症候で鑑別が可能である．

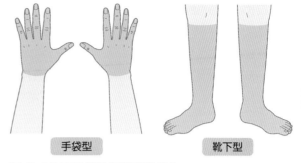

手袋型　　　　　　　　　靴下型

図2-15 ▌手袋靴下型感覚消失

Column

靴下の今と昔

　手袋靴下型の感覚異常という言葉は昔から使われている．ただし現在では「靴下」といっても丈の長いハイソックスから短いアンクルソックスまでバリエーションが豊富であるため，この言葉から神経障害をイメージする際は留意が必要である．

　多発性末梢神経障害は神経の長さに依存して生じる．このため神経障害は上肢よりも長い下肢の遠位から始まり，次第に上行し，そのうち手指にも症状が出現するようになる．したがって上肢に手袋型の症状が生じる頃には，下肢の症状はハイソックスの高さに進展していることが多い．現代においては（このような言い回しは実際にはないが）手袋－ハイソックス型，もっと早期だと指サック－アンクルソックス型が，病状をより踏まえた表現になるかもしれない．

② 感覚異常のある患者の看護

　感覚異常のある患者の看護では，皮膚の感覚の異常や違和感の症状と程度を観察する．そのほかに，ADL や QOL の障害，患者や家族の認識や理解，家族構成，居住環境なども確認する．感覚異常は，神経伝導路の障害部位によってさまざまな形で出現するので，状態に応じた看護を考慮するとともに，原疾患の治療効果の確認や副作用への対応も必要である．

　感覚異常の患者は，感覚の消失や鈍麻による外傷の危険性と，疼痛やしびれなどの身体的な苦痛を抱えている．危険の予防と，苦痛が緩和されるような援助が必要である．

　感覚の異常があると，熱傷や外傷に気付きにくく，また圧迫や疼痛を感じにくいので，褥瘡が発生しやすい．感覚異常のある部位の皮膚をよく観察するとともに，マッサージを行って圧迫部位の循環の改善を図る．また，転倒を起こしやすいため，周りの環境を整え，患者自身も症状の特徴を理解して，注意深く慎重に行動するよう指導する．

　痛みやしびれに対して，鎮痛薬以外にも温冷罨法，マッサージなど，苦痛が和らぐ方法を患者とともに考え，感覚異常に対する意識をそらすために気分転

換を促すのも効果的である.

感覚異常により，常に外傷の危険にさらされる緊張感や苦痛はストレスとなり，他者に理解されにくく，患者が精神的に落ち込んだり，悩んだりすることも多い．看護師は患者の訴えに耳を傾け，苦痛に対して理解を示す必要がある．家族を含めた周りの人々にも，協力や理解が得られるよう働きかける.

6 頭　痛

① 頭痛とは

頭痛は，**一次性頭痛**と**二次性頭痛**に分類される.

▌一次性頭痛

▶ 片頭痛

片頭痛には，前兆を伴うものと，伴わないものがある．前兆を伴うものは，拍動性の頭痛で日常的な動作で増悪することが特徴である．悪心や光，音への過敏さを伴うことがある．典型的には視覚性の前兆として閃輝暗点*がみられる．また，感覚性の前兆も多く，ちくちくした感じが現れ，顔面や舌などに広がっていく．そういった前兆の後に頭痛を呈する．運動性の前兆は片麻痺性片頭痛といわれ，家族性に認められることもある（家族性片麻痺性片頭痛）.

日本での有病率は8.4％ほどといわれており，そのうち大多数の人が日常生活に支障を来している．治療は大きく分けて2種類あり，頭痛発作が起こったときにできるだけ早く頭痛を鎮めるための治療（急性期治療，頓挫療法）と予防療法に分けられる．急性期治療（頓挫療法）では，片頭痛に有効なトリプタン系薬剤（スマトリプタン，ゾルミトリプタン，エレトリプタン，リザトリプタン，ナラトリプタンなど）が使用されることが多い．1カ月に10日以上の頻度で片頭痛が生じる場合には，予防薬を併用することが望ましい．予防療法にはカルシウム拮抗薬（ロメリジン）やβ遮断薬（プロプラノロール，メトプロロール）がよく用いられている．また，抗てんかん薬であるバルプロ酸やトピラマート，抗うつ薬のアミトリプチリンも片頭痛の予防に有効とされる.

▶ 緊張型頭痛

緊張型頭痛は極めて一般的な頭痛で，生涯有病率は30％以上といわれている．前頭筋，側頭筋，咬筋，胸鎖乳突筋などに圧痛を伴うこともあり，診療上有効な臨床所見である．治療は，急性期には鎮痛薬や非ステロイド性抗炎症薬（NSAIDs）が使用され，予防的には薬物（抗うつ薬，抗不安薬のアルプラゾラム，エチゾラム，筋弛緩薬のチザニジン，エペリゾン），精神行動療法，認知行動療法，リラクセーション，鍼灸などが用いられている.

📖*用語解説

閃輝暗点
視野にジグザグの形のものが現れて，左右方向に徐々に拡大し，閃光に縁どられたものが見え，その後，暗点を残す.

▶ 群発頭痛

群発頭痛は発症年齢は 20 〜 40 代で，男性に多い．一側性の重度の頭痛発作が眼窩部や側頭部に発現する．15 〜 180 分間持続する．発作頻度は 2 日に 1 回程度から 1 日に 8 回ほどである．頭痛とともに，同側の結膜充血，流涙，鼻閉，鼻漏，発汗，縮瞳，眼瞼下垂などを認めることがある．急性期はトリプタン系薬剤のスマトリプタン皮下注射が勧められる．また，保険適用外だがスマトリプタン点鼻やゾルミトリプタンの経口投与による有効性も報告されている．毎分 7L 以上の酸素吸入も有効である．予防療法にはカルシウム拮抗薬（ベラパミル），エルゴタミンの就寝前内服などがある．

▌ 二次性頭痛

二次性頭痛とは，原因がはっきりしている頭痛で，外傷，血管障害，非血管性，感染性，頭蓋骨や頸部，眼・耳・鼻・副鼻腔・歯・口などの頭蓋構成要素の障害，精神疾患などに伴ったものである．疾患によっては生命に関わる場合もある．代表的なものはくも膜下出血で，その他の原因は以下に示したようなものが挙げられ，原因疾患の治療が重要である．

鑑別の上で重要なのは問診と身体診察であり，発症は突然だったか，今までに経験したことのない痛みか，普段とは異なるか，増悪してくるか，中年以降に発症したものであるか，免疫不全状態の有無（内服薬や既往歴）を聞く．また，随伴症状として，視力視野障害，構音障害，麻痺，感覚障害，空間無視，失語，精神症状などの有無，発熱や項部硬直などの確認が重要である．このような場合には二次性頭痛を疑って検査する必要がある．また，一次性頭痛として治療を行った後も軽快しない場合には，再び二次性頭痛の鑑別を行う必要がある．

▌ その他の頭痛

その他の頭痛として，頭部神経痛，中枢性顔面痛，一次性顔面痛，その他の顔面痛などが挙げられる．中枢性顔面痛の例として，三叉神経痛では三叉神経分枝領域に数秒から数分持続する激痛，鋭い痛み，刺痛が認められる．

Study

くも膜下出血（中大脳動脈瘤破裂）による頭痛の例

突然発症した頭痛があり，その後意識障害を認めた．意識は改善したが，頭部 CT でくも膜下出血を認め，CTA で中大脳動脈に動脈瘤を認めた．

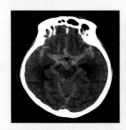
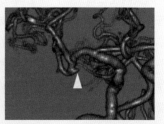

2 頭痛のある患者の看護

頭痛は，一次性頭痛（**機能性頭痛**）と二次性頭痛（**症候性頭痛**）に分類される．頭痛の程度や部位，持続時間，拍動性の有無やバイタルサイン，意識レベル，神経脱落症状，髄膜刺激症状の有無，前駆症状，随伴症状などを観察し，頭痛の種類をアセスメントする．

片頭痛，緊張型頭痛，群発頭痛などの一次性頭痛であれば，安楽な姿勢で臥床や休息を促し，光や音，においの刺激の少ない落ち着いた環境を整える．痛みが強く日常生活や睡眠が妨げられるような場合は，鎮痛薬の使用と効果，持続時間の確認などの服薬管理を行い，内服のタイミング，薬剤の多用により頭痛を助長させる可能性があることを指導する．

精神的ストレスや身体的ストレスも頭痛との関係が強いと考えられており，マッサージやアロマテラピーなどのリラクセーションや患者に合ったストレス解消法を勧める．また，片頭痛では冷やしたタオルをあてて血管の収縮を促し，緊張型頭痛では温タオルによる血管拡張を促すなど，温冷罨法も効果的である．患者は，痛みに対して不安を抱えていることが多く，他者に理解されないことなどが頭痛をさらに助長させていることもあるため，話を傾聴し理解を示すことも重要である．

緊急性のある二次性頭痛が考えられる場合は，状態を医師に報告し，疾患に応じた処置が速やかに受けられるようにするとともに，血圧の上昇を防ぎ，刺激を避け，緊張や圧迫を取り除き，声かけを行って不安の軽減を図る．くも膜下出血では，発症時の激しい頭痛が治まったあとも，血管の攣縮や脳浮腫，血液の再吸収，神経の障害などの要因により，2～3カ月の間，頭痛が持続することがある．看護師は，患者の疼痛緩和に努め，不安や思いに寄り添い，退院後の生活環境に応じた対策や指導を行う．

7　頭蓋内圧亢進症状

1 頭蓋内圧亢進症状とは

頭蓋内圧とは頭蓋内腔を構成している**脳組織**（80%），**脳脊髄液**（10%），**血管内血液**（10%）の圧の総和であり，正常では60～200mmH$_2$O（4～15mmHg）で一定に保たれている．脳血管障害，外傷，低酸素脳症，脳腫瘍，炎症，薬物中毒などさまざまな病態によって脳組織は水分量が増加し，**脳浮腫**を生じる．浮腫や占拠性病変の増大がゆっくりであれば，増えた脳組織を代償するように脳脊髄液や血管内血液量が減少し，頭蓋内圧はすぐには上昇しない．しかし代償の範囲を超えると，半閉鎖腔である頭蓋内では容易に頭蓋内圧が上昇する．

頭蓋内圧が 20mmHg を超える状態を**頭蓋内圧亢進**と呼び，頭蓋内圧亢進症状が出現する．

頭蓋内は大脳鎌や小脳テント，大孔（大後頭孔）によって区分されている．頭蓋内圧亢進によって脳組織が腫脹し，脳がこれらの区分を越えて脱出した状態を**脳ヘルニア**と呼ぶ（図2-16）．脳ヘルニアでは脱出した脳だけでなく，嵌入した先の組織も圧迫されて不可逆的な障害を来し得る．テント部で起こるテント切痕ヘルニアや，小脳扁桃部が大孔へ嵌入する大孔ヘルニアでは，脳幹機能障害が短時間で進行し，死に至る危険がある．脳ヘルニアの分類を表2-20 に示す．

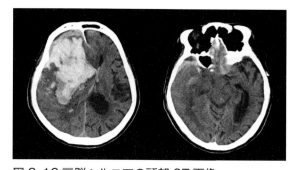

図 2-16 ■脳ヘルニアの頭部 CT 画像
広範な右前頭葉から基底核部の脳出血例．テント切痕ヘルニア（鉤ヘルニア）の状態であり，ヘルニアを起こした脳によって中脳が圧排されている（矢印）．

1 臨床症状

頭蓋内圧亢進症状として**頭痛，嘔気・嘔吐，うっ血乳頭**の三主徴が挙げられる．ほかにも，意識障害や瞳孔不同，徐脈・血圧上昇といったバイタルサインの変動を認める．頭痛は一般的に拍動性であり，それは血圧の収縮期と同期して脳血流量が増え，頭蓋内圧が亢進するためである．早朝頭痛と呼ばれる，朝の起床時に頭痛を訴えることが特徴で，これは夜間の呼吸抑制によって血中の二酸化炭素分圧が上昇し，脳血管が拡張して脳血管血液量が増加するために生じる．頭蓋内圧亢進による嘔気・嘔吐は食事と無関係に出現し，腹痛などの消化器症状は伴わない．うっ血乳頭は頭蓋内圧亢進に伴う眼圧亢進の症状である．眼底検査で視神経乳頭が境界不明瞭となり，進行すると乳頭の腫脹，膨隆，眼底出血を認め，視力障害を来す．これらの症状は慢性的に頭蓋内圧が高い状態（**慢性頭蓋内圧亢進**）で時間をかけて出現する場合が多い．

急速に進行する**急性頭蓋内圧亢進**では，意識障害や脳ヘルニア徴候が中心となる．テント切痕ヘルニアのうち鉤ヘルニアでは，中脳の圧迫により，まず病変側の瞳孔が散大し，瞳孔不同を生じる．頭蓋内圧亢進に伴って生じる血圧上昇，徐脈はクッシング現象（Cushing 現象）と呼ばれ，脳圧亢進時に頭蓋内血流を維持しようとする全身の代償反応である．

2 対応・治療

頭蓋内圧が 30mmHg を超える，あるいは脳ヘルニア徴候が出現するようであれば積極的な治療を考慮する．グリセオール®やマンニトールなどの浸透圧利尿薬は脳組織の水分を血管内に引き込み，頭蓋内圧を低下させる．バルビツレート療法や低体温療法は脳代謝を人為的に低下させることで頭蓋内圧を低下させる．髄液流出路の閉塞によって急性閉塞性水頭症を来していれば脳室ドレナージ術の適応がある．腫瘍や血腫といった占拠性病変がある場合はその摘出除去を優先する．広範囲脳梗塞や外傷で脳腫脹が強い場合は，前頭葉や側頭葉

先端を切除する内減圧術や，頭蓋骨を一部切除して内圧の出口をつくる外減圧
術を行う．

表 2-20 ■脳ヘルニアの分類

帯状回ヘルニア			一側大脳半球が腫脹すると，大脳内側面の帯状回が大脳鎌を越えて反対側へ突出する．
テント切痕ヘルニア	鉤ヘルニア		一側大脳半球の腫脹により側頭葉の内側下部（鉤）がテント切痕から下方に押し出された状態．中脳の障害により一側の瞳孔散大，対光反射消失を来す．
	中心性ヘルニア		広範な半球病変，あるいは両側性病変により脳幹部の下方圧排を来す．脳幹障害が急速に進行する危険な状態である．瞳孔は両側性に散瞳あるいは縮瞳する．
	上行性ヘルニア		小脳の病変などで後頭蓋窩の圧が高くなり，小脳虫部がテント切痕を越えて上方へ突出した状態．小脳や中脳障害を来す．
大孔ヘルニア（小脳扁桃ヘルニア）			主に後頭蓋窩の圧上昇によって小脳扁桃が大孔を越えて脊柱管に突出した状態．脳幹，特に延髄圧迫による呼吸停止を来す危険な状態である．

② 頭蓋内圧亢進症状のある患者の看護

1 脳浮腫の看護

　脳浮腫とは，脳内に水分が異常に貯留した状態のことである．原因には，脳腫瘍や脳出血，脳梗塞などによって生じる血管性脳浮腫と，低酸素血症や一酸化炭素中毒などによって生じる細胞毒性脳浮腫がある．脳浮腫の増悪は頭蓋内圧を亢進させ，脳ヘルニアへと移行する危険性がある．医師の指示に従い，グリセオール®やマンニトールなどの浸透圧利尿薬や副腎皮質ステロイドなどの投与を行う．

2 急性・慢性頭蓋内圧亢進時の看護

　頭蓋内圧亢進の原因には，頭蓋内の腫瘍や膿瘍，血腫の増大，脳浮腫の出現，髄液の分泌過剰や通過障害，吸収障害による水頭症，$PaCO_2$増加による脳血流の増加などが挙げられる．急性期は頭蓋内圧亢進時の症状の出現に注意を払い，観察を行う．

　急性頭蓋内圧亢進の自覚的症状として，激しい頭痛，嘔気・嘔吐に注意する．悪心・嘔吐に関しては嘔吐中枢が圧迫・刺激されて起こるため，消化器症状を伴わないことが多い．他覚的症状としては，徐脈・血圧上昇などのクッシング現象や意識障害，麻痺の増悪，瞳孔不同や散瞳などの瞳孔異常，けいれんなどがある．また，慢性頭蓋内圧亢進症状として，頭痛，悪心・嘔吐に加えてうっ血乳頭による視力障害，めまいなどがある．また，慢性頭蓋内圧亢進症状は長時間の臥床で起こりやすいため，早朝に多くみられる（早朝頭痛）．

　頭蓋内圧亢進の臨床徴候について，図2-17 に示す．頭蓋内圧亢進がある患者やその恐れがある患者に対しては，頻回に意識レベルや瞳孔所見・四肢麻痺の観察，バイタルサインの測定などを行う．意識レベル低下により呼吸状態が悪化した場合には気管内挿管が必要になることがあり，また高血圧時には脳血流が増加し，頭蓋内圧をさらに亢進させる．降圧薬を投与する必要があるため，

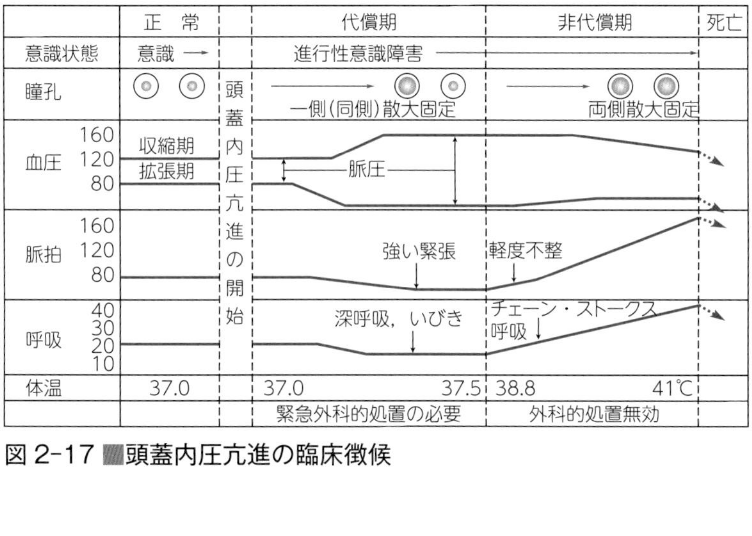

図 2-17 ■頭蓋内圧亢進の臨床徴候

表 2-21 ■頭蓋内圧を亢進させる因子

二酸化炭素の蓄積	脳の血管が拡張して脳血流を増加させ，脳容量が増大し頭蓋内圧を亢進させる．
低酸素	脳組織の壊死と浮腫を助長する．
咳嗽・くしゃみ	胸腔内圧の上昇により，静脈還流を阻害し頭蓋内圧を亢進させる．
努責・浣腸	腹腔内圧の上昇により，静脈還流を阻害し頭蓋内圧を亢進させる．
腹臥位，頸部の屈曲・圧迫	静脈還流を阻害する体位により頭部の静脈還流圧が上昇を来し，うっ血・脳脊髄液の吸収低下が起こり，頭蓋内圧は上昇する．
発熱	血管拡張や代謝亢進を生じ，頭蓋内圧が亢進する．
ストレス	不快刺激や疼痛は，交感神経の作用でアドレナリンの分泌を増加させ，心拍数増加，血圧上昇が起こり頭蓋内圧が亢進する．

荒木裕子ほか．脳梗塞患者の急性期看護：超急性期〜急性期の看護の基本．ブレインナーシング．2012，夏季増刊．p.249 より転載．

神経症状だけでなく全身状態を観察する．

　日常生活の中で頭蓋内圧の亢進を来す要因は多々ある（表2-21）．体位変換時は頸静脈の流出をよくし頭蓋内圧を低下させる目的で，上半身を30°挙上し，頸部の屈曲を避けるようにポジショニングを行う．痰の貯留により吸引を要する場合には，短時間で行う．便秘や努責は頭蓋内圧を亢進させるため排便コントロールに努め，必要時は医師へ緩下剤の検討を依頼する．浣腸は排便時に腹圧をかけ，頭蓋内圧の亢進につながるため，禁忌である．また，頭蓋内圧亢進のある患者やその恐れのある患者には，患者や家族に対して日常生活における生活動作への対処や，生命の危機的状況にさらされていることへの精神的サポートを行い，ストレス緩和に努める．

3 脳ヘルニア出現時の看護

　脳ヘルニアとは，頭蓋内圧亢進状態が進行し，脳内部の圧が高まることで脳実質がわずかな隙間から圧出される病態である．脳ヘルニアは急激に進行し，回復が困難となる場合が多い．発見が早期であれば治療可能であるが，発見が遅くなると生命維持が困難となる場合や，仮に救命できたとしても脳死や遷延性意識障害となることがある．そのため，頭蓋内圧亢進状態にある患者やその恐れがある患者に対し，頻回に観察することで異常の早期発見に努める必要がある．

体温管理療法（低体温療法）

　頭蓋内圧亢進の治療の一つに体温管理療法（低体温療法）がある．広範囲の脳虚血，外傷，心停止後の蘇生後脳症などによる脳損傷に対し，早期に一定期間，体温を32～34℃にする脳低体温療法，または常温療法（～36℃）を行い，その後，体温を回復（復温）させるものである．脳の代謝を低下させ，脳のダメージを最小限にする目的で行う[3]．低体温には体表面冷却法が多く用いられる．

　体温管理療法中の患者へのケアは，体温のコントロールとモニタリングである．療法中は，低体温による循環動態の不安定が生じ，致死性不整脈が出現しやすくなる．また，低体温療法中は生体反応としてのシバリングを予防するための筋弛緩薬の投与や鎮静を行うため，呼吸器合併症を起こすことがある．また，体表面の冷却による皮膚トラブルが起こりやすくなるため予防が必要である．

引用・参考文献

1）日本蘇生協議会．"第6章　脳神経蘇生"．JRC蘇生ガイドライン2015オンライン版．2016，p.1-3．https://www.japanresuscitationcouncil.org/wp-content/uploads/2016/04/1344a6727ff74b7fd5894edc6b7197f0.pdf，（参照2020-12-11）.

2）日本神経学会監修．てんかん診療ガイドライン2018．医学書院，2018．

3）日本蘇生協議会．"第2章　成人の二次救命処置"．JRC蘇生ガイドライン2015オンライン版．2016，p.127-133，https://www.japanresuscitationcouncil.org/wp-content/uploads/2016/04/0e5445d84c8c2a31aaa17db0a9c67b76.pdf，（参照2020-12-11）.

4）UCSF症状マネジメント教員グループ．"症状マネジメントのためのモデル"．Symptom management：患者主体の症状マネジメントの概念と臨床応用．パトリシア　J.R.ほか編．日本看護協会出版会，1998，p.18-31，（別冊ナーシング・トゥデイ，12）．

5）太田富雄総編集．脳神経外科学．改訂12版，金芳堂，2016，p.58-59．

6）河村満編著．メディカルスタッフのための神経内科学．医歯薬出版，2012，p.20-26．

7）柴﨑浩．神経診断学を学ぶ人のために．第2版，医学書院，2013，p.90-103．

8）鹿島晴雄ほか編．よくわかる失語症セラピーと認知リハビリテーション．永井書店，2008．

9）岩田誠ほか編．言語聴覚士のための基礎知識：臨床神経学・高次脳機能障害学．医学書院，2006．

10）梶龍兒編．不随意運動の診断と治療：動画で学べる神経疾患．改訂第2版，診断と治療社，2016．

11）医療情報科学研究所編．脳・神経．第2版，メディックメディア，2017，p.182-187，（病気がみえる，7）．

12）田村綾子ほか．脳・神経機能障害／感覚機能障害．メディカ出版，2017，p.145-153,157，（ナーシング・グラフィカ，健康の回復と看護4）．

13）桑原聡．"神経系の疾患"．内科学Ⅴ．矢﨑義雄総編集．第11版，朝倉書店，2017，p.2047-2048．

14）前掲書6），川合圭成．"運動失調"．p.36-42．

15）前掲書6）井上学．"パーキンソニズム・不随意運動症"．p.180-187．

16）村川裕二．"運動の調整"．神経内科学の講義がそのまま本になりました．医学教育出版社，2017，p.74-82．

17）佐藤浩一ほか．"脳・神経機能とその障害"．脳神経・感覚機能障害．田村綾子編．第2版，メディカ出版，2013，p.24-46，（ナーシング・グラフィカ，健康の回復と看護4）．

18）百田武司ほか編著．"運動障害患者の看護"．神経内科看護の知識と実際．松本昌泰監修．メディカ出版，2015，p.194-204．

19）吉峰俊樹．"13　機能的脳神経外科"．ニュースタンダード脳神経外科学．生塩之敬ほか編著．第3版，三輪書店，2013，p.371-388．

20）河村満ほか編．プロブレム・オリエンテッド神経救急Q&A．南江堂，2011，p.80-83．

21）荒木信夫ほか．脳卒中ビジュアルテキスト．第4版，医学書院，2015，p.85．

22）前掲書11），p.182-187．

23）生塩之敬ほか編著．ニュースタンダード脳神経外科学．第4版，三輪書店，2017，p.55-67．

24）前掲書12），p.136-142．

3 | 脳・神経疾患の検査と看護

1 脳・神経疾患の検査の役割

　脳・神経疾患を疑うときに検査を行う目的は，第一は診断のためである．その他には，フォローアップなどが考えられる．しかし患者を診るとき，いきなり検査をして診断をつけることはなく，診断に至るいくつかのステップがある．原則的なアプローチとして，まず疾患カテゴリーが何かを推測する．次に病変の部位がどこかを推測する（局在診断）．続いて鑑別診断を複数挙げる．それらについて，確定あるいは除外するために検査を行う．

　疾患カテゴリー（図3-1）を決めるには，病歴聴取が重要である．症状の時間的経過を聞き，それに基づき推測する．何時何分という突発発症であれば，血管障害や外傷を考える．時間単位や日単位で症状が進行する急性経過であれば，炎症や感染が想起される．月単位や年単位で徐々に進行しているなら，脳

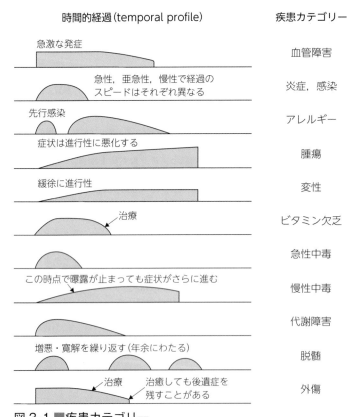

図 3-1 ■疾患カテゴリー
徳島大学神経内科学シラバスより.

腫瘍や神経変性疾患が考えられる．月，年の経過で増悪と寛解を繰り返す場合は脱髄が疑われる．

病変部位の推定（局在診断）について，第一の手がかりは病歴聴取である．それに続く身体診察・神経学的診察で，病歴が示す印象を確認し，新たな所見を得る．神経学的診察は多くの場合，精神状態，脳神経，運動系，反射，感覚系，協調運動，歩行について系統立てて行われる．その結果，例えば繰り返す回転性めまい，複視，眼振という症状を確認すれば，「脳幹」または「橋」に異常があるという推定を導き出せる．このとき「多発性硬化症」などの診断に飛びつかないように留意したい．

続いて鑑別診断を挙げるには，基本的には疾患カテゴリーと局在診断を組み合わせて考えることになる．例えば，疾患カテゴリーとして脱髄が考えられ，局在診断が脳幹と視神経である場合，鑑別診断の第一（暫定診断）は多発性硬化症となるだろう．その他の鑑別診断としては，視神経脊髄炎関連疾患などが挙げられる．

ではこのとき，どういった検査を行えばよいだろうか．上述の例で言えば，頭部 MRI や髄液検査などが行われる．この章では，それぞれの検査に目的があることを理解するために，代表的な検査について解説する．

2 CT（コンピュータ断層撮影）

1 CT（コンピュータ断層撮影）とは

コンピュータ断層撮影（computed tomography：**CT**）とは，被写体の周囲から X 線の回転照射を行い，被写体を透過した X 線量をコンピュータ処理することで断層画像を得る検査である．妊婦では原則禁忌である．CT 値が正常より大きい場合を**高吸収**，小さい場合を**低吸収**といい，CT 値が大きいものほど画像上，白く表示される．梗塞は低吸収，急性期出血や石灰化は高吸収になる（図3-2）．

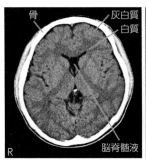
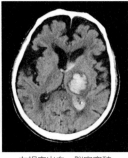
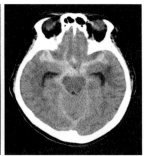

左視床出血，脳室穿破　　　　　　くも膜下出血

図 3-2 ■頭部単純 CT

造影剤を使って，脳血管を描出する **CT angiography**（**CTA**）（図3-3）や脳血流を表す **CT perfusion**（図3-4）を撮像することもできる．CT perfusion では，CBF（脳血流量），CBV（脳血液量），MTT（平均通過時間）などを評価できる．なお，造影剤はアレルギーや腎障害などのリスクがあるため，前もって喘息などの既往歴や腎機能などを確認する．

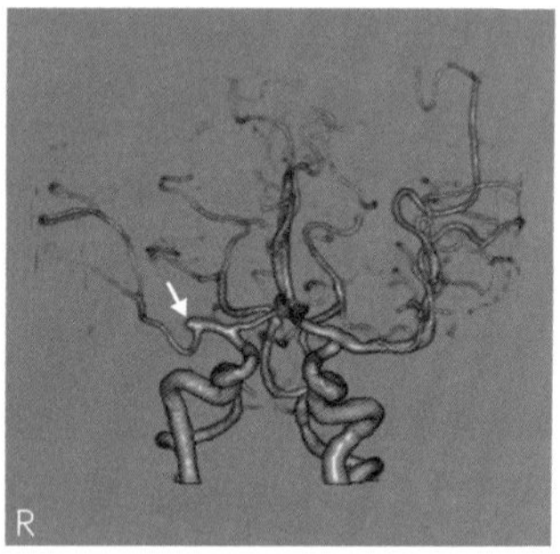

図 3-3 ■頭部 CTA（右中大脳動脈閉塞例）

② CT（コンピュータ断層撮影）の看護

1 検査前の準備

患者が適切，安全に，安心して検査を受けられるための援助を行う．

正確に撮影を行うために，動かないことが重要である．また，アーチファクト（画像の乱れ）防止のため，撮影範囲内に眼鏡，ヘアピン，ネックレス，補聴器，義歯，ピアスなどの金属物がある場合は，あらかじめ外しておく必要がある．束ねた髪がアーチファクトの原因となることもある．検査の目的，具体的な実施方法，所要時間（通常5分程度），検査には痛みがないこと，検査前に排尿をすませておくことなどを患者に説明し，協力を得る．

造影剤を使用する検査を行う場合は，事前に造影剤によるアレルギー反応などの副作用の有無について，過去の体験を詳しく聞き，十分確認する．造影剤を注射すると熱く感じることがあるが，アレルギー反応ではないので，驚いて体を動かさないように説明する[1]．造影剤を使用する際は，一般的に検査前6時間は絶食（脱水により副作用が出現しやすくなるため水分摂取は可）となるため，医師の指示を確認し，説明する．

さらに，放射線を使用するため，女性の場合は妊娠の可能性について必ず問診する．

2 検査台での援助

ルート類の誤抜去を防止するため，ルート類をまとめ，検査台に移乗する．その際は転倒に注意し，検査台からの転落を防ぐため，検査中に1人で動かな

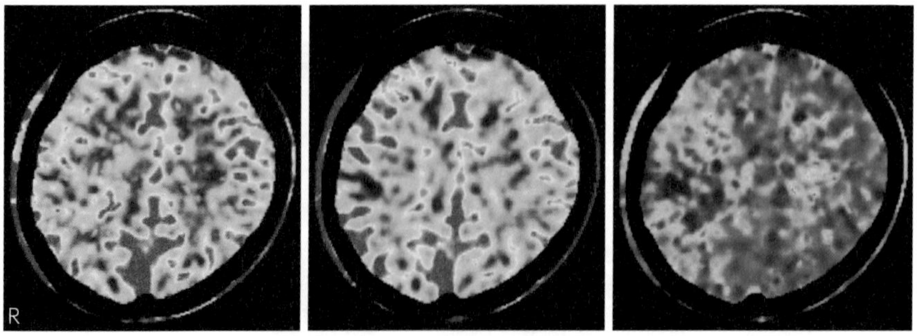

CBF（脳血流量）低下

CBV（脳血液量）上昇

MTT（平均通過時間）延長
（右中大脳動脈領域において）

図 3-4 ■頭部 CT perfusion（右中大脳動脈閉塞例）

いように説明する.

検査中は,被曝を避けるため検査台から離れて患者の様子を観察する.患者の異変を見落とさないように注意する.なお,意識障害,高次脳機能障害などがある患者の場合は,必要時は放射線防護衣を着用して転落防止の介助を行うことも検討する.特に,造影剤を使用する場合は呼吸困難,血圧低下,意識障害などの重い副作用は生命の危機につながる.悪心やくしゃみ,皮膚の瘙痒感,発疹などの軽い副作用を見逃さないように注意する.

急変時に迅速に対応できるように,輸液ラインや気道確保,薬剤などの救急物品が使える準備をしておく.

検査後は,急に体を起こすと起立性低血圧を起こして転倒する危険性があるため,いったん検査台の上で座位をとってからゆっくり移動する.

3 検査後の安全確保のための援助

造影検査後は,薬剤の排出を促進するために,悪心・嘔吐がなければ水分摂取を勧める.ただし,水分の摂取制限のある患者は,医師に相談し対応する.また,造影剤投与後,数日までは遅発性のアレルギー反応が起こる可能性があり,ごくまれに重篤な症状となることもある.そのため,患者に遅発性アレルギー反応について説明し,帰宅する場合はいつでも連絡できるように連絡先を知らせておく.

3 MRI（磁気共鳴画像）

1 MRI（磁気共鳴画像）とは

磁気共鳴画像（magnetic resonance imaging：**MRI**）とは,磁場の中に置かれた生体に,ラジオ波を照射して得られる信号（MR信号）から断層画像を得る技術である.プロトン（H^+）の状態を反映した画像を取得できる.縦緩和時間（**T1**）,横緩和時間（**T2**）,プロトン密度といったパラメーターを強調することで,組織や病変のコントラストを変えられる.画像上,白く描出される場合を**高信号**,黒く描出される場合を**低信号**という（図3-5,図3-6）.

MRIは,脳・脊髄などの病変の分布の評価や質的評価などを目的に広く用いられている.例えば,脳梗塞では急性期から**拡散強調画像**（**DWI**）*高信号となり,**FLAIR画像***ではやや遅れて（発症数時間後から）高信号となる.**非造影灌流画像**（ASL）では血流低下を認め得る（図3-6）.**MR angiography**（MRA）は主要血管の狭窄や閉塞,動脈瘤などについて評価でき,MRIに付随して行われる（図3-5,図3-6）.脊髄の病変に関してMRIはCTより情報量が多く,日常的に用いられる（図3-7）.また,脳転移のスクリーニング,血液脳関門破綻の程度による既知病変の質的診断,血管内信号強調などを目的として,ガドリ

用語解説

拡散強調画像（DWI）
水の拡散の情報を示し,拡散が低下すると高信号に（白く）なる.急性期脳梗塞,膿瘍,てんかん重積,単純ヘルペス脳炎,クロイツフェルト・ヤコブ病などで高信号となる.DWI：diffusion-weighted image.

FLAIR画像
T2強調画像の水（髄液）を低信号に（黒く）したもの.脳の大部分の病変はT2強調画像と同様に高信号に（白く）なる.髄液に接する病変（皮質梗塞,多発性硬化症,髄膜炎,くも膜下出血など）の検出に優れている.FLAIR：fluid attenuated inversion recovery.

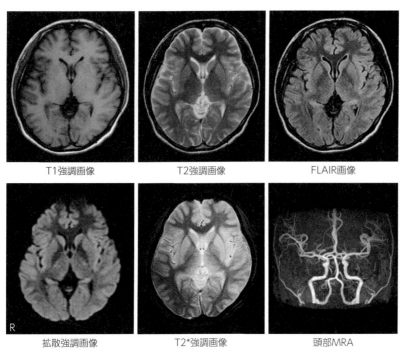

T1強調画像　　　　　　　　T2強調画像　　　　　　　　FLAIR画像

拡散強調画像　　　　　　　T2*強調画像　　　　　　　　頭部MRA

図 3-5 ■頭部 MRI（正常例）

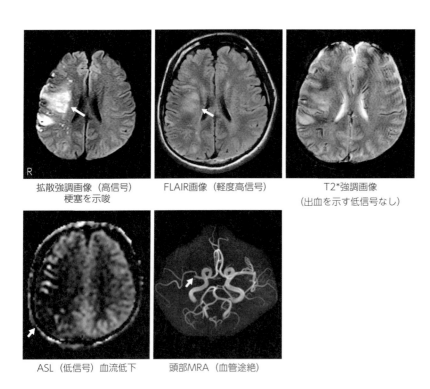

拡散強調画像（高信号）　　FLAIR画像（軽度高信号）　　T2*強調画像
梗塞を示唆　　　　　　　　　　　　　　　　　　　　　　（出血を示す低信号なし）

ASL（低信号）血流低下　　頭部MRA（血管途絶）

図 3-6 ■頭部 MRI（右中大脳動脈閉塞例）

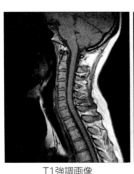
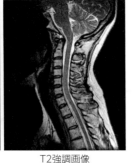

T1強調画像 T2強調画像

図3-7 ■脊椎MRI（矢状断）

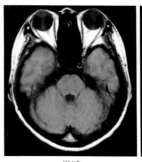
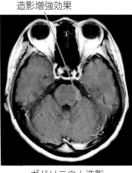

造影増強効果

単純 ガドリニウム造影

図3-8 ■頭部造影MRI

ニウム造影剤を用いた検査が行われることもある（図3-8）.

　MRI検査の重要な注意事項として，強い磁場で検査を行うため，心臓ペースメーカー，人工内耳，そのほかの埋め込み式電子機器やMRI対応でない埋め込み金属のある患者のMRI検査は禁忌である．入れ墨，マスカラ，カラーコンタクトレンズでも含有する磁性体により熱が生じることがあり，禁忌となる．造影の禁忌には，過去の造影剤に対するアレルギー歴，気管支喘息，eGFR（推定糸球体濾過量）30以下などがあり，喘息の既往，腎機能を確認しておく．また，MRIでは撮像時に限らず常に強い傾斜磁場が存在するので，MRI室への磁性体の持ち込みは，被検者のみならず検査室内に立ち入る者の生命に関わるリスクとなる．酸素ボンベ，ストレッチャー，車椅子のほか，ポケットのはさみ，聴診器，打鍵器，針などを持ち込まないよう厳重な注意が必要である.

② MRI（磁気共鳴画像）の看護

　CTと同様の部分が多いため，CTとの相違点のみ述べる.

1 検査前の準備

　患者が適切，安全に，安心して検査を受けられるための援助を行う.

　MRIは撮影部位によっては所要時間が長くなる（通常30分から1時間程度）.また，狭い装置内に身体を固定した状態で閉塞感や圧迫感があること，検査中は常に機械音（60～80デシベル程度）がすることを患者に説明し，了解を得る．閉所恐怖症の人には耐えられない場合もあるため，あらかじめ医師と連携をとり，場合によっては撮影時に内服薬や注射薬による鎮静薬の使用を検討する．施設によっては閉塞感のないオープン型の装置もある.

　MRIはX線を使用しない非侵襲の検査だが，強い磁気を使用しているため，金属製品の持ち込みは禁忌である．眼鏡，ヘアピン，ネックレス，時計，補聴器，義歯，ピアス，主に女性用の下着の金具などの金属類の除去に留意する．また，心臓ペースメーカー装着者や，人工関節，人工内耳，古い頭部血管クリップ，ボルトなどの体内金属のある人も，体内機器の破損や誤動作の可能性

があるため検査は行えない．ただし，最近は条件付き MRI 対応ペースメーカーなどもあるため，事前に確認する．そのほか，カラーコンタクトレンズ，アイシャドウ，入れ墨なども金属素材を使用していることがあり，熱が発生して火傷のような状態になる可能性がある．できるだけ除去してもらうが，入れ墨など除去できないものについては検査ができないこともある．また，遠赤外線のものやヒートテック®などの保温下着で低温火傷をする場合があるため，着用は控えてもらう．

なお，妊娠 3 カ月までの妊婦は，胎児への安全性が確保されていないため MRI は禁止する[2]．

2 検査台での援助

強い磁気を使用しているため，酸素ボンベ，車椅子などは持ち込みできない．車椅子やストレッチャーなどを使用する際は，MRI 専用のアルミ製のものとする．患者だけでなく，検査室に立ち入る医療従事者も，はさみやペン，磁気カードなどの金属類の持ち込みは危険であるため，入室前に持ち物の確認をする．

検査時の騒音には，必要時は耳栓やヘッドホンを使用する．検査時にはナースコールを渡して気分不良時などには対応できるようにし，閉塞感や機械音で気分不快が生じていないかを観察する．

3 検査後の安全確保のための援助

CT と同様の援助を行う．

➡ CT の看護については p.68 参照．

4 SPECT, PET

1 SPECT, PET とは

SPECT（single photon emission computed tomography）や **PET**（positron emission tomography）は，放射性同位元素を投与して行う**核医学検査**である．

SPECT は，**ガンマ線放出核種**で標識された放射性医薬品（^{123}I-IMP，^{99m}Tc-ECD など）を用い，脳血流動態を評価することに優れている（図3-9）．脳血管障害や認知症の診断などで用いられる．**3D-SSP** などの統計画像解析（図3-10）によって血流変化部位を客観的に描出できる．

PET は**ポジトロン**（**陽電子**）を放出する核種で標識された放射性医薬品（^{18}F-FDG など）を用い，ポジトロンが消滅するときに体内から放出されるガンマ線の集積を画像化する．**FDG-PET**（図3-11）は糖代謝を評価し，てんかんや悪性腫瘍などに適用がある．被曝を考慮し，妊婦や授乳中の女性には原則として PET 検査は行わないことが望ましい．

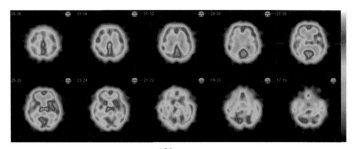

図 3-9 ■脳血流 SPECT（¹²³I-IMP）

赤色の部分は，青色・緑色の部分よりも血流が高いことを示す．

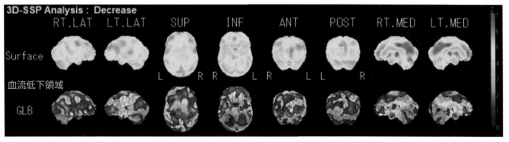

図 3-10 ■統計画像（3D-SSP）

② SPECT，PET の看護

1 検査前の準備

患者が適切，安全に，安心して検査を受けられるための援助を行う．

SPECT や PET は，放射性同位元素を体内に投与する検査であることに対して不安を抱く患者もいるため，検査の際に体内に投与される放射性同位元素の量は，X 線を外部から照射して検査をする CT1 回分と同程度の被曝であること[3]を伝えるなどして，不安を軽減できるよう努める．また，過去に核医学検査の薬剤を使用してアレルギー反応を起こしたことがあるか，過去の体験を詳しく聞き，十分確認しておく．

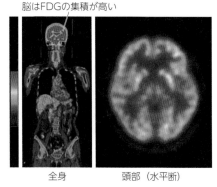

脳はFDGの集積が高い

全身　　頭部（水平断）

図 3-11 ■ FDG-PET

基本的に被曝量は少ないが，妊娠中および妊娠の可能性のある患者には検査を行わない場合があるため，確認しておく．検査部位に，ヘアピン，眼鏡，ピアス，イヤリング，ネックレス，補聴器などの大きな金属製のものがあるときは事前に除去してもらう必要がある．

2 検査中の援助

目から入る光によって脳の血流分布が変化するのを防ぐために，アイマスクによる遮光が必要なため，患者が不安や恐怖を感じないように事前に説明しておく．検査の際は，20 分から 1 時間程度，狭い台の上で頭部が動かないように

73

固定するため，検査前に排尿をすませてもらう．また，小児や認知症などにより安静が難しい患者には，撮影時に静脈麻酔薬を使用する場合もある．その際は，呼吸の観察や経皮的動脈血酸素飽和度（パルスオキシメーター）をモニターする必要がある [1,3]．

5 超音波検査

① 超音波検査とは

1 頸動脈エコー

頸動脈エコーは全身における動脈硬化の指標になるため，人間ドックなどで積極的に行われている．総頸動脈，内頸動脈，外頸動脈，椎骨動脈の動脈硬化を評価することができる．

パルスドプラ波形を正しく記録することにより，測定部位のみならず末梢側，中枢側の情報も推測できる．例えば，内頸動脈の収縮期最大血流速度（PSV）が 200cm/ 秒であれば，70％以上の狭窄を疑う．総頸動脈の拡張末期血流速度の左右差（1.4 以上）がある場合は，低い方の中枢側における高度閉塞を疑う．また，総頸動脈から内頸動脈にかけて，低輝度の不安定プラークや潰瘍性のプラークがある場合は，脳梗塞に対するリスクが高くなる．

2 経頭蓋カラードプラ

transcranial color -flow imaging（**TCCFI**）または transcranial color Doppler（**TCCD**）は頭蓋内の主要血管の血流動態を評価する検査で，血流速度を求めることができる．

頭蓋内動脈の狭窄，閉塞，再開通の評価が可能である．また血管走行，奇形，もやもや病の評価にも有用な検査である．2-3 MHz のセクター型プローブで側頭骨窓からアプローチすると，対側の側頭骨，中脳が描出されカラーフローを入れると中大脳動脈の M1，M2 などの血流を描出することができる．収縮期最大血流速度（PSV）が 180cm/ 秒以上で狭窄を疑う．血流信号が描出されない，もしくは拡張末期血流速度比が 2.7 以上で閉塞を疑う．

緊急時で MRI までの待ち時間があるときなどに施行されることが多い．

3 神経筋エコー

エコー診断装置の技術的進歩に伴い，神経では直径わずか 0.1mm の末梢神経の描出が，筋では 0.1mm レベルでの筋組織の評価が可能となった．エコー検査は非侵襲的で簡便であるため，神経筋疾患に対して幅広く行われるようになってきている．

神経エコー

末梢神経は細く長く四肢を走行し，患者ごとに多くのバリエーションがある
ため，その形態の追跡，評価は容易でなかった．近年，高周波数プローブを用
いることで，四肢末梢神経や頸椎神経根などの形態や内部構造の評価が可能と
なっている．

神経エコーにおける異常所見として，最も重要なのは神経腫大である．局所
の神経腫大を呈する絞扼性神経障害（手根管症候群，肘部管症候群）や，広範
囲の神経腫大を呈する炎症性神経疾患や遺伝性神経疾患（慢性脱髄性多発神経
根炎，シャルコー・マリー・トゥース病）などの診断に有用である．また，非
侵襲かつ簡便であるため，治療経過の追跡にも有用である．

筋エコー

神経同様，筋疾患が疑われる患者の診断に際し，エコーによる筋画像評価は
有用である．広範な筋の評価を短時間で非侵襲的に行うことができ，筋ジスト
ロフィーや筋炎における筋輝度の異常や筋萎縮の評価（静的評価）に加え，筋
萎縮性側索硬化症（運動ニューロン疾患）でみられる筋の不随意な動き（線維
束収縮）の評価（動的評価）が可能である．

筋疾患診断の重点項目である筋生検を行う場合においても，あらかじめエコー
で筋を観察することで，適切な生検筋，生検部位の選択を行うことができる．
また，筋内の腫瘍，出血や肉離れなど筋内に生じた異常についても簡便かつ短
時間で評価が可能である．

神経・筋ともに，エコー所見と MRI や CT などのその他の検査の画像所見や
臨床所見などとの相関をみることが今後の課題である．

② 超音波検査の看護

痛みを伴う検査でないことを説明する．検査後にジェルを除去するため，タ
オルもしくはティッシュペーパーを準備しておく．

---

6 脳血管造影

① 脳血管造影とは

1 脳血管造影による検査

脳血管造影（cerebral angiography）とは，頭部の血管に造影剤を注入しな
がら連続的に X 線撮影することで，頭部の血管の詳細を調べる検査である．対
象疾患としては，脳動脈瘤，脳動静脈奇形，硬膜動静脈瘻，各動脈の狭窄症，
脳梗塞，脳腫瘍などがある．優位半球の左右を調べる**ワダテスト**，内頸動脈遮
断に対する虚血耐性を調べる**内頸動脈閉塞試験**，下垂体腫瘍に対する**静脈サン**

➡ワダテストについては16章
1節 p.307 参照.

プリング試験なども脳血管造影を応用した検査である.

現在は digital subtraction angiography（DSA）が主流であり，骨条件を差し引く（subtraction）ことで血管のみをきれいに描出することができる. 近年では，**三次元撮影**や **cone beam 撮影**など，より詳細に血管を評価する撮影方法が診断・治療に用いられている. 脳血管造影は合併症の危険を伴う侵襲的な検査であるが，血流の経時的な流れ，微細な血管構築，正確な血管狭窄度の測定や血管解離所見，側副血行路の評価などの情報を得るためには必要な検査である.

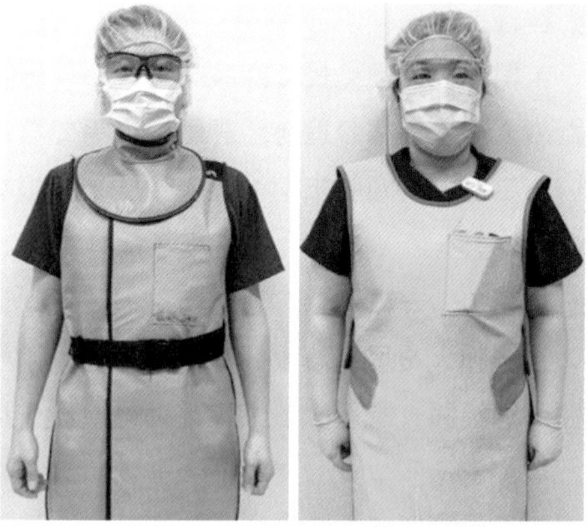

検者　　　　　外回り看護師

図 3-12 ■放射線防護具の装着

2 放射線防護

脳血管造影を行う上で**放射線被曝**への配慮は不可欠であり，特に術者は被曝の影響を低減する工夫をしなければならない. 被曝の三原則である「**時間**」「**距離**」「**遮蔽**」を常に意識することが特に重要である. 最も防護効果が高いのは「時間」であり，放射線照射する時間を最小限にするよう努める. また，フラットパネルを患者へ近付けることにより，術者被曝（散乱線）を減少させ，同時により鮮明な画像を得ることができる. 防護板，防護カーテンは可能な限り使用する. 全身麻酔の手術を行う際は，防護板を利用して麻酔科医師の被曝低減にも配慮する. フィルムバッジは頭部用のものは頭頸部の防護具の外側に装着し，胸部用は防護衣の内側の胸部（女性は腹部）に装着する（図3-12）.

3 合併症

脳血管造影検査で何らかの合併症が起こる確率は0.2〜1％程度とされているが，医療機器の進歩や周術期管理の向上により，近年その率は低下している. 以下に主な合併症について述べる.

▶ 血管穿刺部からの出血，仮性動脈瘤

血管穿刺部の止血が不十分，または外的要因により検査後に皮下出血を来すことがある. 通常は，再度圧迫止血処置を行うことで少量の出血による皮膚の変色のみにとどまることが多いが，仮性動脈瘤を形成し，皮膚を切開して出血部位を同定し縫合する外科的処置を要することもある.

▶ 脳梗塞，血管損傷

カテーテルを血管内に通過させる際に，血管壁のプラークを破砕したり，血栓が生じたりして遠位部の血管に飛散し，脳梗塞を生じる恐れがある. また，ガイドワイヤーやカテーテルで血管壁を傷付けて血管損傷を来すことがある. 筆者の施設では，シース挿入後にヘパリン 2,000 単位を全身投与し，ヘパリンコーティングされたカテーテルを用いて愛護的な操作を行うことで，これらの合併症の予防に努めている.

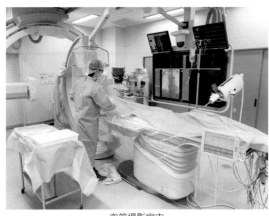
血管撮影室内

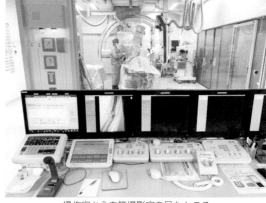
操作室から血管撮影室を見たところ

図 3-13 ■血管撮影室

▶ 造影剤腎症

　腎機能が低下している患者では，造影剤使用により造影剤腎症と呼ばれる急性腎機能障害を合併する恐れがある．腎機能が低下した患者に対しては，術前日から生理食塩水の持続点滴を行い，腎機能の悪化を予防する．また，検査中の造影剤の使用を最小限にとどめる努力も重要である．

▶ 造影剤のアレルギー

　造影剤に対するアレルギーをもつ患者がいるため，アレルギー症状が疑われた場合は直ちに検査を中止し，バイタルに変動がないか注意深く観察する．事前に問診でアレルギーの有無を確認することは必須である．

▶ その他の合併症

　そのほか，下肢静脈血栓からの肺塞栓症，コレステロール塞栓症，神経麻痺など，さまざまな合併症の報告がある．合併症のなかには永続的な後遺症を残すものもあり，合併症の予防には万全の注意を払うべきである．

4 検査の実際

　一泊二日もしくは二泊三日の入院で検査を行う施設が多い．筆者の施設では，4 時間前から絶食，2 時間前から絶飲としている．大腿動脈穿刺の場合は前処置として鼠径部の剃毛を行う．患者は病棟で検査着に着替え，点滴を開始した状態で血管撮影室に移動し，検査用のベッドに寝た状態で検査を行う（図3-13）．検査は通常局所麻酔で行い，30 分から 1 時間程度で終了する．

　穿刺は，検査目的や患者の血管の状態により**右橈骨動脈，右上腕動脈，左右の大腿動脈**のいずれかの血管から選択する．右橈骨動脈または右上腕動脈を穿刺する場合は，右上肢を載せる台を設置する．患者を安全に検査台に固定する必要があるが，患者が安静を保てない場合は鎮静薬の点滴投与を行う．鎮静薬を使用する際は，呼吸抑制により酸素飽和度が低下することがあるため，酸素投与をすぐに行える準備をしておく．

　穿刺予定部位を消毒し，脳血管造影検査用の清潔オイフ（患者や器具にかけ

る布）で全身を覆う．検者，外回り看護師，放射線技師の間でタイムアウト（自己紹介，患者氏名，病名，検査を行う目的血管などの情報を共有する）を行った後に検査を開始する．局所麻酔を行った後，シース（図3-14）を動脈内に留置する．0.032〜0.035インチのガイドワイヤーを先行させながらカテーテルを左右の**総頸動脈**（疾患によっては**内頸動脈，外頸動脈**）および**椎骨動脈**の入り口まで誘導し，ここから造影剤自動注入装置で造影剤を注入する．この際，患者は頭や首が熱くなるような感覚があるため，事前に説明しておく．

すべての目的血管の造影が終われば検査は終了するが，穿刺部位をしっかり止血する必要がある．止血が不十分であると，前述の皮下血腫や仮性動脈瘤を合併する恐れがある．上腕動脈穿刺，大腿動脈穿刺の場合は用手的に10〜15分程度圧迫止血した後に固定する．固定はそれぞれ以下のように行う．橈骨動脈は止血デバイスを用いて行う（図3-15a）．上腕動脈は枕子を穿刺部に当て，伸縮テープで固定し肘が屈曲しないようにシーネ固定を追加する．大腿動脈は上腕動脈と同様だが，シーネの代わりにアンギオベルトを使用する（図3-15b）．橈骨動脈止血デバイスは2時間で，枕子固定は4時間程度で除去する．大腿動脈穿刺の場合は通常翌朝まで安静臥床を指示している．

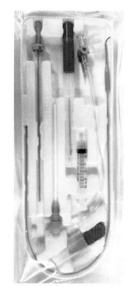

図 3-14 ■シースキット

② 脳血管造影の看護

1 検査前の準備

患者が適切，安全に，安心して検査を受けられるための援助を行う．

脳血管造影は，太い動脈を穿刺する侵襲を伴う検査のため，事前に検査の必要性，検査時の流れ，苦痛の程度などを十分説明し，患者の理解と同意を得られるようにする．検査後は穿刺部を安静に保ち，出血を予防する必要があるため，検査後は床上で排泄することになることをあらかじめ説明しておき，必要に応じて事前に練習する．

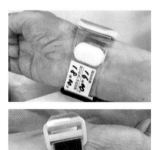
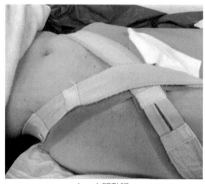

a. 橈骨動脈   b. 大腿動脈

図 3-15 ■脳血管造影における止血・固定例

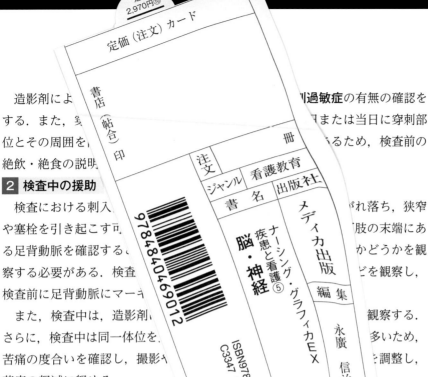

造影剤による□□□□□□□□□□□過敏症の有無の確認をする．また，□□□□□□□□□□□日または当日に穿刺部位とその周囲を□□□□□□□□□□るため，検査前の絶飲・絶食の説明□□□□□□□．

2 検査中の援助

検査における刺入□□□□□□□□□□れ落ち，狭窄や塞栓を引き起こす可□□□□□□□□□肢の末端にある足背動脈を確認する□□□□□□□□かどうかを観察する必要がある．検査□□□□□□□□ビを観察し，検査前に足背動脈にマー□□□□□．

また，検査中は，造影剤□□□□□□□□観察する．さらに，検査中は同一体位を□□□□□□□多いため，苦痛の度合いを確認し，撮影□□□□□□□を調整し，苦痛の軽減に努める．

検査後30分程度は，止血用の□□□□□□□る．止血が確認された時点で，粘着力の強い□□□□□□に1kg程度の砂嚢をおもりとして用い，さら□□□□□□□ることを確認した後，ストレッチャーで病□□□□．

3 検査後の安全確保のための援助

脳血管造影では太い動脈を穿刺してお□□検査終了後の止血が十分でなければ，体動などによって穿刺部から大量出血する可能性がある．そのため，6時間程度の局所の安静を強いられる．検査後は，穿刺部に出血がないかどうかを検査翌日まで頻繁に観察する．大量に出血がみられた場合は用手圧迫を行い，迅速に医師に報告し対処する．皮下での出血もあり得るため，穿刺部の皮膚の観察も入念に行い，出血がみられた場合はマーキングして拡大がないかどうか観察する．

カテーテル操作による脳梗塞の発生の有無を確認するには，バイタルサインや意識状態の観察が重要である．また，循環障害が起こっていないかどうか検査前にマーキングした足背動脈の触知が可能か否かを観察する．

患者は安静を強いられる時間が長いため，同一体位による苦痛を緩和し，排泄や食事などの生活の援助を行う．

7 脳波検査

1 脳波検査とは

脳波検査とは，脳の神経細胞の電気的活動を電位変化としてとらえ，記録す

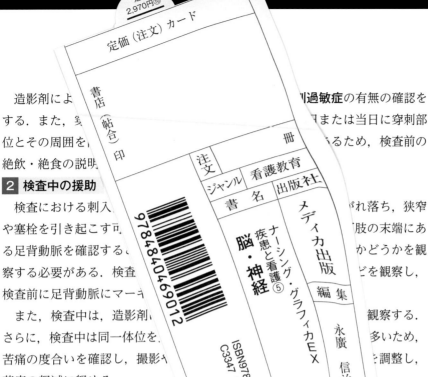

ることを指す．通常，国際的な基準である 10-20 法に則って電極を頭皮上に配置し（それぞれの電極が大脳の解剖学的部位に対応している），脳波計によって記録するが，基本的に脳表面の電位変化しか記録できない．また，脳表面のいくつもの神経細胞（さらにその樹状突起）の電位変化が総和されたものを記録している．なお，てんかんの外科治療の領域では，頭蓋内に電極を配置して記録することも行っている．

　脳を調べる検査にはさまざまなものがあるが，脳波検査自体は 1930 年ごろから行われており，当時から大きな変化はない．近年，CT や MRI などの画像検査の進歩により，臨床現場では形態評価が主流となっているが，機能評価としては脳波検査の代わりとなる検査がいまだに開発されていないこともあり，その重要性に変わりはない．

　臨床現場で脳波検査を行う目的は，ほとんどの場合，①てんかんの診断，②意識障害の診断と経過観察，③疾患特異度の高い脳波所見の確認もしくはその脳波所見による疾患の診断（例えばクロイツフェルト・ヤコブ病でみられる周期性同期性放電），④脳死判定，⑤睡眠内容の評価，の五つに絞られる．

　なお，⑤睡眠内容の評価については，記録時間 20 ～ 30 分で日中に実施する通常の脳波検査では，夜間の睡眠を評価することは不可能である．そこで，睡眠内容と睡眠中に起こる事象を観察することに特化した，常時監視終夜睡眠ポリグラフィーという検査が世界的に実施されている．

　脳波検査には，次のような種類がある．

●**通常の脳波検査**：磁場などから特別に保護された部屋（シールドルーム）で行う．

●**ポータブル脳波計による脳波検査**：対象者が検査室まで移動できない場合に，対象者のいる場所まで行って行う．

●**長時間持続脳波モニタリング**：てんかんの診断やてんかん焦点の検索，てんかんの外科手術における切除範囲の決定，遷延性の意識障害患者に対する ICU などでの脳波モニタリングなどが行われる．

　基本的には，**背景脳波**（その周波数が脳活動を反映している）と**突発波**（背景脳波から明瞭に区別される一過性の持続時間の短い脳波，例えば，てんかん原性異常波）を確認・評価することになる．血液検査のような数値的な基準は，脳波の周波数などを除けばあまりない．また，個人差が大きいため，背景脳波については同一人物で経過観察するには適切であるが，他人と比較するには不向きである．

　対象者に電極を装着した後，シールドルーム内のベッドに寝かせ，閉眼した状態で脳波を記録する．安静閉眼覚醒時の脳波と，脳を刺激するような手法（**賦活法**）を行いそれに対する変化を記録する．標準的な賦活法としては，開閉眼，光刺激，過呼吸，睡眠などが挙げられる．なお，小児では安静にできないことも少なくないため，薬物を用いることがある．もやもや病と診断されている場

合，賦活法として過呼吸を行わせることは禁忌である．また，急性期の脳血管障害や急性冠症候群がある場合も同様である．

禁忌に対し過呼吸賦活を行うことを除けば，検査実施による合併症は特に認めない．

2 脳波検査の看護

脳波検査に痛みは伴わず，患者にとっての苦痛は少ない．検査は30分から1時間程度かかるため，排泄をすませておく．

電気信号を記録するため，電極の装着の際には頭皮との接触抵抗を少なくする必要がある．前日に十分に洗髪し，整髪剤などは使用しない．頭皮をアルコールでこすって電極を付けることがあることも説明しておく．検査後は頭皮のかぶれを防ぐために電極装着に使用したペーストはすぐに落とす．

正しく検査を実施するには，脳波の記録の際に，脳波以外の電気信号や雑音を排除することが重要である．神経の電気信号は非常に小さいため増幅して記録しており，雑音があるとそれも増幅されてしまう．雑音には，患者自身の呼吸，咳，嚥下，目や舌の動き，脈波などのほか，輸液ポンプや人工呼吸器，モニタリング装置といった電気機器によるもの，外部の環境によるものなどがある．検査は通常は検査室で行われるが，脳波の記録装置は移動も可能で，ICUや，脳死判定などのためにベッドサイドで行われることもある．検査室以外での検査の際には，特に雑音への配慮が必要である．着衣や人の動きによる静電気なども影響するので，注意する[1, 4]．

てんかんの診断で活用される長時間ビデオ脳波モニタリングでは，入院して4～5日間のビデオ撮影と脳波による観察を行う．処置の際に看護師が患者を隠すようにビデオに映ってしまうと評価が正しく行えないので，自身の行動にも配慮が必要である[4]．

8 髄液検査

1 髄液検査とは

髄液検査とは，**腰椎穿刺**により**脳脊髄液**を採取し，その成分を調べる検査である．細菌性髄膜炎やヘルペス脳炎，くも膜下出血などが疑われる場合など，緊急に行われることも多い（表3-1）．

脳脊髄液は，脳室内にある脈絡叢から1時間あたり約20mL産生され，約150mLが脳室およびくも膜下腔内を循環し，1時間あたり約20mLがくも膜顆粒から吸収される．

腰椎穿刺は，多くは**側臥位**で行う（図3-16）．患者には，膝を抱えてへそを

表 3-1 ■髄液検査の項目と基準値，異常がみられる病態

項目	基準値	異常がみられる病態
初圧	7〜18 cmH₂O	初圧亢進：髄膜炎など，髄腔内圧亢進を来す病態
肉眼所見	水様透明	混濁，日光微塵*：髄膜炎 血性，キサントクロミー*：くも膜下出血
細胞数（白血球数）	0〜5 個/μL	多核球*増加：細菌性髄膜炎 単核球増加：ウイルス性脳炎，結核性髄膜炎
タンパク	15〜45 mg/dL	タンパク増加：脳・髄腔内の炎症性疾患全般 タンパク細胞乖離*：ギラン・バレー症候群
糖	50〜80 mg/dL 血糖値との比 >0.6	糖低下：細菌性髄膜炎，ヘルペス脳炎，髄膜癌腫症
グラム染色，細菌検査	細菌を認めない	グラム染色の染色性と菌体の形状から，細菌性髄膜炎の起炎菌を想定する．墨汁染色でクリプトコッカスを検出する．
細胞診	異型細胞を認めない	異型細胞：癌性髄膜症などを示唆
ウイルス学的検査		ウイルス性脳炎では，HSV，VZV などのウイルスの核酸の PCR 法による検出，各ウイルスに対する IgM の検出，IgG 抗体価のペア測定による上昇確認により診断する．
オリゴクローナルバンド	陰性 （バンド 0〜1 本）	中枢神経脱髄性疾患で陽性になる．特に多発性硬化症では病勢を反映し，再発リスク評価に有用である．

📖*用語解説

日光微塵
髄液を光にかざしたときに見える，髄液中の細かい粒子像．主に白血球が増加しているときにみられる．

キサントクロミー
髄液が黄色透明を示すこと．髄腔内で赤血球が大量に破壊されて生じる．くも膜下出血が発症して数時間後から数週間後までの間にみられる．

多核球
多核球は核が分葉化した白血球のことで，主に好中球を指す．単核球は核が分葉していない白血球のことで，主にリンパ球を指す．

タンパク細胞乖離
髄液タンパクの上昇に髄液細胞数の増加を伴う髄膜炎などと異なり，髄液タンパクは上昇しているものの髄液細胞数の増加を伴わないもの．神経根などでの血液神経関門の障害により血漿タンパクが髄液中に漏出していることを表し，ギラン・バレー症候群でみられやすい．

a. 体位

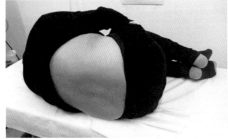

患者には，膝を抱えてへそを見て，背を丸くするよう説明する．

b. 使用物品

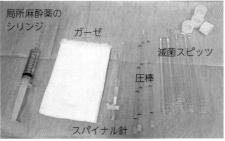

局所麻酔薬のシリンジ　ガーゼ　滅菌スピッツ　圧棒　スパイナル針

c. 腰椎穿刺の実際

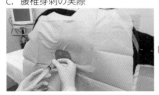

局所麻酔と試験穿刺

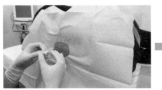

本穿刺

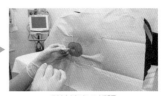

髄液流出の視認

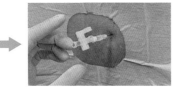

髄液流出の視認

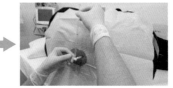

初圧の測定

図 3-16 ■腰椎穿刺

見て背を丸くするよう説明する．局所麻酔後，L3-4 あるいは L4-5 棘突起間からスパイナル針を刺入する．1mm から数ミリメートルずつ針先を奥へ進めては内筒を抜いて廃液が流出しないか確認し，また針先を進めるという一連の動作を繰り返す．くも膜下腔に到達すると，内筒を抜いたときに，正常であれば無色透明な脳脊髄液がゆっくり流出してくる．マノメーター（圧棒）を用いて初圧を測定し，続いて時間をかけて自然滴下で髄液を採取する．

髄膜炎，脳炎，髄膜癌腫症，くも膜下出血，正常圧水頭症，多発性硬化症，ギラン・バレー症候群などが疑われる患者に行われる．意識障害，眼位や瞳孔の異常，除脳および除皮質肢位など，脳ヘルニアを示す所見がある患者，脳膿瘍が疑われる患者，高度の出血傾向がある患者には禁忌である．

処置後の合併症として腰痛，頭痛（**腰椎穿刺後頭痛**[*]），根性疼痛[*]，穿刺部の出血や感染などがある．

② 髄液検査の看護

髄液検査で行われる腰椎穿刺は，患者からは見えない背中に注射をされることから，患者は強い不安を感じることが予想される．緊張により腹部に力が入ると髄液圧も高くなるため，少しでもリラックスできるよう，ゆっくりと呼吸するように声を掛ける．

患者の体位は穿刺しやすいようにできるだけ背中を丸めて膝を抱え込んでもらう．看護師は患者の腹側に立ち，患者の体位保持をサポートする．消毒や針を刺す際には，あらかじめ何をするかを伝え，患者が急に腰を引いたりすることがないようにする．また，術者が刺入しやすいようベッド・椅子の高さは事前に調整しておく．

なお，骨髄に感染すると重篤な状態になる．無菌操作は確実にして援助する．

9 電気生理学的検査

① 電気生理学的検査とは

電気生理学的検査には，**神経伝導検査**，**針筋電図検査**，**体性感覚誘発電位検査**などが含まれる．高度の出血傾向がある場合は針筋電図検査を避ける．末梢神経障害（単ニューロパチー，多発ニューロパチー），筋萎縮性側索硬化症，重症筋無力症，筋疾患，多発性硬化症などが疑われる患者に行われる．これらの疾患の診断，予後評価，治療効果判定に用いる．

電気刺激や針電極の穿刺によりある程度の不快感を伴うため，検査の必要性について患者に説明し，事前に理解を得ることが重要である．また，手足の体幹に近い部分や体幹の露出が必要な場合もあるため，事前に担当医に検査部位

plus α

細菌性髄膜炎の起炎菌の同定
起炎菌を知ることは治療の成否に重要であると同時に，細菌性髄膜炎はいかに速やかに抗菌薬治療を開始できるかも重要である．そのため，抗菌薬治療が開始されてから初回の髄液検査を行うこともしばしばあるが，その場合は起炎菌が消えてしまい同定できないことがある．成人の細菌性髄膜炎の起炎菌のうちで最も多い肺炎球菌に関しては，莢膜抗原を同定する迅速検査（Binax NOW®）が利用でき，起炎菌推定に有用である．

［*］用語解説

腰椎穿刺後頭痛
硬膜から髄液が漏出することで生じる頭痛．腰椎穿刺から 24～48 時間後に生じる．座位や立位などの頭を高くする姿勢で悪化し，臥位で改善する特徴がある．嘔気，めまい，視覚異常などを伴うことがある．

根性疼痛
脊髄神経根の障害によりその支配域（デルマトーム）に広がる疼痛．多くは電撃痛が生じる．

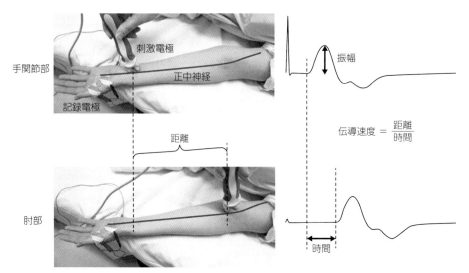

図 3-17 ■正中神経運動伝導検査

正中神経を手関節部，および肘部で刺激して，正中神経支配筋である短母指外転筋から活動電位を記録している．2 カ所で刺激することで運動神経伝導速度を測定できる．

を確認し，必要に応じて軽装で受診するよう説明する．各検査の概要は以下の通り．

▶ **神経伝導検査**（nerve conduction study：NCS）

電気刺激により末梢神経軸索に活動電位を発生させる．同じ神経に沿った離れた部位で記録される軸索の活動電位，あるいは神経筋接合部を介して誘発された筋活動電位を測定し，末梢神経の状態を定量的に評価する．筋活動電位を測定することで間接的に運動神経を評価する**運動神経伝導検査**，感覚神経由来の神経活動電位を測定する**感覚神経伝導検査**がある（図3-17）．

▶ **反復刺激試験**（repetitive nerve stimulation：RNS）

末梢神経軸索に連続複数回（重症筋無力症が疑われる場合は 3Hz の頻度で 10回）の電気刺激を加え，筋活動電位の変化を調べる．

➡重症筋無力症の反復刺激試験については 15 章1 節 p.285 参照．

▶ **針筋電図検査**（needle electromyography：nEMG）

針状の電極を筋肉に刺入し，安静時，および随意的に運動をさせた時の筋線維の電気活動を記録する検査．

▶ **誘発電位検査**

神経系に以下のようなさまざまな刺激を与え，離れた部位の電気的活動を記録する検査．その多くは極めて小さい電気活動であり，記録のためには刺激を数百回から数千回繰り返す加算平均法を必要とし，時間と技術を要する．

●**体性感覚誘発電位**（somatosensory evoked potential：**SEP**）

●**運動誘発電位**（motor evoked potential：**MEP**）

●**視覚誘発電位**（visual evoked potential：**VEP**）

●**聴性脳幹反応**（auditory brainstem response：**ABR**）

② 電気生理学的検査の看護

　検査前に，患者には十分な説明を行い，協力が得られるようにする．検査の際には，裁縫用の針を刺した程度の痛みがあることを説明しておく．検査後は，疲労感などがないか観察し，必要であれば安静を促す．

引用・参考文献

1）田口芳雄監修. 脳・神経ビジュアルナーシング：見てできる臨床ケア図鑑. 学研メディカル秀潤社, 2014, p.117-169.
2）松田暉ほか編. 疾病と検査：検体検査／生理機能検査／画像診断／内視鏡検査／その他. 南江堂, 2010, p.82-87, 144, 154-159, 168-172, (看護学テキスト NiCE).
3）野呂秀策. "画像検査 SPECT（脳血流編）". ブレインナーシング. 2012, 28（11）, p.1070-1071.
4）江藤文夫ほか編. 神経内科学テキスト. 改訂第3版, 南江堂, 2011, p.118-143.
5）福井次矢ほか監訳. ハリソン内科学. 第5版, メディカル・サイエンス・インターナショナル, 2017.
6）水野美邦ほか. 神経内科ハンドブック：鑑別診断と治療. 第5版, 医学書院, 2016.
7）医療情報科学研究所編集. 脳・神経. 第1版, メディックメディア, 2015, (病気がみえる vol.7).
8）UpToDate®. Lumbar puncture：Technique, indications, contraindications, and complications in adults.
9）Straus S.E. et al. How Do I Perform a Lumbar Puncture and Analyze the Results to Diagnose Bacterial Meningitis? JAMA. 2006, 296（16）, p.2012-2022.

4 | 脳・神経疾患の主な治療と看護

1 脳・神経疾患の主な治療・処置

　脳・神経疾患とは，中枢神経から末梢神経に至るまでの一連の神経系に生じる疾患の総称であり，脳血管障害，脳腫瘍，頭部外傷，変性疾患など多岐にわたる．本章では，主に中枢神経に生じる疾患に対する治療・処置について述べる．

　開頭術は，脳神経外科医が行う中で最も重要な手技の一つである．脳は頭蓋骨内に収められた臓器であるため，目的に合った体位をとり，十分な開頭を行うことで，目標とする病変にアプローチすることができる．術前に開頭範囲を決めるのは医師の役割であるが，手術室で体位をとり，スムーズに手術を進行させるためには，看護師を中心としたコメディカルスタッフの協力が必要不可欠である．

　穿頭術は，脳神経外科医として基本的な手技の一つである．一円玉ほどの大きさのバーホールと呼ばれる穴を頭蓋骨に穿ち，ここから頭蓋内出血や脳脊髄液などを体外へ排出させる（**ドレナージ**）．一般的には，慢性硬膜下血腫，水頭症，脳室内出血，脳膿瘍などの頭蓋内圧が亢進しているような疾患に対する減圧を目的として行われる．特に，慢性硬膜下血腫に対する穿頭術は頻度が高く，症状も劇的に改善することが多いため，医療者，患者ともに満足度の高い治療である．

　脳血管内治療は大きく三つに分類される．すわなち，①虚血性疾患に対する血管形成術や血栓回収術，溶解療法，②脳動脈瘤や脳動静脈奇形などの出血性疾患に対する塞栓術，③脳腫瘍に対する栄養血管塞栓術である．近年，血管内治療のデバイスの進歩は目覚ましく，いずれも脳・神経疾患に対する重要な治療法となっている．

　放射線療法は，脳腫瘍に対して行われる治療である．通常，脳腫瘍の治療として，開頭脳腫瘍摘出術または放射線療法のどちらを選択するかは，脳腫瘍の種類，発生部位，サイズ，患者の全身状態など，さまざまな要素を考慮して決める．照射方法も多様で，腫瘍のみに照射する方法や，全脳照射，脳脊髄照射など，目的に応じて照射方法が異なる．

　薬物療法は，脳・神経疾患全般で行われている．例えば，高血圧に対する降圧薬のように比較的身近な薬から，脳梗塞予防に対する抗血小板薬や抗凝固薬，脳腫瘍に対する抗腫瘍薬，てんかんに対する抗てんかん薬，頭部外傷後に意識を活性化するために投与されるプロチレリンなど，薬物療法が脳・神経疾患の治療の中心的役割を果たしている．

脳卒中の治療の柱は，外科的治療（直達手術），血管内治療，薬物療法，そしてリハビリテーションの四つである．脳卒中後は，麻痺や嚥下障害，言語障害などの後遺症が残り，患者のADLが著しく低下する．廃用症候群（生活不活発病）を予防し，ADLを向上させるためには発症後早期からの積極的なリハビリテーションが有効である可能性が示されている．また，脳卒中に対する治療を行う場として，**SCU**（Stroke Care Unit）が重要である．SCUとは，脳卒中急性期の病態が不安定な時期に高度な集中治療を行う病棟のことで，SCUで集学的治療を行うことで死亡率および再発率の低下，在院期間の短縮，ADL，QOLの改善が期待できるとされている．その一方で，SCUで勤務するスタッフには脳卒中に対する深い知識と経験が要求され，ICU（Intensive Care Unit）やCCU（Coronary Care Unit）と同様，専門性が非常に高い病棟である．

2 開頭術

① 開頭術とは

　開頭術では，主にハイスピードドリルを使用する．筆者の施設ではANSPACH®（ジョンソン・エンド・ジョンソン社）を使用している（図4-1a）．まず，**バーホール**（burr hole）を穿つ（図4-1b）．そこから粘膜剥離子で骨と硬膜の癒着を剥がし，先端を変更して（図4-1c①）各々のバーホールを繋ぐように骨を切断し，開頭を行う．先端を変更し（図4-1c②），開頭術野の骨縁に小さな穴を開け，その穴を通して硬膜に糸をかけて，硬膜の吊り上げを行う．

　開頭術にはさまざまなバリエーションがあり，テント上病変，テント下病変，頭蓋底病変など，病変の部位によって使い分けられる．ここでは，日常の臨床で特に頻度が高いテント上病変やテント下病変に対する開頭方法について述べる．

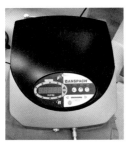
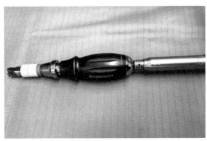
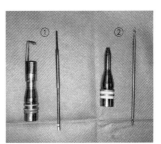

a. ANSPACH®本体．ハイスピードドリルの回転数を変更できる．

b. バーホールを穿つ際に用いる先端．

c. ①で各々のバーホールの間を切断する．硬膜を傷つけないように先端がカバーになっている．②で骨に穴を開ける．

図 4-1 ■開頭術で使用する器具

1 テント上病変に対する開頭術

テント上で開頭術を行うのは，急性硬膜下血腫・急性硬膜外血腫などの外傷に対する**血腫除去術**，被殻出血・皮質下出血などの脳内出血に対する血腫除去術，中大脳動脈瘤破裂・内頸動脈－後交通動脈分岐部動脈瘤破裂・前交通動脈瘤破裂などによるくも膜下出血や未破裂動脈瘤に対する**クリッピング術**，髄膜腫・神経膠腫などの脳腫瘍に対する**腫瘍摘出術**，脳動静脈奇形に対する**摘出術**，広範囲の脳梗塞に対する**減圧開頭術**，浅側頭動脈－中大脳動脈吻合術（**STA-MCA 吻合術**）などが挙げられる．以下に，その代表的な開頭方法について述べる．

▶ 前頭開頭術（図4-2a）

前交通動脈瘤，前大脳動脈遠位部動脈瘤，頭蓋咽頭腫，前頭蓋窩髄膜腫，前頭葉にある脳腫瘍や脳動静脈奇形，前頭蓋底骨折による髄液漏などの疾患が適応となる．

▶ 前頭側頭開頭術（図4-2b）

ウィリス動脈輪前方部の動脈瘤，蝶形骨縁髄膜腫，前頭葉・側頭葉にある脳腫瘍や脳動静脈奇形などの疾患が適応となる．浅側頭動脈－中大脳動脈吻合術（STA-MCA 吻合術）もこの開頭で行われることが多いが，その際は皮膚切開で浅側頭動脈を温存するようにしなければならない．また，脳底動脈瘤もほとんどはコイル塞栓術が行われるが，この開頭で行われることもある．急性硬膜下血腫や急性硬膜外血腫，広範囲な脳梗塞に対する手術も多くはこの開頭で行われるが，その場合は大きく開頭を行う．

▶ 側頭開頭術（図4-2c）

主に，側頭葉にある脳腫瘍や，脳動静脈奇形などの疾患が適応となる．筆者に経験はないが，浅側頭動脈－上小脳動脈吻合術（STA-SCA 吻合術）もこの開頭方法が行われる．

▶ 頭頂開頭術（図4-2d）

主に，頭頂葉やその周囲にある脳実質内の腫瘍や，脳動静脈奇形などの疾患が適応となる．また，傍矢状洞髄膜腫や大脳鎌髄膜腫なども適応となることがある．病変の部位や大きさによっては上矢状静脈洞を露出し，両側にまたがって開頭を行う場合もある．

▶ 後頭開頭術（図4-2e）

主に，後頭葉にある脳実質内の腫瘍や，脳動静脈奇形などの疾患が適応となる．また，後大脳半球間裂を剝離し小脳テントを切開（Occipital transtentorial approach：OTA）し，胚細胞腫・松果体実質細胞由来腫瘍などの松果体部腫瘍の病変を摘出する際にも行われる．また，第三脳室後半部の病変に対してもこの開頭方法が行われる．

2 テント下病変に対する開頭術

テント下で開頭術を行うのは，小脳出血に対する血腫除去術，髄膜腫・髄芽

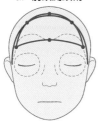

a. 前頭開頭術

髪の生え際よりも内側で，両耳と頭頂を結ぶ線上を皮膚切開する．
開頭範囲は症例によって小さくすることもある．

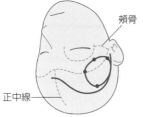

b. 前頭側頭開頭術

頬骨

正中線

髪の生え際よりも内側で，弧状に皮膚切開を行う．
減圧を目的とする場合は，クエスチョンマーク型に皮膚切開し，さらに大きな開頭を行う．

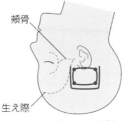

c. 側頭開頭術

頬骨

生え際

髪の生え際よりも内側で，コの字状に皮膚切開する．

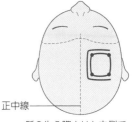

d. 頭頂開頭術

正中線

髪の生え際よりも内側で，耳側を基部とするコの字状に皮膚切開する．
開頭範囲は病変の大きさや位置によっては正中を越えることもある．

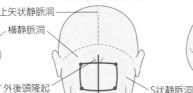

e. 後頭開頭術

上矢状静脈洞

横静脈洞

外後頭隆起

後頭動脈の血流を温存するように，コの字状に皮膚切開する．
施設によっては，OTAの際は上矢状静脈洞をまたぐように開頭を行う．

f. 正中後頭下開頭術

外後頭隆起

C1

S状静脈洞

外後頭隆起のやや上方からC3棘突起まで皮膚切開を行う．

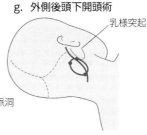

g. 外側後頭下開頭術

乳様突起

髪の生え際よりも内側で，緩いS状に皮膚切開を行う．
三叉神経痛の場合，横静脈洞とS状静脈洞のコーナーまで開頭する．
顔面けいれんの場合，S状静脈洞の縁まで開頭する．

―― 皮膚切開線
―― 開頭範囲

図4-2 ■開頭術の術式

腫・聴神経鞘腫などの脳腫瘍に対する腫瘍摘出術，椎骨動脈－後下小脳動脈分岐部動脈瘤破裂などによるくも膜下出血や未破裂動脈瘤に対するクリッピング術，小脳の脳動静脈奇形に対する摘出術，三叉神経痛や顔面けいれんなどに対する微小血管減圧術，小脳梗塞に対する減圧開頭術などが挙げられる．以下に，その代表的な開頭方法について述べる．

▶ **正中後頭下開頭術**（図4-2f）

後頭蓋窩の正中付近に位置する出血や腫瘍，血管奇形などの疾患が適応となる．また，小脳梗塞で広範囲に小脳が腫脹した際の外減圧術として行われる．

▶ **外側後頭下開頭術**（図4-2g）

後頭蓋窩の外側に位置する動脈瘤，腫瘍，血管奇形などの疾患が適応となる．また，三叉神経痛や顔面けいれんなどに対する微小血管減圧術でもこの開頭方法が行われる．

② 開頭術の看護

1 術前の看護

　開頭術は，穿頭により頭蓋内に骨窓を作成して開頭し，腫瘍や血腫などを摘出する手術方法である．病変の大きさや部位により，開頭術の術式は異なる．

　開頭術は，患者の健康状態が急激に変化する手術の一つであり，脳神経機能に影響を及ぼすため，その再確立が必要となる．

▊ 異常の早期発見

　頭蓋内腫瘍の増大や腫瘍からの出血，頭蓋内血腫の拡大などにより，頭蓋内圧が亢進する可能性がある．また，病変の位置により出現する神経症状が異なるため，正確な観察とアセスメントを行う．観察項目については次の通り．

- **意識レベル**
- **バイタルサイン**：血圧上昇，徐脈，呼吸状態を確認する．
- **瞳孔所見**：対光反射の有無，瞳孔不同の有無を確認する．
- **画像所見**：頭部CTやMRI，血管造影などから，病変の部位や大きさ，腫瘍からの出血や脳浮腫の有無を確認し，頭蓋内圧亢進の状態やけいれん発作の可能性を把握する．
- **神経症状**：運動麻痺，感覚障害，言語障害，認知機能障害，12の脳神経障害の有無や程度を確認する．

▊ 頭蓋内圧亢進の予防

　頭蓋内圧亢進を助長させる因子（表4-1）を可能な限り除去する．排便時の努責を避けるため，必要なときは，緩下剤を投与し便秘を防ぐ．また，脳の静脈還流を阻害する頸部の過度な屈曲や，長時間の圧迫を避ける．

表 4-1 ▊頭蓋内圧を亢進させる因子

- ・排便時の努責
- ・咳嗽時の胸腔内圧上昇
- ・静脈還流の阻害（頸部の屈曲や長時間の圧迫）
- ・動脈血酸素分圧の低下，二酸化炭素分圧の上昇
- ・ストレス，不眠

▊ 不安の軽減

　患者や家族にとって，開頭術を受けることは，生命の危機や後遺症，社会復帰などに対する不安が生じるため，その緩和を図る．

▶ 医師の説明の補足

　医師からの術式や術後合併症などについての説明の後，患者や家族の理解度を確認し，必要に応じて補足する．必要な際は再度の説明を医師に依頼する．

▶ オリエンテーション

　患者が安心して手術に臨めるように，手術までの準備や術後の経過に見通しがもてる説明を行う．また，術後はベッド上安静となるため，ベッド上での排泄や体位変換などの練習を行う．

▶ 身体の清潔保持

　剃髪は，医師に実施の有無，部位，範囲を確認して行う．実施する際は，皮膚を損傷して感染のリスクを高めないよう，十分に注意する．創部感染などの術後合併症を予防するため，身体を清潔にする．創部感染の多くは頭皮の細菌

が原因となるため，シャンプーは患者任せにはせず，適宜確認して必要であれば介助する．

2 術後の看護

開頭術後は，**後出血**や**脳浮腫**による**頭蓋内圧亢進**が予測される．頭蓋内圧亢進によって**脳ヘルニア**や**脳神経麻痺**が生じると，さまざまな障害が引き起こされるため，予防，早期発見・対処が大切である．テント下病変では，周囲に脳幹や脳神経など重要な組織があるため，後出血や脳浮腫による頭蓋内圧亢進を起こすと，**呼吸停止**，**意識障害**，**脳神経麻痺**など重大な問題が生じることが多く，特に注意する．

▌頭蓋内圧亢進症状への看護

不完全止血による後出血，血液脳関門の破綻に伴う脳浮腫，創部やドレーンからの感染などにより，頭蓋内圧が亢進する可能性がある．後出血は術後24時間，特に術後6時間以内に起こりやすく，脳浮腫のピークは術後数日である．

▶ 頭蓋内圧亢進を予防し，異常の早期発見・対処を行う

後出血を予防するために，医師の指示のもと血圧を適正範囲に保つ．血圧が上限を超える場合，医師の指示を確認し降圧薬を使用する．血圧上昇は疼痛や精神的ストレスが要因となるため，疼痛緩和や精神的安定を図る．観察項目は術前を参照．後出血や脳浮腫による頭蓋内圧亢進は急激に進行する場合があり，異常を早期に発見するための観察頻度は重要である．患者が睡眠中でも起こして観察する必要があるため，その必要性を十分に患者に説明し，協力を得る．

▶ 頭蓋内圧亢進を助長させる因子を取り除く

脳に十分な酸素が供給されるよう，酸素吸入を行う．血液中の二酸化炭素濃度が上昇すると，脳血管が拡張し，頭蓋内圧の上昇を助長するため，血液中の二酸化炭素分圧が40mmHg以下を保つようにする．脳の静脈還流を促進するため，頭部を15～30°に挙上し，頸部の圧迫や屈曲を避ける．

▌けいれん発作への看護

術後の**けいれん**は，手術操作による局所の脳実質への刺激によって誘発される．予防的に抗けいれん薬を確実に投与し，抗けいれん薬の血中濃度を適切に保つ．けいれん発作の出現に備え，ベッド柵を設置し，ベッドの周囲に危険なものを置かないようにするなど，環境の整備を行う．

けいれん発作の出現時は，けいれんの型，持続時間，意識レベル，呼吸状態を観察する．呼吸抑制が認められる場合，エアウェイなどで気道確保し酸素投与する．嘔吐する場合もあり，吸引を行ったり顔を横に向けたりして誤嚥や窒息を予防する．激しい発作は，ベッドからの転落や外傷の危険があるため，患者のそばを離れず安全を確保し，周囲に応援を要請する．発作終了後も意識レベルや瞳孔所見，バイタルサイン，全身の外傷の有無を観察する．発作中に患者の意識がある場合，不安や恐怖を緩和することも大切である．

一次縫合された手術創は術後48時間程度で創面が閉鎖し，創部感染のリスクは低下するため，手術の翌日に消毒した後は，抜糸までフィルムドレッシング材で保護する．消毒薬は細胞毒性があり創傷治癒を遅延させるため，感染徴候がない創部の消毒は行わず，生理食塩水による洗浄が推奨される．医師の指示のもと，できるだけ早期から洗髪を開始し，創部皮膚を清潔に保持する．感染徴候を早期発見するため，創部の発赤，腫脹，疼痛，滲出液の有無を観察し，異常がみられるときは医師に報告し，適切に対処する．

3 穿頭術，ドレナージ術

1 穿頭術，ドレナージ術とは

穿頭術は，慢性硬膜下血腫や急性水頭症などに行われることが多い．急性硬膜外血腫は急速に脳ヘルニアが進行することがあるので，何らかの事情で手術室に緊急で搬送できない場合に，時間稼ぎの目的で救急外来や処置室で穿頭術を行うこともある．

穿頭術は通常，局所麻酔下に手回しドリルを用いて行う．新生児や乳児の場合は，全身麻酔下に電動のダイヤモンドドリルを用いて行う．手回しドリルには先端が3種類ある（図4-3a）．この先端を本体と接続し，使用する（図4-3b, c）．まず，開創器（図4-3d②）で術野を展開し，先端①で頭蓋骨の外板，板間層，内板まで削る．先端が内板を貫通し硬膜をわずかに確認できたら，手回しドリルの先端を②に変更し，残りの内板を削る．辺縁に薄い内板が残存することがあり，その場合は鋭匙（えいひ）（図4-3d①）で削り取る．先端③は筆者はあまり用いないが，この先端で削り穿頭部位を広げることで頭蓋内の骨に沿ってドレーンを挿入することができる．

慢性硬膜下血腫に対する穿頭部位については，血腫の厚い部分に開けるほう

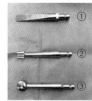

a. 手回しドリルの先端.上から先端①,②,③とする.

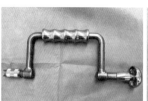

b. 手回しドリル本体.

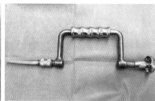

c. 手回しドリル.写真は先端①をつなげた状態.

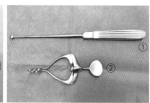

d. ①は鋭匙，②はヤンゼン型開創器.

図4-3 ▌穿頭術で使用する器具

が安全である．術前の頭部 CT を参考にし，穿頭部位を決定する．

脳室ドレナージ術は側脳室の前角穿刺と後角穿刺があり，穿刺部位がだいたい決まっている．前角穿刺の場合は，冠状縫合と矢状縫合の交点（ブレグマ）から，外側 3cm で前方 1cm の部位に穿頭を行い，そこから同側内眼角および同側外耳孔の方向に合わせて脳室ドレーンを挿入する．後角穿刺の場合は外後頭隆起点（イニオン）より上方 6cm で外側 3cm の部位に穿頭を行い，そこから前額部中央の方向に脳室ドレーンを挿入する．前角穿刺も後角穿刺も，通常は非優位半球である右側に行われることが多い．

② 穿頭術，ドレナージ術の看護

1 穿頭術，ドレナージ術における看護

穿頭術やドレナージ術は，頭皮に 2 〜 3cm の皮膚切開を行い，穿頭器という手術道具を用い，頭蓋骨に穴を開けて行う．慢性硬膜下血腫や水頭症など頭蓋内にたまった液体を抜く目的や，脳腫瘍など一部の組織を生検する目的で行う**神経内視鏡手術**や**定位脳神経手術**で用いることが多い．観察項目については以下の通り．

- ●**意識レベル**
- ●**瞳孔**
- ●**バイタルサイン**：血圧上昇，除脈，呼吸状態を確認する．
- ●**頭蓋内圧亢進症状**：頭痛，嘔気・嘔吐の有無を確認する．
- ●**ドレナージの排液状況**
- ●**水分出納バランス**

2 ドレナージの観察

▌排液の量・性状

正常な髄液は無色透明であるが，感染徴候や古い血腫がある場合は黄色（**キサントクロミー**）となり，赤色（**ピンキー**）の血性変化は動脈瘤や新たな出血を疑う．拍動・流出を確認し，挿入部からの髄液漏れがないか確認する．

▌ドレナージチューブの位置・状態

チューブの屈曲や閉塞，圧迫，伸張がないか，挿入部から排液バッグまで確認する．ドレナージシステムのクレンメや三方活栓が開放されているか確認する．

チューブは十分な余裕をもたせ，患者の手が届かないようにする．患者の体動が激しく不穏の場合はドレーンの自己抜去を予防するため，家族の同意を得て行動制限を行うことも検討する．

▌圧の設定

髄液圧が設定圧より高くなると髄液がドレーンを通じて流出するため，医師から指示された圧の設定を正しく行う．設定圧が低くなるとオーバードレナージとなり，**低髄圧症**や**頭蓋内血腫**の原因となるため，圧の設定は確実に行う．

ベッドアップや検査への移動時など，頭部の位置を変えるときは，ドレナージルートを閉鎖する．再開するときは，ドレーンを開放して設定圧，拍動の有無，チューブが閉塞していないかを確認する．

> **ドレナージの設定方法**
>
> 　脳室内のチューブの先端の位置を想定し，外耳孔の高さを0点（基準点）とする．ドレナージシステムの回路用ラックやスケールの0cmH2Oと外耳孔が水平になるように，専用のレーザーポインターや水準器を用いて設定する．

▌ **髄液漏れ**

髄液漏れは，ドレーン挿入部や回路内の接続部にみられることが多く，特に感染しやすいため，創部の清潔保持に努める．創部の消毒が必要であれば，医師に報告する．髄膜炎徴候として，発熱，頭痛，嘔気・嘔吐，意識障害，ケルニッヒ徴候，項部硬直などの症状の出現に注意する．

③ 長期臥床の弊害

ADLの低下を防ぎ，行動制限による関節の拘縮が起こらないように，できるだけ早期にリハビリテーションを開始する．また，筋力低下，深部静脈血栓症，肺炎などの予防を行う．

④ 家族に対する看護

ドレナージを行っていると，家族は不安に感じるため，安心できるように十分な説明を行う．患者とその家族に対して，現状とその後に関する情報をわかりやすく伝える．

4　血管内治療

① 血管内治療とは

脳血管内治療とは，頭蓋内または頸部の病気に対して，開頭などの外科的な手術手技ではなく血管内からアプローチする方法である．最近の血管内治療の発展は目覚ましく，頭頸部のさまざまな疾患に対して低侵襲に治療が行えるようになった．具体的には，まず局所麻酔下（または全身麻酔下）に大腿動脈や上腕動脈などの四肢の血管からガイディングカテーテルを経皮的に挿入し，頸部の血管に留置する．その中をマイクロカテーテルやバルーンカテーテルなどの治療用デバイスを通し，標的血管または病変まで誘導し治療を行う．

治療手技は大別すると脳動脈瘤や脳動脈奇形などに対する塞栓術と，頸動脈狭窄に対するステント術や急性期頭蓋内主幹動脈閉塞に対する血栓回収術などの血管形成術に分けられる(表4-2)．

■ 脳動脈瘤コイル塞栓術

　脳動脈瘤コイル塞栓術では，脳動脈瘤内に誘導したマイクロカテーテルからプラチナ製のコイルを充填して破裂予防する（図4-4）．未破裂瘤，破裂瘤（くも膜下出血）のどちらにも行われるが，未破裂瘤の場合は，血栓性合併症予防のために数日前から抗血小板薬を内服することもある．外科的治療（開頭クリッピング術）と比べると，脳実質や神経に触れることなく低侵襲的に治療可能であるが，**コイルコンパクション**（詰めたコイルが変形したり小さくなったりする現象）などで後日再治療が必要となることもある．

■ 頸動脈ステント術（carotid artery stenting：CAS）

　頸動脈ステント術では，脳梗塞の原因の一つである頸動脈狭窄症に対して，バルーンで狭窄部位を拡張し金属製のステントを留置して拡張を維持する（図4-5）．これまでは頸動脈内膜剝離術（carotid endarterectomy：CEA）が標準的治療であったが，2008年より症候性50％以上または無症候性80％以上

表 4-2 ■脳血管内治療

塞栓術	・脳動脈瘤コイル塞栓術 ・脳腫瘍栄養動脈塞栓術 ・脳動静脈奇形／硬膜動静脈瘻塞栓術 　（経動脈的塞栓術または経静脈的塞栓術）
血管形成術	・頸動脈ステント術（CAS） ・血栓回収療法 ・頭蓋内血管拡張術／ステント術

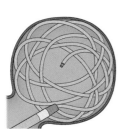 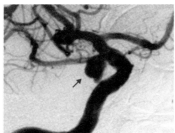 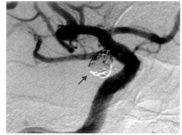

瘤内コイル塞栓術　　　右内頸動脈瘤　　　　　　塞栓術後

図 4-4 ■脳動脈瘤コイル塞栓術

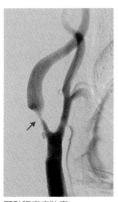 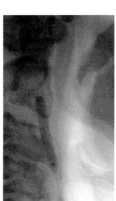 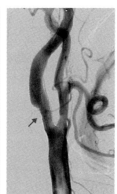

頸動脈高度狭窄　　　　頸動脈ステント留置術　　ステント留置術後

図 4-5 ■頸動脈ステント術（CAS）

の狭窄でCEAの高危険群に対して保険適用となった.

血栓回収療法

血栓回収療法とは，脳塞栓症超急性期に，閉塞した脳主幹動脈から機械的に血栓を体外に除去し再開通させる方法で，血栓溶解療法の無効例または適応外症例に行われている．ステントを血栓内部で展開してステントごと血栓を回収する方法（**ステント型血栓回収デバイス**）と，血栓を近位側から吸引する方法（**吸引型血栓回収デバイス**）がある（図4-6）.

その他

脳腫瘍，脳動静脈奇形，硬膜動静脈瘻などに対して根治治療のほか，外科的治療や放射線治療の補助的治療としても行われる.

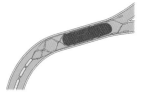
ステント型血栓回収デバイス　　吸引型血栓回収デバイス

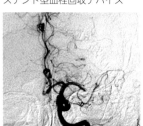
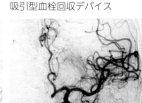

左中大脳動脈閉塞　　　　　　　血栓回収術後，再開通所見

図4-6 ■血栓回収療法

② 血管内治療の看護

1 術前の看護

脳血管内治療は，セルジンガー法によって主に大腿動脈からカテーテルを挿入し，大動脈を上行性に頸動脈まで誘導し，マイクロカテーテルを用いて脳血管の治療を行う．対象となる主な疾患は，脳動脈瘤や脳梗塞などの脳血管疾患や脳腫瘍である.

異常の早期発見

脳動脈瘤の破裂や脳梗塞の拡大の可能性があるため，血圧の管理を厳重に行う．急激な収縮期血圧の上昇や拡張期血圧の低下，徐脈，呼吸状態の悪化などは，病変の変化の兆候であり，迅速に医師へ報告し対処する．観察項目については次の通り.

●**意識レベル**

●**バイタルサイン**：血圧，徐脈，呼吸状態を確認する.

●**瞳孔所見**：対光反射の有無，瞳孔不同の有無を確認する.

●**頭蓋内圧亢進症状**：頭痛，嘔気・嘔吐の有無を確認する.

治療の準備

▶ 足背動脈のマーキング

大腿動脈を穿刺する場合，術後の穿刺側下肢の血流状態を把握するため，足背動脈の触知を観察する．術前に皮膚ペンなどで，左右下肢の足背動脈をマーキングしておく．足背動脈が触れない場合，内踝動脈でもよい.

▶ 穿刺部の剃毛（除毛）

剃毛の方法やタイミングはさまざまであるため，医師の指示に従う．実施する場合，皮膚損傷が感染のリスクを高めるため，十分注意して行う．

▌不安の軽減

開頭術の術前に準じる．

血管内治療は，局所麻酔下で行われる場合もあり，会話ができることや疼痛はほとんどないことを説明する．また，手術室の特殊な環境などに緊張する患者もいるため，必要に応じて事前の見学や説明を行う．

表 4-3 ■脳血管内治療の主な術後合併症とその要因

脳血栓症 脳塞栓症	カテーテル操作による血管壁の障害や，塞栓術に使用した材料に付着した血栓が遊離して生じる．コイルを充填した部位で血液が停滞して血栓が形成され遊離し，さらに末梢の動脈を詰まらせる．
過灌流症候群	閉塞していた脳血管内の血流が急激に改善し，過灌流になり，脳浮腫を起こす．
頭蓋内出血	血栓溶解療法（ウロキナーゼや rt-PA）の場合，溶解薬の影響で出血しやすくなる．

2 術後の看護

カテーテル操作や脳血管の血流変化による合併症(表4-3)，大腿動脈の穿刺に関連した合併症に注意する．

▌術後合併症の予防，早期発見と対処

▶ 血圧の管理

医師の指示のもと血圧を適正範囲に保ち，必要時は降圧薬を使用する．特に，頸動脈ステント留置術や脳梗塞急性期再開通療法後は頭蓋内出血のリスクが高いため，厳重な管理を行う．

▶ 穿刺部および穿刺側下肢の観察

穿刺部の出血や血腫を予防するため，医師の指示があるまで穿刺部を屈曲しないようにする．出血した場合はただちに圧迫止血し，医師に報告する．足背動脈を触知し，拍動の減弱や左右差を観察し，異常時は医師に報告する．

▌安静に伴う苦痛の緩和

安静に伴う腰痛時の対処では，除圧マットレスの使用や，穿刺部の安静を保持するために体位変換やマッサージを行う．非穿刺側の下肢は動かしてよいことを説明する．

5 放射線治療

① 放射線治療とは

放射線治療は，脳腫瘍の治療法の一つで主に悪性腫瘍に用いられるが，病変の位置や大きさなどにより良性腫瘍に対して行うこともある．

脳腫瘍に対しては，体の外から放射線を当てる**外部照射**が行われる．脳腫瘍に対して一般的に行われる外部照射方法として，高エネルギーのX線を発生させるリニアック（直線加速器）という装置を用いる方法がある．この方法では，

月曜日から金曜日までの週5日間，数週間から数カ月かけて病変に照射を行う（**分割照射**）．

最近では，IMRT（**強度変調放射線治療**）という，専用のコンピューターで正常組織への放射線量を低く抑えるように計算し，多方向から腫瘍の形状に一致した集中的な照射が可能な装置も使用されている．また，SRT（**定位放射線治療**）という，病巣に対しピンポイントで数回集中的に照射する方法や，1回のみ照射するSRS（**定位放射線手術**）などがあり，これらでは周囲の正常組織にあたる線量を極力抑えることが可能である．このSRTやSRSを行う装置として，ガンマナイフやサイバーナイフがある．

最近では**粒子線治療**として，小児脳腫瘍に対して**陽子線治療**が保険収載されたり，中性子を用いた悪性脳腫瘍に対するホウ素中性子補足療法の有効性が報告されるなど，新たな放射線治療の開発が進んでいる．

放射線治療の副作用は**早期障害**，**晩期障害**に分けられる．早期障害は照射直後からみられる症状で，**頭蓋内圧亢進症状**（脳浮腫により頭痛，嘔吐などが出現する），**放射線宿酔**（治療数週間後から全身倦怠感や食欲不振，嘔吐，下痢などが出現する），**脱毛**（治療開始後2～4週間くらいから照射範囲から生じてくる．3～6カ月後には再び生えてくるが，線量により生えないこともある），**皮膚障害**（照射部位の発赤や瘙痒感などが生じる）などがある．

晩期障害は照射後数カ月から数年経ってから出現する障害で，**視力障害**，**難聴**，**高次脳機能障害**，**末梢神経麻痺**，**放射線壊死**，**下垂体機能低下**，**甲状腺機能低下**，**放射線誘発腫瘍**などが出現する．

② 放射線治療の看護

1 放射線治療を受ける患者の特徴

放射線治療は，主に開頭術のみでは切除困難である脳腫瘍などに対して用いられる補助療法の一つであり，腫瘍に放射線を照射して腫瘍細胞を破壊する目的で行われる．通常，1日1回で週5日，1回につき1.8～2Gy，総線量50～60Gy程度の照射を6週間程度かけて行うことが多い．治療自体は，1日の照射時間は2～3分程度で，その間痛みや熱さを感じることはない[1,2]．患者によって治療計画が異なるため，患者や家族が治療の内容や副作用について十分理解した上で，治療に臨むことができるように援助する．

2 放射線治療による副作用に対する看護ケア [3,4]

■ 早期障害

▶ 放射線宿酔

放射線宿酔とは，放射線照射の直後から数時間後に現れる一過性の全身反応で，頭痛，悪心・嘔吐，めまい，全身倦怠感などの症状がみられる．照射容積が大きいほど発現率は高く，照射期間中は体力の消耗を防ぐようにする．また，治療開始前から栄養状態の評価を行い，食事の摂取状況を確認する．通常2～

3日で症状は軽快することが多いため，無理をして食べることがないように1回あたりの量を減らして食事の回数を増やしたり，口当たりのよい物を摂るようにしたりすることを勧める．さらに，脱水に注意する．

▶ 頭蓋内圧亢進，神経脱落症状

放射線治療の開始後2〜3日目ごろから，一過性に**脳浮腫**の増強がみられることがある．脳浮腫により静脈還流の阻害や周辺組織への圧迫が起こると，頭蓋内圧が亢進する．**頭蓋内圧亢進**は，腫瘍自体や手術後の血流低下，循環不全でも起こり得る．頭痛，悪心・嘔吐，ふらつき，意識障害や，運動麻痺などの**神経脱落症状**が出現する．これらは，原疾患による症状と合わせた観察が必要であり，医師に報告する．副腎皮質ステロイドや浸透圧利尿薬が処方されることがある．また，気分転換できるように環境を整えたり，排便時は努責を避けるように指導したりする．

▶ 皮膚炎，脱毛

放射線は必ず皮膚を通過して病巣に達するため，照射野に一致した**皮膚炎**（発赤，熱感，瘙痒感）や**脱毛**が，放射線治療の開始後1〜3週間後ごろから患者の大半に出現する．

頭皮は放射線照射によって，急激な日焼けの後のようにもろく弱くなる．接触や摩擦によって疼痛が生じることや，感染のリスクもあるため，照射部位の十分な観察が必要である．冷罨法（れいあんぽう）により熱感が軽減されるが，頭皮が刺激されないようにタオルなどで調整する．また，洗髪の際は低刺激性のシャンプーを使用し，爪を立てず指の腹で洗うよう指導する．かゆくてもかかないようにし，症状が増強する場合にはガーゼなどで保護する．なお，医師により保湿ローションや軟膏が処方される場合があるが，放射線照射の際に乱反射を起こし治療の妨げになることがあるため，治療前には除去する必要がある．

脱毛に対しては，毛髪の再生まで通常3〜6カ月を要するため，外見の変化に対する精神的ケアが必要である．木綿などの柔らかい素材でできた帽子やバンダナ，ナイトキャップを使用するなど，気持ちが落ち込まないような工夫を行う．また，髪の毛をあらかじめ短くしておくと，脱毛が起きた際に処理しやすくなるため，治療前から説明しておく．なお，放射線量が多い場合，永久脱毛となることもある．

■ 晩期障害

▶ 晩期有害事象 [2]

放射線治療を終了して半年から数年経った後から出てくる障害を，**晩期有害事象**という．晩期有害事象で最も問題になるのは**放射線脳壊死**で，脳の微小な血管が閉塞して壊死を来す．部位に応じた症状が生じるが，重篤なものはまれである．そのほか，眼球への照射では**白内障**，**角膜炎**，**網膜障害**が，中耳・内耳への照射では**聴力低下**がみられることがある．視床下部から下垂体が照射野内であれば**ホルモン分泌低下**を生じることがある．

いずれも，患者が治療と副作用について正しく理解し，適切な治療を受けることができるように，患者に対する事前の十分な情報提供が必要である．

6 薬物療法

1 薬物療法とは

脳・神経科では科特有の疾患に対する**薬物療法**に加え，周術期管理を含めた病棟管理や外来診療などにおいてあらゆる領域の薬物療法の知識が必要となる．**降圧薬，昇圧薬，浸透圧利尿薬，鎮痛薬，鎮静薬，睡眠薬，抗精神病薬，抗不安薬，抗菌薬**などさまざまな薬剤を使用するが，ここでは脳・神経科領域で使用される代表的な薬剤を紹介する．

抗血栓薬

▶ 抗血小板薬：アスピリン（バイアスピリン®），クロピドグレル硫酸塩（プラビックス®），シロスタゾール（プレタール®），オザグレルナトリウム（カタクロット®）など．

▶ 抗凝固薬：ワルファリンカリウム（ワーファリン®），ダビガトランエテキシラートメタンスルホン酸塩（プラザキサ®），アルガトロバン水和物（スロンノン IH®），ヘパリンナトリウム（ヘパリン®）など．

▶ 血栓溶解薬：アルテプラーゼ（アクチバシン®，グルトパ®）など．

　抗血小板薬は，脳梗塞において血小板凝集能を抑制し，血栓形成を抑える．**抗凝固薬**は血液凝固因子に作用し，血栓形成を抑制する．**血栓溶解薬**は脳梗塞急性期において血栓を溶解する．

　副作用として出血があり，出血を生じた場合は投薬を中止する．他疾患で手術を行う場合は，術前より一定期間中止するなどの配慮が必要である．

パーキンソン病治療薬

　レボドパ（ドパストン®），カベルゴリン（カバサール®），プラミペキソール塩酸塩水和物（ビ・シフロール®），セレギリン塩酸塩（エフピー®），トリキシフェニジル塩酸塩（アーテン®）など．

　ドパミンの前駆物質や，ドパミン受容体を刺激するドパミン受容体刺激薬などが治療の主体となる．パーキンソン病は進行性の病気であり，長期間の使用により効果の低下や副作用が生じる．副作用として，消化器症状，幻覚，悪性症候群などがある．

抗てんかん薬

　カルバマゼピン（テグレトール®），バルプロ酸ナトリウム（デパケン®），レベチラセタム（イーケプラ®），ラモトリギン（ラミクタール®）など．

　てんかんの分類により部分発作ではカルバマゼピン，全般発作ではバルプロ

酸ナトリウムなどを使用する．また発作の程度により併用や用量調節を行う．
副作用として眠気，ふらつき，薬疹などがある．また突然の中止は症状悪化の
危険があるため注意する．

▌ 抗悪性腫瘍薬

　テモゾロミド（テモダール®），ベバシズマブ（アバスチン®），カルボプラチ
ン（パラプラチン®），エトポシド（ラステット®），メトトレキサート（メソト
レキセート®）など．

　テモゾロミド，ベバシズマブは悪性神経膠腫に対して，カルボプラチン，エ
トポシドは主に胚細胞腫瘍に対して，メトトレキサートは悪性リンパ腫などに
対して使用される．副作用として，**骨髄抑制**による**血球減少**がある．白血球減
少による**易感染性**，赤血球減少による**貧血**，血小板減少による**出血傾向**などが
みられる．

② 薬物療法の看護

1 加齢に伴う薬物動態と薬力学の変化

　脳・神経科領域で薬物療法を受ける患者は高齢者が多く，加齢に伴う**薬物動
態**の変化と**薬力学**の変化を理解する必要がある．

▌ 薬物動態

　体内に投与された薬物は，吸収され循環血液により体内に分布する．多くの
薬物は門脈を通過し，肝臓で代謝されることで別の化合物に変換され，最終的
に排泄される．この過程を薬物動態という．

▶ 吸収

　胃酸分泌の減少，消化管血液量や消化管運動の低下，消化管粘膜面積の減少
など，消化管機能は加齢により低下するが，薬物の多くは濃度の高いほうから
低いほうへと移行する受動拡散によって吸収されるため，鉄やビタミンなどの
能動的に吸収される薬物を除いて，加齢による薬物吸収への影響は少ない．

▶ 分布

　加齢に伴い，体脂肪量は増加するが，筋肉量は減少し，体内総水分量も減少
する．そのため，**水溶性薬物**の分布容積は減少し，血液中に薬物の有効成分が
どの程度含まれているかを表す血中濃度が上昇しやすい．また，**脂溶性薬物**は
脂肪組織に蓄積するため血中濃度は低下するが，分布容積が増加し，蓄積効果
によって**半減期**（薬物の血中濃度が半分になるのに要する時間）が延長するた
め薬剤効果が強くなりやすい．さらに，低栄養状態にある高齢者では血清アル
ブミン値が低下するため，薬物が血液中のアルブミンと結合して効果をマイル
ドにすることができず，アルブミンと結合していない遊離型の薬物の血中濃度
が上昇するため，薬剤効果が強くなりやすい．

▶ 代謝

　薬物の代謝は主に肝臓で行われるが，加齢に伴う肝血流量，肝機能の低下に

よって薬物代謝は低下する．特に肝代謝の高い薬物は血中濃度が上昇しやすくなる．

▶ 排泄

薬物は主に腎臓から尿中へ排泄されるが，薬物によっては肝臓から胆汁中へ排泄されるものもある．加齢に伴い腎臓のネフロンは減少し，腎血流量や糸球体濾過量（GFR）が低下するため，腎排泄型の薬物では半減期が延長し，血中濃度が高くなる．

薬物力学

上述のように，高齢者は薬物動態の変化による影響により，血中濃度の上昇や半減期の延長が起こりやすく，薬剤効果が強くなる傾向がある．そのため，高齢者への薬物投与は，成人に比べて少量投与から開始されることがある．また，複数の疾患をもつことによる多剤併用（**ポリファーマシー**）によって，薬物同士の相互作用によって反応性の変化が生じる可能性があるため，副作用の観察が重要となる[5]．重大な副作用がある薬物は特に，投与後のバイタルサインを注意深く観察し，危険な徴候が出現した場合は迅速に対応する．

2 薬物管理とリスクマネジメント

脳・神経科領域で薬物療法を受ける患者は，抗凝固薬，抗血小板薬，降圧薬，抗てんかん薬など，内服を忘れたり重複して服薬したりすると悪影響を及ぼすものも多く，服薬管理が重要となる．そのため，**服薬アドヒアランス**[*]を維持向上させ，適切な薬を正確に服薬できるような援助を行う．服薬のアドヒアランスを高めるためには，薬物数や量の減少，服薬方法の単純化，服薬確認の工夫などの実践が必要である．

一方で，運動機能障害に加え，高次脳機能障害，意識障害，認知症などがある患者も多く，服薬管理能力を適切にアセスメントし，自己管理能力を高められるよう支援するとともに，家族などへの支援も重要となる．

3 脳・神経科で用いられる代表的な治療薬と看護

抗血栓薬

▶ 血栓溶解薬

血栓溶解薬は，脳梗塞の血栓・塞栓を溶解する作用がある．発症後 4.5 時間以内で静脈内投与しなければならず，投与開始時間が早ければ早いほど良い転帰が期待できる．体重によって投与量が異なり，シリンジポンプを使用して正確に行う．効果が大きいが，出血の危険性も大きく，症候性頭蓋内出血の頻度は 3 〜 10 倍に増加[6]するため，禁忌や慎重な投与などの制約がある．また経鼻胃管，膀胱留置カテーテル，動脈圧モニターカテーテルなどの挿入は投与前に行わず，治療開始前から投与後 24 時間まで患者の神経症候の観察と血圧管理を厳重に行う．

▶ 抗凝固薬

抗凝固薬は血栓の形成を防止し，血液の凝固を抑制する作用があり，脳梗塞

📖* 用語解説

服薬アドヒアランス
病気に対する治療方針について医療者と十分に話し合うことで患者自身が理解し，服用方法に対して納得した上で，治療に積極的に参加すること．

の再発予防を目的に用いられる．副作用として出血傾向があるため，血圧の観察を十分に行う．経口凝固薬のうち，ワルファリンについては，ビタミンKの働きを抑制することにより血液凝固する．そのため，ビタミンKを多く含む納豆，クロレラ，青汁，モロヘイヤなどはワルファリンの作用を減弱させるため，内服中は摂取しないように説明する．また，再発予防効果を得ながら出血合併症のリスクを最小限にする必要があるため，効果指標であるINR（PT-INR，プロトロンビン時間国際標準化比）の定期的なモニタリングが必要である．

近年，作用機序にビタミンKが関与しない**直接経口抗凝固薬**（Direct Oral Anti Coagulants：**DOAC**）が用いられるようになった．食事の影響を受けず，INRのモニタリングが不要であるが，腎機能や体重による用量調節が必要で，また半減期が短いため，飲み忘れに十分注意する．

▶ 抗血小板薬

抗血小板薬は，血栓の形成を抑制する作用があり，脳梗塞の再発・拡大予防を目的に用いられる．副作用として，出血合併症に注意する．

▍パーキンソン病治療薬

パーキンソン病治療薬は，疾患そのものを治すのではなく，作用機序から**ドパミンを補う**ほか，ドパミンの働きを助ける，ドパミンの代わりに受容体を刺激するなどの作用がある．これらの薬剤は，出現している症状を改善する対症療法として使用され，数種類の薬を組み合わせて服用する．

パーキンソン病治療薬は生涯飲み続けなければならず，長期間使用すると，薬が効く時間が短くなり次に薬を服用する前に効果が切れるウェアリング・オフ現象が生じ，1日のうちで薬の効くとき（オン）と効かないとき（オフ）がみられるようになる．

さらに，体幹・四肢の不随意運動（ジスキネジア），幻覚，妄想などの副作用の発現が生じるため，状態を観察するとともに，薬剤の調整のために医師へ報告を行い，患者の苦痛や不安が少しでも緩和されるように援助する．

▍降圧薬

高血圧は脳卒中の最大の危険因子で，脳卒中発症予防（一次予防）と脳卒中再発予防（二次予防）のどちらについても降圧療法が勧められる[7]．カルシウム拮抗薬，ACE阻害薬（アンジオテンシン変換酵素阻害薬），ARB（アンジオテンシンⅡ受容体拮抗薬），利尿薬，α（アルファ）遮断薬，β（ベータ）遮断薬などがある．このうち，多くのカルシウム拮抗薬は，グレープフルーツジュースと一緒に服用すると薬の分解が遅延し，薬効が大きくなって血圧が異常に下がる危険性があるため，できるだけ水または白湯で服用するように説明する．

▍その他の薬

▶ 脳保護薬

脳保護薬は，脳梗塞での脳血管の虚血によって産生されるフリーラジカルによる脳神経細胞損傷から，脳を保護する作用がある．重篤な副作用として腎不

全があるため，腎機能障害のある患者では注意が必要である．

▶ 脳浮腫治療薬

脳浮腫治療薬は，血液の浸透圧を下げ，脳組織に貯留した水分を血液中に移行させ，脳浮腫を改善する作用がある．利尿作用による脱水や電解質異常，腎機能障害に注意する．

▶ 副腎皮質ステロイド薬

副腎皮質ステロイド薬は，脳卒中による頭蓋内圧亢進や筋疾患，神経疾患など多くの疾患で使用される．副作用として，易感染性，消化管出血・消化管潰瘍，糖代謝障害のほか，骨粗鬆症，電解質異常，多毛などがみられるため，それらを早期発見する必要がある．また，長期使用時には，不眠症，多幸症，うつ状態など精神症状（ステロイド精神病）になる可能性があるため注意する．さらに，体重増加とともに**満月様顔貌（ムーンフェイス）**がみられると，外見を気にすることによって自己判断で服用を中止してしまうことがある．急に服用を中止すると，体内のステロイドホルモンが不足し，**ステロイド離脱症候群**として倦怠感，嘔気，頭痛，血圧低下などの症状がみられることがあるため，自己判断で服用を中止しないように説明する．

7 リハビリテーション

1 リハビリテーションとは

リハビリテーションとは，障害をもった個人を援助し，可能な限りその機能を発揮させるように，そして社会の中にインテグレート（統合）させるように，医学的・社会的・教育的・職業的な各手段を組み合わせて実行する過程である．リハビリテーションは疾患によってさまざまな種類がある．骨折に対するリハビリ，呼吸器のリハビリ，循環器のリハビリなど多岐にわたるが，脳神経系に対するリハビリも存在する．

脳神経系のリハビリでは，①麻痺，②巧緻運動障害や失調，③構音障害や失語症，④嚥下機能障害，⑤高次脳機能障害などが他の疾患と異なる症状である．そのためリハビリも症状に応じて**理学療法，作業療法，言語療法，嚥下機能訓練，高次脳機能訓練**などがある．リハビリは筋力低下や**廃用症候群**を予防し，ADL（日常生活動作）の向上や社会復帰を目指すため，原則的に発症後早期から積極的に開始することが勧められる．

理学療法では，麻痺側を中心に麻痺の程度に応じて能動的・他動的な可動訓練を行う．麻痺が重度である場合や疾患の状態が不安定な場合は，ベッド上での他動的訓練で拘縮予防を行い，麻痺が軽度である場合は，早期から立位・歩行訓練も行う．立位・歩行訓練を行うことで下肢静脈血栓や褥瘡などの予防が

可能となる．作業療法は，理学療法で身体の可動範囲を広げ，その上で軽作業や食事摂取などの日常動作訓練を行うことで，社会的適応能力を回復させるものである．巧緻運動機能の改善などを中心に行う．言語療法では，感覚性・運動性失語症を来した患者に発語訓練を行う．失語症状は患者と意思疎通を図る上で大きな妨げとなるため，改善を目指すことは非常に重要である．

脳卒中などの中枢神経疾患では嚥下反射が低下しており，嚥下時の喉頭挙上や誤嚥時の咳嗽反射などが起こりにくい．その結果，経口摂取したものや唾液などが，食道ではなく気道に入ってしまう．咳嗽反射などが低下しているため気道から吐き出すことができず，容易に誤嚥性肺炎を来し得る．そこで，障害された嚥下機能を回復することを目的としたのが嚥下機能訓練である．顔面神経麻痺や構音障害が強い場合は，嚥下反射が低下している可能性がある．そのため，経口摂食を開始する前に嚥下機能評価を行い，嚥下障害が考えられる場合は嚥下機能訓練を行いながら嚥下訓練食の摂取を進めていくようにする．さらに，見当識障害，無視や失認，失行といった高次脳機能障害も来し得る．そのような患者では，見当識訓練や行動訓練などの高次脳機能訓練が行われる．

以上のように中枢神経リハビリテーションは多岐にわたる療法・訓練がある．患者の症状に応じて必要な訓練をできるだけ早期から開始することが大切である．

② リハビリテーションを受ける患者の看護

1 リハビリテーションを受ける脳・神経科の患者の特徴と意義

脳・神経科の患者では，脳卒中や脳実質病変により，運動機能障害を生じることが多く，意識状態も低下することがある．特に脳卒中は突然発症することが多く，発症直後からタイムリーに治療が行われなければ，残される障害がより重篤なものとなる．一方で，**廃用症候群（生活不活発病）**を予防し，早期のADL（日常生活動作）の向上と社会復帰を図るため，十分なリスク管理のもとに発症後できるだけ早期からの積極的なリハビリテーションを行うことが強く勧められている．そして，回復期において機能回復を可能な限り早期に達成するために，専門的かつ集中的なリハビリテーションを行い，維持期（生活期）においてもリハビリテーションを続け，機能を継続的に維持・向上させ[8]，よりよい生活ができるように支援していく．

そのために，理学療法士・作業療法士・言語聴覚士などのセラピストが行うリハビリテーションに加えて，看護師が患者を全人的にとらえ，全身管理を行った上でベッドサイドや生活場面でのリハビリテーションを行うことが重要である．

ここでは，主に脳卒中患者がリハビリテーションを受ける際の看護について述べる．

2 神経の可塑性に着目したリハビリテーションの方向性

以前は，脳卒中などで損傷した神経そのものは回復が困難であり，神経細胞の配列は変化せず新たな神経回路はつくらないため，その神経細胞が担ってい

た機能も失われ，障害が回復することはないと考えられていた．そのため，障害が生じた機能は諦めて，他の障害がない部分の強化に重点が置かれるリハビリテーションが行われる傾向にあった．

しかし，近年は**神経の可塑性**（かそ）（plasticityof nervous system）が提唱されている．神経の可塑性とは，リハビリテーションによって新しい動作を繰り返し行うことで，損傷した脳領域周辺の細胞などに新たな神経回路ができて脳細胞のシナプス結合が変わり，その動作などが記憶・学習され，運動や行動に変化が現れるメカニズムである[9]．

脳卒中後の回復には，神経の可塑性が生じやすい時期がある．脳卒中発症後2～3週以内の時期が，特に運動麻痺回復の予後を決定付け，その期間は3カ月までとされている[10]．脳卒中後の運動訓練による回復効果は，時間が経過するにつれ弱くなるが，残存する神経組織が損傷を受けた領域の機能を代償する機能的再構成が起こることで，機能障害が軽減していく[11]．

3 廃用症候群

安静臥床により筋力は低下し，起立性低血圧や関節拘縮，心肺機能の低下などが生じる．これらは活動性をさらに低下させ，全身状態にも悪影響を及ぼす．これを廃用症候群という．その予防のために，**体位変換**や**良肢位保持，他動的関節可動域**（range of motion：ROM）**訓練**，骨突出部位の除圧に加えて，早期離床を目指す．脳卒中患者の場合，麻痺側がうまく使えないために使用しない状態が続くと，麻痺側に残存していた神経回路が萎縮し，さらに随意性の低下や筋力の低下を招いてしまう学習性不使用（learned non-use）が生じるとされている[12]．そのため，発症早期から麻痺側を積極的に動かすことが重要である．

4 早期リハビリテーション

廃用症候群は，ベッド上の安静臥床とともに進行するため，ベッド上で体位変換や良肢位の保持，ROM訓練を遅滞なく開始する．ただし，リハビリテーションを行うことにより，有害事象が発生することがあり，リスク管理が重要である．ROM訓練の実施前には，肺塞栓の予防のため，深部静脈血栓の有無を確認し，重度の上肢片麻痺では，亜脱臼に注意する．

そして，離床の前段階として座位訓練を行う．ベッド上での頭位挙上から開始し，可能な限り早期に，端座位，そして離床へと進める．座位訓練・立位訓練などは意識レベルがJapan Coma Scale 1桁で，運動禁忌となる心疾患や全身合併症がないこと，さらに神経症候の増悪がないことを確認する必要がある．特に，入院後の血腫増大・水頭症の出現・コントロールが困難な血圧上昇・橋出血などがみられる脳出血，主幹動脈閉塞または狭窄，脳底動脈血栓症，出血性梗塞例などがみられる脳梗塞，くも膜下出血など，早期離床を行う上で注意すべき病態においては，病型別ではなく，重症度などを考慮し個別に離床の時期を検討することが勧められる[13]．離床時には血圧や脳血流量などのバイタルサインが変化するリスクを伴うため，離床可能な状態かどうかをアセスメント

plus α

廃用症候群
安静によって生じる廃用症候群では，身体（中枢神経系，心循環器系，呼吸器系，消化器系，内分泌系，泌尿器系，皮膚など）や精神に，あらゆる面での機能の衰えが進行し，リハビリテーションによるADL（日常生活動作）の獲得に対する著しい阻害因子となる．

コンテンツが視聴できます（p.2参照）

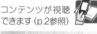
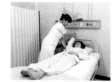

●関節可動域訓練（ROM訓練）〈動画〉

し，医師の指示を受ける必要がある．なお，リハビリテーションの中止基準も提唱されており，それに脳卒中の時期や病態，基礎疾患などを踏まえ援助する．

5 日常生活のケアにおけるリハビリテーション

日常生活における活動には，「**できる活動**」と「**している活動**」がある．「できる活動」とは，評価や訓練のときに身体の機能・能力が最大限発揮される活動のことで，「している活動」とは，実生活の中で実際に行っている活動のことである．例えば，リハビリテーション室での訓練時は，時間をかけてでも一人で上下の服を着替えることができるが，病室では看護師が全介助で更衣をしている場合は，「できる活動」は更衣は自立，「している活動」は看護師の全介助での更衣となる．

このように，「できる活動」と「している活動」に差がある理由をアセスメントし，日常場面での「している活動」を向上させ，「**する活動**」を高めることを目標に関わるべきである．「する活動」とは，将来的な生活の場で実行するであろう（と予想され，それを目指す）活動の能力である（図4-7）．

「している活動」を向上させるために，看護師の日常のケアにおいて，例えば清潔ケア（清拭時にタオルを持ってもらい，自分でできる部分は拭いてもらう），更衣（ズボンの着脱の際は，健側の膝を立てて可能な限りヒップアップしてもらう），体位変換（体位変換時にベッド柵を持ってもらう），食事（テーブルを拭くことができるならば患者にしてもらう）などの場面で，ケアを工夫することができる．ベッドサイドにおいて看護師は，患者の生活をみる機会に恵まれているため，その中で患者の能力を意識的にアセスメントし，日常ケアに活かすようにする．このようにすれば，セラピストによるリハビリテーションの時間以外においても，ベッドサイドにおける生活行為がリハビリテーションとなり，廃用症候群の予防と神経の可塑性を助ける上で有効となる．

また，特に回復期や維持期（生活期）のリハビリテーションの目標設定においては，患者本人の生活を重視したものを心がける．例えば，「屋内歩行自立，屋外杖歩行見守り」という漠然とした目標だと，単純な歩行訓練になったり，訓練室では歩行練習をするが生活場面では車椅子になったりなど，「できる ADL」と「している ADL」が乖離することが考えられる．患者本人の状況に沿って具体的な目標を立てるようにすることが大切で，もう一歩踏み込んで，歩けるようになったら何をしたいのかを知り，目的を達成するための歩行能力を獲得する支援を検討する．「1 カ月後に歩いて孫のピアノ発表会に参加する」という目標を立てれば，「会場までどれぐらいの距離を歩く必要があるのか？」「どんな路面を歩くのか？」「何を着て，何を履くの

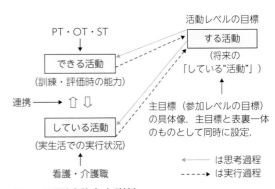

図 4-7 ■活動向上訓練

大川弥生. 車椅子偏重からの脱却. 週刊医学界新聞. 第2559号, 2003 より転載.

か？」「誰と歩くのか？」などさまざまな課題が出てきて解決していくことになる．その目標に向かって，生活のすべてにおいて工夫することにつながる．

8 脳卒中ケアユニット（SCU）

1 脳卒中ケアユニット（SCU）とは

1 脳卒中の診察

脳卒中診療は，rt-PA*静注療法や脳血管内治療の有効性が示され，一次脳卒中センターや包括的脳卒中センターの整備が行われている．脳卒中治療ガイドライン2021では，脳卒中専門病棟において専従の専門医療スタッフがモニター監視下で，濃厚な治療と早期からのリハビリテーションを計画的かつ組織的に行うことで，患者の長期的なADLとQOLの改善を図ることができる旨が記載されており，脳卒中急性期の患者は脳卒中専門病棟での入院加療が強く推奨されている．ここでは，欧米の脳卒中ユニットを参考にして日本独自に確立された**脳卒中ケアユニット**（stroke care unit：**SCU**）について記述する．

2 SCUでのケア

SCUは脳卒中急性期の集中的なケアを行う病棟であり，2006年に診療報酬が認められるようになった．脳卒中を専門とする医師が常在すること，看護やリハビリスタッフが充実していること，各種医療機器・診断画像機器などが備わっていることなどがSCU入院医療管理料を算定できる施設の基準として定められている．入院医療管理料の算定は，発症後14日が限度とされる．

SCUでは，脳卒中急性期から**脳卒中専門医**（脳神経外科医や神経内科医）を中心に，**内科医やリハビリテーション医**などの関与が必要で，**看護師，理学療法士，作業療法士，言語聴覚士，薬剤師，管理栄養士，医療ソーシャルワーカー**（MSW）などから構成されるチーム医療が核となる．近年ではこれらに加えて，口腔ケア，排尿ケア，褥瘡対策，感染対策などの各メンバーもチームに加わることがある．チームの脳卒中管理指針に従って患者の包括的評価を行い，協調的に治療を行うことで脳卒中患者の生命予後や機能予後を改善させ，かつ在院日数の短縮を図ることができる．

3 脳卒中診療の実際

筆者の所属する徳島大学病院では，脳卒中が疑われる患者の搬送依頼があれば，救急外来を通さずに直接SCUまで救急隊に患者を搬入してもらい，脳卒中専門医がファーストタッチで診療にあたることで時間との勝負である脳卒中超急性期の診療を円滑にスタートさせている（図4-8）．搬送依頼の連絡を受けた後，すぐに看護スタッフは患者のカルテ作成を事務に依頼し，初期診療のためベッドのスペースを確保して，血圧計，心電図，酸素飽和度モニターなどの

📖*用語解説

rt-PA
recombinant tissue type plasminogen activator. 遺伝子組み換え組織プラスミノゲン活性化因子.

108

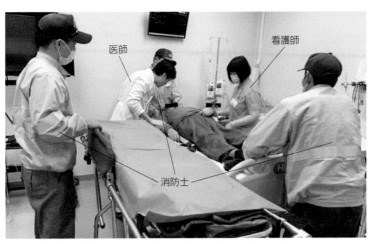

図 4-8 ■脳卒中ケアユニット（SCU）での初期診療

各種モニター機器や血液検査およびルート確保などの準備を行う．担当医は血液検査のオーダー，画像検査の確保，各種必要書類のプリントアウトを行う．患者搬入後は，複数のスタッフで初期診療や画像診断のために，搬送を行う者，患者の同行者（家族）に状況確認や病状説明を行う者，などに分かれて行動する．診断が確定すれば，病状に応じた治療や看護，リハビリテーションが開始される．

筆者の施設では，脳卒中診療に携わる多職種が集まり毎週チームカンファレンスを行い，それぞれの患者に応じたテーラーメイドの治療を提供するように心掛けている．また県内で共通の脳卒中連携パスを用いることで，

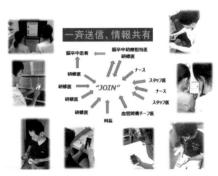

図 4-9 ■脳卒中の遠隔画像診断

医療関係者間のコミュニケーションのためのアプリ「Join」によって，スマートフォンを用いた迅速で正確な情報伝達と診断を行う．

円滑な転院調整が行われている．さらに 2012 年からスマートフォンを用いた脳卒中遠隔画像診断補助システムを導入し(図4-9)，患者の治療開始までの時間が大幅に短縮され，また経験の浅い医師が初期診療にあたる際の心的負担が軽減されている．

rt-PA 静注療法が可能な一次脳卒中センターや，脳血管内治療や高度な外科治療が 24 時間可能な包括的脳卒中センターの治療室としての中核である SCU で脳卒中診療に従事するスタッフの役割は，今後ますます高度になり重要度が増していくと考えられる．

S t u d y

脳卒中急性期診療施設についての取り組み

　参議院において，2018 年 12 月に「健康寿命の延伸等を図るための脳卒中，心臓病その他の循環器病に係る対策に関する基本法」が交付され，これに伴い国の主導のもと，脳卒中急性期診療施設それぞれの役割を明確に定める方針となった．2019 年度には①一次脳卒中センター（常に rt-PA 療法が可能な施設），②血栓回収脳卒中センター（常に血栓回収療法が可能な施設）が，2020 年度には③包括的脳卒中センター（常に脳梗塞・脳出血・くも膜下出血の予後を改善させることが可能な施設）が順次認定された．

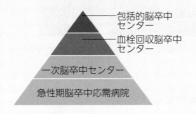

包括的脳卒中
センター
血栓回収脳卒中
センター
一次脳卒中センター
急性期脳卒中応需病院

② 脳卒中ケアユニット（SCU）での看護

1 SCU とは

　SCU とは Stroke Care Unit（脳卒中ケアユニット）の略で，脳梗塞・脳出血・くも膜下出血の患者を対象とする専門部署である．重度の脳卒中の急性期は生命維持が脅かされる状況であり，またさまざまな後遺症により日常生活を送ることが困難になることがある．SCU はそのような患者の生命維持や身体機能の回復に努めるため，夜間・休日を問わず，24 時間体制で 365 日，医療や看護を提供する．SCU で治療することにより，死亡率および再発率の低下，在院期間の短縮，自宅退院率の増加，長期的な ADL と QOL の改善を図ることができる．

2 SCU 看護師の役割

　SCU の看護師の役割は，緊急で運ばれてきた患者への対応や日常生活における援助，医師の診療や治療の補助，神経徴候の変動にいち早く気付くための観察，身体機能の回復のためにリハビリを行うなど，多岐にわたる．

　一般病棟では 7：1 の看護体制をとっているが，SCU では 3：1 の看護体制をとり，より密接に患者や家族と関わりあう．また，脳神経外科や神経内科の医師，理学療法士・作業療法士・言語聴覚士などのリハビリスタッフや，薬剤師，管理栄養士，ときには歯科チームと連携をとるなど，それぞれの専門性を生かして，チームとして患者の治療にあたっている．その中で看護師は患者や家族の思いや考えを受け止め，他職種と情報を共有するなど大きな役割を担っている．

脳卒中と診断された患者や家族は，生命維持が脅かされていることや，後遺症により手足が動かなくなることへの恐怖を抱えている．また，脳卒中による構音障害や失語症により，患者は自分の思いや考えをうまく表出できず，もどかしさや苦しい思いを抱えている．患者の最も近くにいる看護師が，少しでも理解できるよう筆談や読唇術，文字盤やタブレット端末など，さまざまな手段を用いて，患者の代弁者としてその思いを理解し支援できるように努める．

上述のように，SCU の看護師には高い専門性や知識，高度な技術が必要なだけでなく，患者や家族，他職種との連携のためのコミュニケーション能力や，患者や家族に寄り添う姿勢が求められている．

3 SCU 看護師の今後の展望

現在現場では脳卒中リハビリテーション看護認定看護師として，多くの認定看護師がよりよい看護を提供できるように奮闘している．さらに，今後はニューロサイエンス看護を専門とする慢性疾患看護専門看護師などの活躍が期待されている．

S t u d y

摂食機能療法

平成 30 年に摂食機能療法加算が改定された．摂食機能療法とは，さまざまな疾患により摂食機能障害を有する患者に対し，摂食機能の回復を目指した介入である．今までは治療開始日から 3 カ月間は毎日，それ以降は 1 カ月に 4 回限り，1 回 30 分以上の指導を行うことで算定が可能だった．しかし，平成 30 年の改定により，脳卒中による摂食機能障害のある患者においては，発症から 14 日間，毎日 15 分以上 30 分未満の指導でも算定が可能となった．それだけ，脳卒中患者における摂食機能を促進するケアが必要とされている．

S t u d y

排尿ケアチーム

脳卒中を発症し，検査や治療のため，もしくは厳密な水分出納バランス管理を行う目的で膀胱留置カテーテルを挿入することがある．膀胱留置カテーテルを挿入し，抜去後尿閉や尿失禁がある，またはそういった状態になることが予測される患者が排尿ケアの対象となる．排尿ケアチームは，医師・看護師・理学療法士で構成され，患者の排尿自立を目指して関わる．平成 28 年の診療報酬改定で排尿自立指導料として，週 1 回，6 回まで算定が可能になった．

引用・参考文献

1）藤井清孝. "脳腫瘍の治療 放射線療法". 標準脳神経外科学. 児玉南海雄監修. 第12版, 医学書院, 2011, p.183, (標準医学シリーズ).

2）九州大学病院がんセンター. 脳腫瘍 放射線治療. https://www.gan.med.kyushu-u.ac.jp/result/（参照2024-01-12）.

3）中川清香. 放射線治療・化学療法の副作用と看護. ブレインナーシング. 2016, 32（9）, p.938-939.

4）西岡美栄ほか. 脳腫瘍患者の看護. ブレインナーシング. 2010, 26（1）, p.43-49.

5）日本老年医学会編. 高齢者の安全な薬物療法ガイドライン2015. メジカルレビュー社, 2015, p.13-14.

6）日本脳卒中学会. 静注血栓溶解（rt-PA）療法適正治療指針. 第三版, 2009, p.6. https://www.jsts.gr.jp/img/rt-PA03.pdf,（参照2024-01-12）.

7）日本脳卒中学会編. 脳卒中治療ガイドライン2021. 協和企画, 2022, p.24-26, 88-90.

8）前掲書7）, p.271-283.

9）久保田競. 脳科学の進歩とニューロリハビリテーション. 理学療法. 2007, 24, p.1523-1531.

10）原寛美. 脳卒中運動麻痺回復可塑性理論とステージ理論に依拠したリハビリテーション. 脳神経外科ジャーナル. 2012, 21（7）, p.516-526.

11）三原雅史. 神経科学的基盤に基づくニューロリハビリテーション. 理学療法京都. 2018, 47, p.54-60.

12）Merzenich, M.M. et al. Topographic reorganization of somatosensory cortical areas 3b and 1 in adult monkeys following restricted deafferentation. Neuroscience. 1983, 8（1）, p.33-55.

13）前掲書1）, p.279-281.

14）日本脳卒中学会編. 脳卒中治療ガイドライン2021. 協和企画, 2022.

15）中原一郎編. パーフェクトマスター脳血管内治療：必須知識のアップデート. 滝和郎監修. 改訂第2版, メジカルビュー社, 2014.

16）石井暁. 「超」入門 脳血管内治療. 坂井信幸監修. 改訂2版, メディカ出版, 2018.

17）石内勝吾ほか. 脳腫瘍の放射線治療. 日本臨牀. 2016, 74（増刊号7）, p.570-621.

18）浦部晶夫ほか編. 今日の治療薬2019. 南江堂, 2019.

19）前掲書1）, p.18.

20）石田暉. Evidence：早期リハビリテーションの有効性. 綜合臨牀. 2002, 51（12）, p.3134-3142.

21）日本リハビリテーション医学会編. リハビリテーション医療における安全管理・推進のためのガイドライン. 第2版, 診断と治療社, 2018, p.112.

22）大川弥生. リハビリテーション・ルネッサンス第2回 車椅子偏重からの脱却. 週刊医学界新聞, 第2559号, 2003. https://www.igaku-shoin.co.jp/nwsppr/n2003dir/n2559dir/n2559_03.htm,（参照2024-01-12）.

23）谷口珠実ほか編著. 下部尿路機能障害の治療とケア. メディカ出版, 2017.

2

脳・神経の疾患と看護

5 脳血管障害

脳血管障害とは

脳動脈が閉塞もしくは破れることで，脳に不可逆的な損傷を来す病態．一般に脳卒中と呼ばれる．

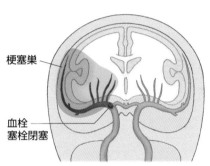

梗塞巣

血栓
塞栓閉塞

脳梗塞
脳動脈が血栓などによって閉塞
し，閉塞部分から先の脳組織が
障害される．

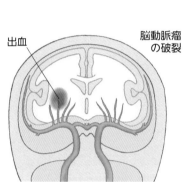

出血

脳出血
微小動脈瘤や血管壊死の破綻
により，脳実質に出血する．

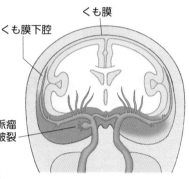

くも膜
くも膜下腔

脳動脈瘤
の破裂

くも膜下出血
脳動脈瘤破裂などにより，
くも膜下腔に出血する．

主な脳血管障害

●脳梗塞　●脳出血　●くも膜下出血　●脳動静脈奇形　●もやもや病　●一過性脳虚血発作(TIA)

代表的な機能の障害・症状

脳梗塞・TIA	片麻痺，運動麻痺，感覚障害，意識障害，言語障害(構音障害，失語)，視野障害，嚥下障害など
脳出血	頭痛，嘔気，嘔吐，片麻痺，四肢麻痺，意識障害，言語障害(構音障害，失語)など
くも膜下出血	突然の激しい後頭部痛，嘔気，嘔吐，意識障害など(片麻痺は少ない)
脳動静脈奇形	頭痛，片麻痺，意識障害など
もやもや病	頭痛，片麻痺，意識障害，言語障害(構音障害，失語)，脱力発作，しびれなど

1 脳梗塞
cerebral infarction

1 脳梗塞とは

1 発生機序・病型

脳梗塞とは，脳動脈の閉塞により，その血管の支配領域にある脳組織が障害される疾患である．年間約6万人が脳梗塞で死亡しており，脳卒中による死亡数の約6割を占める．

脳梗塞自体は脳の動脈が閉塞することによって発症する単純な病態であるが，閉塞に至る原因にはさまざまな臨床的背景と発生機序が関連しており，その解明は時として非常に困難である．しかし，これを確実に解明して病型を診断しなければ，間違った治療につながることになる．病型診断こそが，脳梗塞治療における最も重要なポイントである．

脳梗塞の発生機序は，**血栓性**，**塞栓性**，**血行力学性**の三つに分類され，臨床病型は主に**アテローム血栓性脳梗塞**，**ラクナ梗塞**，**心原性脳塞栓**，その他に分類される．発生機序と臨床病型の組み合わせにより，脳梗塞の病型診断を行い，治療法を決定する．

▌ 発生機序（図5-1）

▸ **血栓性**　**動脈硬化性プラーク***による血管の狭窄が原因で血栓が生じ，さらに血管が血栓により閉塞する病態．

📖*用語解説

動脈硬化性プラーク
動脈の内膜にコレステロールなどの脂肪や線維性成分などが蓄積したもの．アテロームとも呼ぶ．

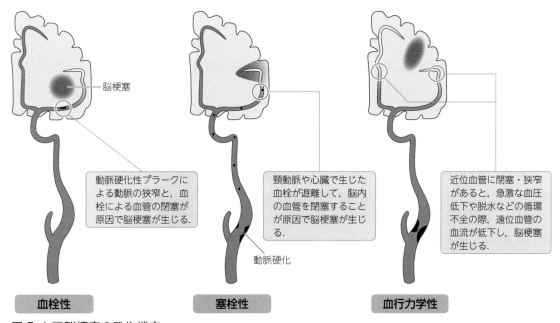

脳梗塞

動脈硬化性プラークによる動脈の狭窄と，血栓による血管の閉塞が原因で脳梗塞が生じる．

頸動脈や心臓で生じた血栓が遊離して，脳内の血管を閉塞することが原因で脳梗塞が生じる．

近位血管に閉塞・狭窄があると，急激な血圧低下や脱水などの循環不全の際，遠位血管の血流が低下し，脳梗塞が生じる．

動脈硬化

血栓性　　　　塞栓性　　　　血行力学性

図 5-1 ■脳梗塞の発生機序

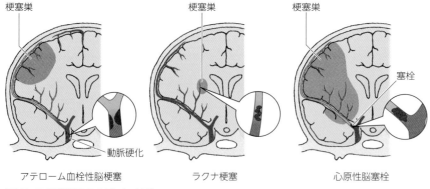

図5-2 ■脳梗塞の臨床病型

梗塞巣 / 動脈硬化 / アテローム血栓性脳梗塞
梗塞巣 / ラクナ梗塞
梗塞巣 / 塞栓 / 心原性脳塞栓

▶ **塞栓性**　頸動脈や心臓の血管に生じた血栓が遊離して血流に乗り，脳内の動脈を閉塞する病態．

▶ **血行力学性**　より心臓に近いほうの血管に閉塞や重度の狭窄が生じると，急激な血圧の低下や脱水などの循環不全が起こったときに，遠いほうの血管の血流が減少し，梗塞が生じる病態．

▋ **臨床病型**（図5-2）

▶ **アテローム血栓性脳梗塞**　頭蓋外あるいは頭蓋内主幹動脈のアテローム硬化病変に起因する脳梗塞で，発生機序としては血栓性，塞栓性，血行力学性の3種類すべてで起こり得る．全脳梗塞の29.7%を占め，高血圧，糖尿病，脂質異常症（高脂血症），喫煙などが危険因子とされている．

▶ **ラクナ梗塞**　頭蓋内主幹動脈から分岐する穿通枝の閉塞に起因する小梗塞．発生機序としては血栓性，塞栓性に起こり得る．全脳梗塞の27.9%を占め，高血圧との関連が強い．

▶ **心原性脳塞栓**　不整脈（主に心房細動），弁膜疾患などによる左心系の血流停滞を原因とする心内塞栓源に起因する脳梗塞．発生機序は塞栓性に起こり得る．全脳梗塞の28.3%を占める．

▶ **その他の脳梗塞**　動脈解離やもやもや病，血管炎など，上記の臨床病型以外の原因に起因する脳梗塞．発生機序も多様である．全脳梗塞の約10%を占める．

▋ **一過性脳虚血発作（TIA）**

　一過性脳虚血発作（transient ischemic attack：**TIA**）は，発症後24時間以内に消失する，一過性の脳・網膜虚血による局所神経症状と定義されている．一過性に，運動障害，構音障害，失語などの脳梗塞の症状や，網膜虚血による視力障害を生じる．大半は，30分以内に症状は消失する．発生機序としては，脳梗塞と同様に血栓性，塞栓性，血行力学性がある．TIA発症後は48時間以内に脳梗塞を発症するリスクが高いため，迅速に発生機序を診断し，治療を開始する必要がある．

2 症候

　脳梗塞では，次のような症状がみられる．

▶ **運動麻痺**　初発症状として最も頻度が高く，病側と反対側の顔面，上下肢に麻痺を生じる．上肢では**バレー徴候***，下肢では**ミンガッツィーニ徴候***の有無を診察し，軽度の片麻痺を見逃さないようにする．

▶ **感覚障害**　半身の上下肢の感覚低下や感覚過敏，異常知覚を認める．感覚には表在感覚（温度覚，痛覚，触覚）と深部感覚（位置覚，振動覚）があり，これら二つの感覚神経の走行経路は異なる．そのため，一方の走行経路が障害されることにより，どちらかの感覚のみが障害される解離性感覚障害を認めることがある．

▶ **延髄外側症候群（ワレンベルグ症候群）**　深部感覚は正常で，対側の表在感覚障害を認める．そのほか，病側の咽頭や喉頭の麻痺，病側顔面の表在感覚障害，小脳失調などの症状がみられる．

▶ **延髄内側症候群**　表在感覚は正常で，対側の深部感覚障害を認める．そのほか，対側の片麻痺と病側の舌の麻痺を認める．

▶ **構音障害**　ろれつが回りにくい症状をいう．

▶ **共同偏視**　眼球運動を支配する経路は大脳皮質*から脳幹の間を走行しており，この経路が障害されると，左右の眼球が一方向を向いたままとなる．大脳に病変が生じると病側を，脳幹に病変が生じると健側を向く．

▶ **皮質症状**　大脳皮質障害により起こる．脳の主幹動脈が閉塞する心原性脳塞栓とアテローム血栓性脳梗塞が原因となり，穿通枝閉塞によるラクナ梗塞は原因とはならない．失語や失行，失認などの症状がみられる．

▶ **失語**　主に優位半球（言語野のある側の大脳半球．大体は左大脳半球）の病変で生じ，病巣によって自発語や言語理解，復唱，呼称，書字，読字などが障害される．

▶ **失行**　運動障害がないにもかかわらず，指示に応じた行為ができない状態．

▶ **失認**　半側の空間や自分の病態を認識していない状態．

　皮質症状は脳の主幹動脈の閉塞を意味しており，超急性期治療である血栓回収療法の適応となる．共同偏視や皮質症状があれば治療を急ぐ必要があり，見逃してはならない．

超急性期脳梗塞の病態

　動脈が閉塞し脳血流が低下すると，脳への酸素供給が低下して脳組織が壊死し，脳梗塞に陥る．しかし，脳血流が低下しても，一定の血流量を維持するために，脳の血管には血管径を拡張して脳血流量を増やしたり，脳組織への酸素の取り込みを増やしたりする，いわゆる**自動調節能**が働き，脳組織がすぐには梗塞に陥らない仕組みになっている．脳血管の自動調節能によってまだ壊死に陥っていない脳組織領域を**ペナンブラ領域**といい，壊死に陥る前に血流を再開すると，ペナンブラ領域は完全に回復する可能性がある（図5-3）．しかし，壊

📖*用語解説

バレー徴候・ミンガッツィーニ徴候
上下肢の運動麻痺がある場合に現れる徴候．バレー徴候では，両腕を手掌を上にして肘を伸ばしたまま前方に挙上し閉眼した際に，麻痺側上肢が回内し，次第に下りてくる．ミンガッツィーニ徴候では，仰臥位になった状態で股関節と膝関節を90°屈曲させて，検者が両側の下肢を両手で持って挙上させ，検者が手を離した際に麻痺側の足が下降，もしくは動揺する．

大脳皮質
脳の表面を縁取る，神経細胞が配列する薄い層のこと．また，大脳白質は，大脳皮質の内側の神経線維が走行している部分をいう．

死に陥った組織に血流を再開すると，出血を起こしてしまう（**出血性梗塞**）.

3 画像診断

　超急性期においては，ペナンブラ領域の有無を診断することが重要である．ペナンブラ領域を広範囲に認める場合は，症状が改善する可能性が高く，迅速に治療に移行する必要がある．ペナンブラ領域が少なく梗塞領域が大きい場合は，血流を再開すると，出血性梗塞を引き起こす.

▶ **MRI**　発症早期から梗塞巣を高輝度に描出する拡散強調画像が有用である．拡散強調画像で高輝度に描出される病変は，脳組織が壊死に陥った梗塞領域である．MRI の灌流画像による脳血流が低下している領域と，拡散強調画像による梗塞領域とのミスマッチがペナンブラ領域となる．あるいは，失語・失認などの皮質症状や重度の半身麻痺など，重篤な症状が出現しているにもかかわらず，拡散強調画像での梗塞領域が小さい場合は，臨床症状と拡散強調画像の所見に大きなミスマッチがあり，これはペナンブラ領域が比較的大きいことを意味している．また，MRA で閉塞した血管を同定することができる（図5-4）.

▶ **CT**　MRI ほどの情報量は得られないが，脳出血を容易に除外することができ，ある程度早期の虚血性変化を描出できる．MRI より撮像時間が短いため，より迅速に治療に移行できる利点がある．最近では，CT 灌流画像と専用のソフトにより，MRI よりも鋭敏にペナンブラ領域を測定できるようになっており，CT 灌流画像による診断が広まりつつある[1, 2].

▶ **超音波検査**　頸動脈エコーで頸動脈病変の形態，心エコーで心臓の壁運動や弁膜症，心内塞栓源を診断することができる.

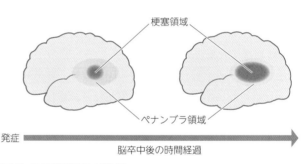

図 5-3 ■脳梗塞の進行
時間の経過とともに梗塞領域は増加し，ペナンブラ領域は減少する.

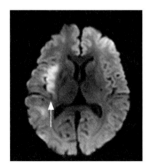

a. 拡散強調画像

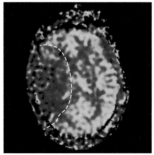

b. 灌流画像

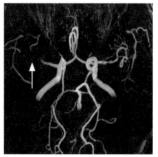

c. MRA

図 5-4 ■脳梗塞
拡散強調画像で描出される梗塞領域と灌流画像で描出される脳血流低下領域にミスマッチがあり，ペナンブラ領域は大きい．右中大脳動脈閉塞が原因の脳梗塞であり，超急性期治療の適応である.

4 急性期治療

　脳梗塞の急性期治療で最も重要なのは，ペナンブラ領域の救済である．刻一刻とペナンブラ領域は梗塞へと陥っており，可能な限り早期の血流再開を目指す必要がある．

▶ **血栓溶解療法（rt-PA 静注療法）**　脳梗塞の病型を問わず，脳梗塞発症 4.5 時間以内に血栓溶解薬である **rt-PA（アルテプラーゼ）** を静脈内投与することが強く推奨されている．rt-PA 静注療法は 2005 年に発症 3 時間以内の患者に適応が認められ，2012 年に 3 時間以内から 4.5 時間以内へ適応範囲が拡大された．さらに 2019 年 3 月から，発症時刻が不明な場合（例えば朝，起床時に症状に気付いた場合）でも，MRI 拡散強調画像の虚血性変化が FLAIR 画像で明瞭でない場合は発症 4.5 時間以内の可能性が高く，rt-PA 静脈内投与を考慮してもよい，ということになった．rt-PA は血栓溶解薬であるため，出血関連の副作用が多く，最大の合併症は **症候性頭蓋内出血（出血性梗塞）** である．このリスクを回避するため，発症から 4.5 時間を超えていないかどうか，非外傷性頭蓋内出血の既往がないかどうかなど，いくつかの細かい適応外（禁忌）事項が定められている．3 カ月後，3 ～ 4 割程度で予後は良好であり，症候性頭蓋内出血のリスクは 5 ～ 6%程度である．

S t u d y

血栓溶解薬（アルテプラーゼ）

　生体内には血栓を溶かすプラスミンというタンパク質があり，プラスミノゲンから作成される．血栓溶解薬であるアルテプラーゼはプラスミノゲンからプラスミンへの活性化を増強させる薬である．さらに遺伝子組換え操作により，全身の血液内で作用するのではなく，原因となっている血栓周囲で特異的に作用するようになった．

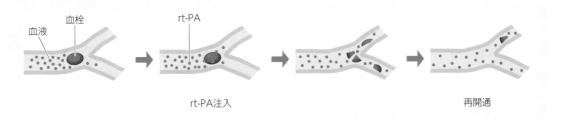

血液　血栓　rt-PA　　　　rt-PA注入　　　　再開通

▶ **経皮的血栓回収療法**　原則として発症 8 時間以内の急性期脳梗塞において，rt-PA の経静脈投与が適応外，または rt-PA の経静脈投与により血流再開が得られなかった患者を対象とし，血流の再開通を図るために脳血栓回収機器による血管内治療が保険承認された．最近では発症から 6 ～ 24 時間経過した患者でも，神経症状あるいは灌流低下領域と梗塞領域にミスマッチがある（ペナンブラ領域が認められる）場合に限り，血管内治療を施行したほうが 3 カ月後の予後が良いとの報告があり，時間よりもペナンブラ領域の有無により血管内治

療の適応が決定される傾向にある[1, 2]. rt-PA 静注療法と同様に，再開通までの時間が短いほど転帰の改善が期待される.

　血栓回収機器には，ステントリトリーバーと血栓吸引カテーテルの2種類が使用されている（図5-5）．3カ月後，4〜6割程度で予後は良好であり，症候性頭蓋内出血のリスクは5〜10%程度である.

▶ 抗血小板療法　主に血流の速い動脈において，血管の傷に集まる血小板に起因する白色血栓*に有効である．心原性脳塞栓症を除く脳梗塞急性期治療として，発症早期（48時間以内）のアスピリン160〜300mg/日の経口投与と，発症5日以内のオザグレルナトリウム160mg/日の点滴投与が推奨される.

▶ 抗凝固療法　主に血流の停滞する静脈や不整脈・弁膜疾患が左心にみられる患者の場合，凝固因子と赤血球に起因する

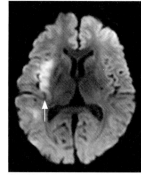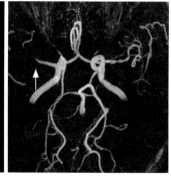

施行前

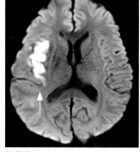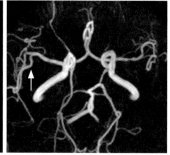

施行後

図5-5 ■血栓回収療法

赤色血栓*に有効である．48時間以内の脳梗塞（特に心原性脳塞栓）に対し，ヘパリンの使用を考慮してもよい．出血性梗塞を引き起こす可能性があり，患者ごとに検討する必要がある.

5　慢性期の再発予防

　脳梗塞を発症した患者は再発のリスクが高く，急性期治療後は再発予防が重要となる.

内科的治療

　高血圧や糖尿病，脂質異常症，慢性腎臓病，喫煙など，脳梗塞の危険因子を十分に管理した上で，アテローム血栓性脳梗塞やラクナ梗塞などの白色血栓が原因の脳梗塞には，抗血小板薬の投与が強く推奨される．心原性脳梗塞などの赤色血栓が原因の脳梗塞には，**DOAC**（direct oral anticoagulants）と呼ばれる直接経口抗凝固薬（ダビガトラン，アピキサバン，リバーロキサバン，エドキサバン），あるいはワルファリンの投与が推奨される．ワルファリンを内服した場合は，採血をして PT-INR *を定期的に測定し，その値により量を調整する必要があるが，新規経口抗凝固薬である DOAC にはその必要がない.

外科的治療

　頸動脈狭窄症が原因の脳梗塞の再発予防として，**頸動脈内膜剥離術**（carotid endarterectomy：**CEA**）や**頸動脈ステント留置術**（carotid artery stenting：**CAS**）の有効性が示されている．また，内頸動脈や中大脳動脈の閉塞が原因の

📖*用語解説

白色血栓
血流の速い場所（主に動脈）で形成される．動脈硬化の進行によって血管内皮が損傷されたときに，そこに集まる血小板に起因して形成される血栓.

赤色血栓
血流の停滞する場所（主に静脈）や，血流の乱流する不整脈や弁膜症疾患のある心臓で形成される．凝固因子と赤血球に起因して形成される血栓.

PT-INR
prothrombin time-international normalized ratio．プロトロンビン時間の国際標準化比．値が高いほど血液は凝固しにくい.

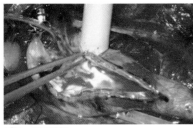
プラーク摘出前

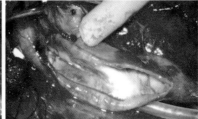
プラーク摘出後

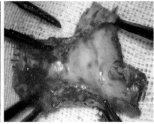
摘出したプラーク

図 5-6 ■頸動脈内膜剝離術（CEA）

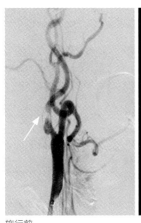
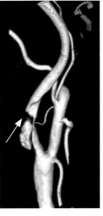
施行前

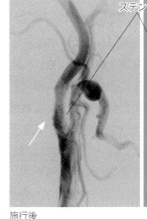
ステント

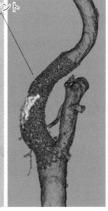
施行後

図 5-7 ■頸動脈ステント留置術（CAS）

脳梗塞の再発予防には，**浅側頭動脈 – 中大脳動脈吻合術**（superficial temporal artery-middle cerebral artery anastomosis：**STA-MCA 吻合術**）の有効性が示されている．

▶ **頸動脈内膜剝離術（CEA）** 頸動脈分岐部は動脈硬化性病変の好発部位であり，アテローム血栓性脳梗塞の原因となることが多く，血栓性，塞栓性，血行力学性に脳梗塞を来す．CEA とは頸動脈分岐部に生じたアテローム硬化性病変（プラーク）を摘出することにより，狭窄が改善され（血栓性発生機序の解除），塞栓源も除去され（塞栓性発生機序の解除），順行性の血流を回復（血行力学性発生機序の解除）する根治的外科治療である（図5-6）．

▶ **頸動脈ステント留置術（CAS）** 2008 年 4 月から保険適用となり，うっ血性心不全や冠動脈疾患などの心臓疾患，重篤な呼吸器疾患，対側頸動脈閉塞，頸部直達手術・放射線治療の既往など，CEA の危険因子がある患者に対し，CAS が施行されるようになった．カテーテルによる治療で，頸動脈狭窄部にステントを留置して血管を広げる治療法であり，局所麻酔でも可能である（図5-7）．首を切らずに済むため，CEA に比べると侵襲は少ないが，プラークはそのまま血管内（ステントと血管壁の間）に残るため，血栓・塞栓性合併症が生じることが CEA より多い．プラークの性状や患者の状態・既往歴などにより，CEA か

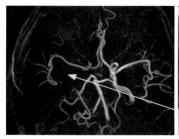
術前MRA

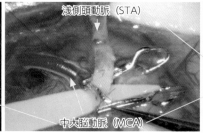
浅側頭動脈 (STA)
中大脳動脈 (MCA)

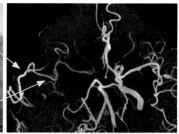
術後MRA

図5-8 ■浅側頭動脈 - 中大脳動脈吻合術（STA-MCA吻合術）

CASを選択する.

▶ **浅側頭動脈 - 中大脳動脈吻合術（STA-MCA吻合術）** 内頸動脈や中大脳動脈の閉塞が原因で血行力学性に脳梗塞を来した場合に，STA-MCA吻合術を行う. このような患者には，もともと内頸動脈や中大脳動脈の動脈硬化性の重度な狭窄がある場合が多く，血栓性に緩徐に閉塞して脳梗塞が生じる. 閉塞するまでの間，徐々に低下する脳血流を，側副血行路*が発達することにより補うが，側副血行路の発達が乏しい場合は，血行力学性に脳梗塞を発症することになる. 頭皮を流れる浅側頭動脈を頭蓋内の中大脳動脈に吻合することにより，側副血行路だけでは不十分な脳血流を補うことが，この手術の目的である（図5-8）.

📖*用語解説

側副血行路
もとからある血行路が閉塞して血行障害が生じたとき，別の予備的な血行路として開いたもの.

6 まとめ

脳梗塞とは，脳の血管が閉塞するという非常にシンプルな病態である. しかしながら，実際は複数の病型があり，それぞれの病型に合った内科的治療（rt-PA静注療法，抗血小板療法，抗凝固療法）と外科的治療（血栓回収療法，CEA，CAS，STA-MCA吻合術）が存在する非常に複雑な病態である. 治療がうまくいけば再発することなく順調に経過するが，病型診断を誤ったり，病型診断に合わない治療選択を行うと再発を繰り返し，ADLが低下して，いわゆる寝たきりの状態となってしまう. 超急性期はペナンブラ領域を救済するため，24時間昼夜を問わず，時間との勝負となる疾患でもある. 脳卒中の中でも最も頻度が高く，労力と高度の専門的知識・技術が必要とされる疾患であるため，できる限り，**脳卒中センター**のある病院での治療が望ましい.

② 脳梗塞患者の看護

1 脳梗塞患者の観察とアセスメント

脳梗塞の急性期治療は，時間との勝負といわれている. 治療が早いほど予後は良好なため，病院到着後，スムーズに治療が行えるような環境を整えておく. 看護師は患者の観察・アセスメントを，正確かつ迅速に行わなければならない. さらに，脳梗塞発症後1週間は，**脳浮腫**による**頭蓋内圧亢進症状**や**出血性梗塞**が起こりやすいため，24時間のモニタリングを丁寧に行い，これらの徴候を見

表 5-1 ■脳の障害と呼吸パターン

脳の障害	呼吸パターン	JCS	瞳孔径と対光反射
間脳	チェーン・ストークス呼吸	Ⅰ～Ⅱ	(+) (+) 左右同じ ⊙⊙ 縮瞳傾向
中脳	中枢神経性過呼吸	Ⅱ-30～Ⅲ-100	(+) (−) ⦿⊙ アニソコリア出現
橋	吸気時休止性呼吸／群発性呼吸	Ⅲ-200～Ⅲ-300	(−) (−) 縮瞳 ⊙⊙ ⦿⊙ 眼球は中央に固定
延髄	失調性呼吸	Ⅲ-300	(−) (−) ⦿⦿ 散大

逃さないように看護を行う.

▶ 意識レベル

　脳幹・間脳・大脳皮質のいずれかが障害された場合，意識障害が起こる．**グラスゴー・コーマ・スケール**（Glasgow Coma Scale：**GCS**）や**ジャパン・コーマ・スケール**（Japan Coma Scale：**JCS**）を用いて，意識レベルの程度や経時的変化を客観的に評価することが重要である．

▶ 呼吸

　脳梗塞の発症時，舌根沈下による気道閉塞や呼吸抑制などの呼吸障害が起こる場合がある．急性期患者が意識障害を起こしていて，原因の一つが呼吸障害と考えられる場合は，気道確保や人工呼吸管理を行う[3]．

　また，脳浮腫の進行により**脳ヘルニア***を来すこともある．間脳が圧迫されると**チェーン・ストークス呼吸**が，中脳が圧迫されると**中枢神経性過呼吸**が，橋が圧迫されると**群発性呼吸**が，延髄が圧迫されることで**失調性呼吸**がみられる（表5-1）．呼吸状態が悪化すると，血中二酸化炭素量（$PaCO_2$）が上昇し，脳血管が拡張して脳血液量が増加する．それにより，さらに頭蓋内圧が亢進し脳ヘルニアの悪化につながるため，早期の対応が重要である．

▶ 血圧

　脳梗塞の発症時，反応性に血圧が上昇することが多いが，原則的に，積極的な降圧は行わない．脳梗塞の急性期では脳循環自動調節能が破綻しているため，降圧治療を行うと，血圧の低下とともに脳血流量が減り，梗塞巣の拡大につながる恐れがある．収縮期血圧＞ 220mmHg または拡張期血圧＞ 120mmHg の高血圧が持続する場合や，大動脈解離，急性心筋梗塞，心不全，腎不全など

📖*用語解説

脳ヘルニア
頭蓋内圧亢進の最終地点である．脳ヘルニアの進行により脳幹が圧迫され，生命中枢の機能が停止し，やがて死に至る．このため，脳ヘルニア発症初期の段階で早期確認ができる観察技術が看護師に求められる．

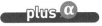

頭蓋内圧亢進時の体位
上半身を 20 ～ 30° 程度挙上すると静脈還流が促され，頭蓋内圧が低下する．

を合併している場合に限り，慎重な降圧が行われる[4]．血栓溶解療法を予定する患者では，収縮期血圧185mmHg以上または拡張期血圧110mmHg以上の場合に，静脈経由による降圧療法が行われる．

血圧上昇と徐脈がみられることを**クッシング現象**という．頭蓋内圧亢進が重度になると出現するため，注意してアセスメントを行う．

▶ 瞳孔

瞳孔は意識障害の有無にかかわらず重要な観察項目であり，瞳孔の大きさ，左右差，対光反射の有無を観察する．脳ヘルニアの進行により**瞳孔不同**，対光反射の異常が出現するため，異常がみられた場合は医師に報告する．

患側の縮瞳のほか，眼瞼下垂，眼裂の狭小化，患側顔面の発汗減少という症状が現れることを**ホルネル症候群**といい，ワレンベルグ症候群にみられる症状の一つである．

▶ 神経症状

梗塞巣の拡大や脳ヘルニアの進行により神経症状の悪化がみられるため，麻痺・しびれの有無や経時的変化を観察する．

▶ 脳卒中重症度評価

脳梗塞発症急性期およびrt-PA（アルテプラーゼ）静注療法時は，**NIHSS**[*]（National Institutes of Health Stroke Scale）を用いて重症度を判定する．26点以上はrt-PA静注の適応の可否を慎重に検討する．

▶ 血糖値

低血糖および高血糖は，障害を受けている脳にダメージを与える[5]．60mg/dL以下の低血糖は永続的な神経障害の原因となるため，直ちに補正する．高血糖の場合は，必要に応じてインスリンを用い，血糖値を適正範囲に保つ．

▶ 感染症の予防

呼吸器感染，誤嚥性肺炎，尿路感染などを合併する頻度が高い．入院時から合併症のリスクを評価し，呼吸リハビリテーションや誤嚥防止，ギャッチアップ，膀胱留置カテーテルの早期抜去を行い，感染予防に努める．

2 脳梗塞患者の検査・治療における看護

■ 頸動脈内膜剥離術（CEA）の術後の観察と看護のポイント

頸動脈狭窄症は，頸動脈分岐部にアテローム硬化による狭窄を生じる．**頸動脈内膜剥離術（CEA）**は頸動脈狭窄症の患者に適応され，脳梗塞発症あるいは再発を予防するために行われる．症候性で中等度から高度の頸動脈狭窄病変や，無症候性で高度頸動脈病変がある場合に，抗血小板療法を含む内科的治療に加えて行われる．

▶ 創部の観察，出血

頸部に創があるため，血管縫合部からの大量出血や創部の腫脹が生じると，気道を閉塞して窒息する可能性がある（図5-9）．創部を十分に観察するとともに，頸部の過度の屈曲・伸展，ねじれが起こらないよう注意する．

plus α

瞳孔不同
瞳孔不同の起こる機序はさまざまであるが，脳ヘルニアにより動眼神経麻痺が圧迫されることで起こることがある．

📖 *用語解説

NIHSS
脳卒中重症度評価スケールの一つ．意識水準，意識障害，最良の注視，視野，顔面麻痺，上肢の運動，下肢の運動，運動失調，感覚，最良の言語，構音障害，消去現象と注意障害の項目について評価する．消去現象とは，片側ずつ刺激すると反応するが，両側同時に刺激すると片方に気付かない現象．

コンテンツが視聴できます（p.2参照）

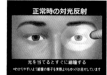

●対光反射〈アニメーション〉

▶ 血圧

　低血圧では血流を維持することができず，循環動態が不安定となり新たな脳梗塞を発症する恐れがある．高血圧では，血管に負担をかけ頭蓋内出血を発症する恐れがある．血圧の厳密なモニタリングを行い，正常範囲を逸脱する場合は，すぐに医師に報告する．

▶ 新たな脳梗塞

　全身麻酔による血圧低下や手術時の一時的な血流遮断，プラーク破綻により新たな脳梗塞を生じる恐れがある．意識レベルの変化，瞳孔の異常，対光反射の有無，バイタルサインの変化，麻痺の出現や悪化，失語症の出現などの神経学的所見を観察する．

▶ 嗄声，嚥下障害

　迷走神経の分枝である上咽頭神経，反回神経を損傷すると，嗄声*や嚥下障害が生じる．術後の発声が術前と異なる場合は，嚥下状態を評価する．さらに，舌下神経を損傷すると舌が障害側に偏位し，発音の異常・嚥下障害が生じる．

▶ 過灌流症候群

　頸動脈分岐部の重度な狭窄のため脳血流が低下していたところに，狭窄を治すことで脳血流が増えすぎると血管に負担がかかり，頭痛，不穏などの意識障害やけいれん，脳出血を生じることがあるため注意する．術後1～2日目は，厳密な血圧管理が必要である．

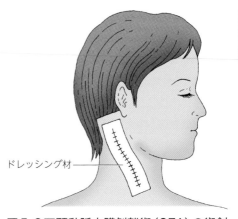

図5-9■頸動脈内膜剝離術（CEA）の術創
皮膚の切開は，頸部の胸鎖乳突筋に沿って行われる．術後は創部をドレッシング材で覆う．剃毛は，ドレッシング材の貼用が必要な範囲に対してのみ行う．

ドレッシング材

用語解説

嗄声
声がかれた状態，かすれ声．

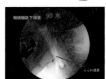

●嚥下障害（嚥下造影検査；VF）〈動画〉

頸動脈ステント留置術（CAS）の術後の観察と看護のポイント

　頸動脈狭窄症において，心不全や呼吸不全，対側頸動脈閉塞，頸部放射線治療後，CEA再狭窄例など，CEAでは危険が高い患者に対して**頸動脈ステント留置術（CAS）**が行われる．橈骨動脈・上腕動脈・大腿動脈からの穿刺が行われているが，通常は鼠径部の大腿動脈からカテーテルを挿入して実施する．

▶ 新たな脳梗塞

　CEAと同様に，新たな脳梗塞に注意する．

▶ 脳出血

　術前の強力な抗血小板療法に加え，術中にヘパリンなどの抗凝固薬を使用するため，脳出血を起こす場合がある．意識レベルの変化，瞳孔の異常，対光反射の有無，麻痺の出現や悪化などの神経学的所見を観察する．

▶ 穿刺部出血

　8～9Frの太いシースを使用して治療を行うため，穿刺部に出血や腫脹がないかを確認する．止血時，穿刺部の血管に狭窄が起こる場合があるため，足背動脈の触知やチアノーゼの観察を行う．

▶ 頸動脈洞反射

　ステント留置により頸動脈分岐部の圧受容器が圧迫され，術後も徐脈・低血圧が続くことがあるため，モニター管理を行う．

▶ 過灌流症候群

　CEA と同様に，過灌流症候群に注意する．

■ 浅側頭動脈‐中大脳動脈（STA-MCA）吻合術の術後の観察と看護のポイント

　頭蓋外の血管を頭蓋内の血管に吻合する手術の総称を頭蓋外‐頭蓋内（extracranial-intracranial：EC-IC）吻合術といい，**STA-MCA 吻合術**は EC-IC 吻合術の一つである．

▶ 脳梗塞，一過性脳虚血発作

　脳虚血状態から生じる脳梗塞や一過性脳虚血発作が出現する恐れがあるため，神経学的所見を観察する．血圧低下や脱水は脳虚血の悪化を招くため，血圧管理を行う．

▶ 過灌流症候群

　CEA と同様に，徴候の有無を観察し，厳密な血圧管理および尿量・水分摂取量の観察を行う．

▶ 出血

　抗血小板薬を術前から継続して内服している場合が多いため，術後の出血に注意する．ドレーンが挿入されている場合には，排液の性状・量・閉塞の有無を観察する．

▶ 開口障害

　側頭筋をはがすため，術後に開口制限や疼痛を認めることがある．食形態を工夫し，患者が食べやすい食事を提供する．

▶ 術創部の保護

　浅側頭動脈の圧迫は，脳内への血流の妨げとなるため避けなければならない．さらに，バイパスに用いられた浅側頭動脈からの血流が入らなくなった頭皮の血流は乏しくなるため，圧迫は皮膚の虚血を引き起こす可能性がある．手術後は，側頭部を圧迫しないよう長時間の側臥位を避ける．眼鏡を使用している患者には，眼鏡のフレームによる圧迫が起こらないよう不要なときは眼鏡を外してもらう．

③ 脳梗塞患者の生活への看護

　脳梗塞が原因で起こる麻痺，感覚障害だけではなく，二次合併症である不必要な安静のために起こる**廃用症候群（生活不活発病）**を予防しなければならない．また，脳梗塞の再発率は高く，1年で約5%，10年で約50%が再発するとされ，再発した場合は初発のときより予後が悪くなる恐れがある．早期からリハビリテーションを行い，再発予防のための生活習慣の見直しが重要となる．

▶ 早期リハビリテーション

　離床が開始できない患者に対しては，体位変換や良肢位の保持，関節可動域

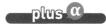

plus α

廃用症候群
廃用症候群には心肺機能の低下，消化器機能の低下，起立性低血圧，骨粗鬆症，関節拘縮，筋萎縮，褥瘡，深部静脈血栓，知的活動の低下やうつなどがある．

訓練を実施し，離床開始とともに座位保持，移乗，歩行を段階的に進めていく．リハビリテーションを行う際は，血圧の管理が重要となる．血圧の変動に注意しながら，意識レベルやバイタルサイン，神経症状の変化などの観察を行いながら実施する．さらに，患者一人ひとりの障害やニードに対応したリハビリテーションを実施する．医師や看護師，理学・作業療法士，言語聴覚士などの医療チームで患者の状態を共有し，連携・協同して実施する．

▶ 生活習慣

高血圧は，脳梗塞の最大の危険因子である．再発予防のためには少なくとも140/90mmHg 未満を降圧目標に設定するが，個々の患者の状態によるため，患者ごとに医師に確認する．糖尿病，脂質異常症（高脂血症），飲酒，喫煙，肥満に関して生活習慣の改善に向けた患者指導を行う．

▶ 服薬管理

脳梗塞の再発予防には抗血栓療法が，心原性脳塞栓症には抗凝固療法が有用である．さまざまな障害を併発した脳梗塞の患者が確実に服薬管理できるように，患者の今までの生活状況や希望を併せて考え，自宅でも継続できるように介入する．家族や薬剤師，患者に関わるすべての職種と情報を共有し，確実な服薬管理ができるよう連携することが求められる．

▶ 再発時の対応

先述のように，脳梗塞は治療の開始が早ければ早いほど治療の効果が現れる．脳梗塞を含む脳卒中を強く疑う症状である顔の麻痺，腕の麻痺，言語の障害のうち，一つでも症状がみられれば発症時刻を確認し，一刻も早く 119 番をして救急受診するよう患者・家族に指導を行う．

▶ うつ状態

脳梗塞だけではなく，脳卒中後にうつ状態となる患者は少なくない．うつ状態となると，リハビリテーションの実施が困難となり，身体機能や認知機能の回復が遅れるとともに ADL の低下につながる．本人や家族からの問診でうつ状態の早期発見に努め，速やかな診断・治療につなげる．

2 脳出血
cerebral hemorrhage

1 脳出血とは

1 疫学・原因・病態

脳実質内の出血のことを，**脳出血**または**脳内出血**という．日本での脳卒中の病型別発症率は，脳梗塞が約 60％，脳出血が約 30％，くも膜下出血が約 10％とされ，男女比は男性が約 6 割を占める．脳出血の病態として高血圧，加齢などにより脳内の細血管（レンズ核線条体動脈など）の中膜筋細胞障害が起こり，

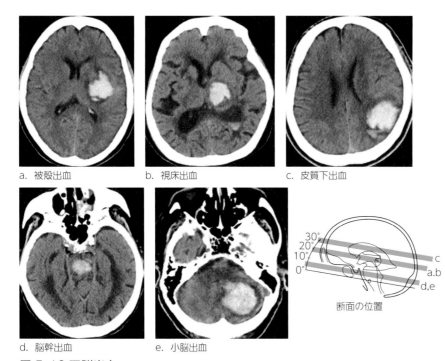

a. 被殻出血　　　　b. 視床出血　　　　c. 皮質下出血

d. 脳幹出血　　　　e. 小脳出血

図 5-10 ■脳出血

CT 像. 出血部は白く高吸収域となっている.

それによってできた微小動脈瘤が破綻し脳実質内に出血すると考えられている. 出血の原因疾患としては，高血圧症が大部分を占める. その他の原因として脳動静脈奇形，もやもや病，破裂脳動脈瘤，アミロイドアンギオパチーなどがある. 高血圧性脳出血の部位は大脳基底核（被殻，視床など）に多く発生し，**被殻出血**（29％），**視床出血**（26％），**皮質下出血**（19％），**脳幹出血**（9％），**小脳出血**（8％）の順に多い[6]（図5-10）.

2 症候

　脳出血では，血腫の圧迫による局所神経症状および，頭痛や嘔吐などの頭蓋内圧亢進症状を示し，血腫の部位，大きさによってさまざまな症状がさまざまな程度でみられるが，突然に発症する点は共通している. 被殻出血では主に病巣と反対側の**片麻痺**がみられる. これは隣接する内包が障害されるために起きる. 病巣が優位半球（言語野のある側の大脳半球）であれば**失語症**もみられる. 眼位は病巣側を向く**共同偏視**がみられ，出血量が多ければ**意識障害**がみられる.

　視床出血では，主に病変と反対側の感覚障害がみられる. 被殻出血と同様に，出血が内包へ進展すると**運動障害**も伴う. また，眼位は鼻尖を見るように**内下方偏位**することがある. 病巣が優位半球である場合は失語症（視床失語）がみられ，出血量が多ければ意識障害がみられる. 視床は脳室と接するため，脳室内に血腫が穿破することがある. 脳室内に緊満した血腫により脳脊髄液の通過障害を起こした場合，**非交通性水頭症**となり，意識障害，脳ヘルニアが現

128

れ，急速に神経症状が悪化する（図5-11）.

皮質下出血では，出血した部位によりさまざまな皮質症状を認めるが，**けいれん発作**がみられることがある．脳幹出血では，少量の出血でも意識障害がみられ，**四肢麻痺**，**呼吸障害**などもみられ重篤であることが多い．眼球は正中位に固定され，瞳孔の縮小がみられる．

小脳出血では，**回転性めまいや反復する嘔吐**などがみられる．病側の**運動失調**がみられ，眼位は病巣と反対側（健側）を向く共同偏視がみられることがある．小脳出血により第四脳室が圧迫された場合も，非交通性水頭症となり意識障害が現れ，急速に神経症状が悪化する．

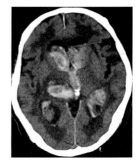

図 5-11 ■非交通性水頭症

右視床出血から血腫が脳室内へ穿破し，非交通性水頭症による脳室拡大を認める．

3 経過・予後

症状は突然現れていったん固定するが，**再出血**を起こすと急激に悪化する．発症から 24 時間は再出血を起こしやすい．また，出血周囲に脳浮腫が起きるため，発症から数日間は症状が徐々に悪化することがある．浮腫が改善すれば症状は安定し，血腫も 1 カ月程度で消失する．

予後は発症時の重症度と相関し，入院時に重症で，血腫のサイズが大きい患者ほど予後も悪い．その他，高齢者，既往歴として高血圧症，脳卒中，抗凝固療法が予後不良因子である．

4 検査・診断

検査は通常，頭部 CT が行われる．頭部 CT で高信号を示す塊が血腫であり，周囲の低信号は脳浮腫を示す．症状が悪化した場合は，再出血の有無，脳浮腫の悪化を確かめる必要があり，その際も頭部 CT が有用である．皮質下出血は約半数が非高血圧性の出血であり，その原因として，若年から中年者であれば脳動静脈奇形やもやもや病，破裂動脈瘤，高齢者であればアミロイドアンギオパチーによるものが多く，出血の原因精査のため，脳血管撮影，頭部造影 CT，頭部 MRA などで脳血管を調べる．

5 治療

▍急性期治療

高血圧性脳出血の急性期治療は，急性期再出血の予防，全身状態の管理，脳浮腫や頭蓋内圧亢進の管理が重要である．再出血予防のためには，できるだけ早期に収縮期血圧を 140mmHg 未満にコントロールし，それを 7 日間維持することが推奨される[6]．発症時の血圧が高ければ降圧薬の静脈内投与によって速やかに収縮期血圧を 140mmHg 未満に下げ，可能であれば経口降圧薬に切り替えて血圧を維持する．

全身状態の管理として，急性期の意識障害が重度で呼吸障害を認める場合は，直ちに気道確保を行い，必要に応じて呼吸器管理を行う．また，脳出血によるストレス性潰瘍から消化管出血を起こすことがあり，プロトンポンプ阻害薬や H_2 受容体拮抗薬の投与が予防的に行われる．急性期脳浮腫や頭蓋内圧亢進の管理として，高張グリセオールの静脈内投与は脳浮腫を改善し，頭蓋内圧

亢進を伴う大きな脳出血患者の救命に有効である.

脳出血に対する外科的治療は，脳浮腫や頭蓋内圧亢進の管理が困難な患者に対して行われる．出血の部位にかかわらず，血腫量が 10mL 以下の小出血や，神経症状が軽微なものに対しては行わない．反対に，意識レベルが深昏睡のような重症患者に対しても効果はなく，神経症状が中等度の患者に対して行われる．従来の**開頭血腫除去術**に加え，最近では低侵襲な**内視鏡的血腫除去術**や**定位的血腫除去術**が行われる．

部位別には，被殻出血の場合，血腫量が 31mL 以上の中等症患者，皮質下出血では脳表から 1cm 以下の場合，小脳出血では最大径が 3cm 以上で神経症状が増悪している場合に手術適応がある．視床出血や脳幹出血の場合は周囲に運動神経や呼吸中枢などの重要な神経が通っているため，基本的に手術適応がない．ただし，視床出血や脳幹出血でも，出血が脳室内に穿破し急性水頭症を来している場合や，小脳出血が第四脳室を圧迫閉塞し閉塞性水頭症を起こしている場合は**脳室ドレナージ術**を行う．また，保存的治療を開始した患者でも，再出血を起こし，脳ヘルニアによる急速な意識レベルの低下を認める場合は緊急で血腫除去術を行うことがある．

■ 慢性期治療

慢性期の治療は，再発予防と障害された機能の回復訓練が中心となる．高血圧性脳出血では慢性期の血圧管理がうまくいかない患者で再発が多くみられる．再発予防のためには，血圧を 140/90mmHg 未満（可能であれば 130/80mmHg 未満）に管理することが推奨される．生活習慣の改善として体重増加，塩分の過剰摂取を避け，禁煙して飲酒を控えめにし，適度な運動を行うことが勧められる．

② 脳出血患者の看護

1 脳出血患者の観察とアセスメント

脳出血は，高血圧や脳動静脈奇形，もやもや病などさまざまな疾患や病態を原因とし，中でも高血圧性が最も多い．脳出血は，血腫そのものによる神経障害のほか，血腫の増大による二次的な神経症状の悪化がみられる．脳梗塞患者の観察とアセスメントで述べた観察項目と同様にモニタリングを行い，これらの徴候を見逃さないことが大切である．

➡脳梗塞の看護については p.122 参照.

▶ 血圧

血腫の増大を予防するために，脳出血の急性期はできるだけ早期に収縮期血圧を 140mmHg 未満に下降させる．疼痛，嘔気，尿閉などの血圧を上昇させる因子を取り除き，カルシウム拮抗薬などの降圧薬を確実に投与する．

▶ 瞳孔，眼球症状

脳出血では，出血部位によって特徴的な眼症状がみられる（表5-2）．眼症状，瞳孔の大きさ，左右差，対光反射の有無を観察する．

表 5-2 ■脳出血と眼症状

出血			眼症状
被殻出血			病巣側への眼球共同偏視（病巣が右側にある場合）
視床出血			下方眼球共同偏視（鼻尖凝視） 病巣側への眼球共同偏視 縮瞳（2mm），対光反射（−） 瞳孔不同（ホルネル症候群）
橋出血			正中位，著しい縮瞳 対光反射（＋） 頭位変換眼球反射（−）
			眼球浮き運動（急速に下方へ沈み，正中位にゆっくり戻る）
小脳出血			病巣部の反対側への眼球共同偏視（病巣が左側にある場合） 外転神経麻痺 対光反射（＋）

▶ けいれん

　脳出血では，4 〜 18％にけいれんを合併する[7]．患者にけいれんがみられたら，その場を離れずに応援を呼び，けいれん発作時の前兆，発作出現部位，持続時間，意識障害の有無を観察する．発作時の丁寧な観察は，患者の病状や治療に大変有効である．また，発作時の転落や転倒などを防ぐため，患者の安全を確保する．

2 脳出血患者の検査・治療における看護

　脳出血の部位に関係なく，血腫量 10mL 未満の小出血または神経学的所見が軽度な症例は手術適応にならない．また，視床出血，脳幹出血も手術適応にならない．

■ 開頭血腫除去術の術後の観察と看護のポイント

　被殻出血では，血腫量が 31mL 以上でかつ血腫による圧迫が重度な場合は手術が行われる．皮質下出血では，脳表からの深さが 1cm 以下のものでは手術が行われる．小脳出血では，最大径が 3cm 以上で神経学的所見が増悪している場合は手術が行われる．

▶ バイタルサイン・神経学的所見の評価

　術後 6 〜 24 時間以内に症状が現れる可能性があるため，注意して観察する．高血圧は再出血のリスクとなるため，厳重に管理する．呼吸や脈拍，瞳孔不同，麻痺，しびれの有無，経時的変化を観察し，頭蓋内圧亢進症状の出現や症状の悪化を認めたときはすぐに医師に報告する．

▶ 創部の観察

　ガーゼの汚染の有無や創部周囲の皮膚状態の観察を行う．

▶ 合併症の早期発見

　消化管出血，深部静脈血栓，誤嚥性肺炎，尿路感染症，関節拘縮，降圧薬の

使用による静脈炎の有無を観察し，異常の早期発見・早期対応に努める．

▌急性水頭症に対する脳室ドレナージ術の看護

視床出血，脳幹出血により髄液の流れが妨げられ，非交通性の急性水頭症を来すことがある．この場合，脳室ドレナージ術が行われることがある．

▶ 回路閉塞の有無

回路内の髄液の液面が心拍や呼吸に一致して拍動しているか，また髄液が流出しているかを観察する．拍動や流出がみられない場合は回路閉塞が疑われる．ドレーンの折れ曲がりがないか，三方活栓やクレンメが閉じていないかを確認する．

▶ オーバードレナージ

ドレーンの基準点を患者の外耳孔とし，基準点から滴下部までの高さを医師の指示のもと適切に設定する．圧が低く，多量の髄液が流出した場合，低髄圧症となり，頭痛，けいれん，硬膜下血腫を生じることがある．適切な圧と排液量，排液速度を経時的に観察し，ドレーンを適切に管理する．

▶ 感染

ドレーン回路内のエアフィルターが汚染されると，回路が不潔となり感染の可能性が生じる．また，ドレーン刺入部からの髄液漏れがないかを観察する．髄液漏れを放置すると感染の原因となるため，回路の閉塞がないかを確認し原因に応じた対応を速やかに行う．

髄膜炎を疑う症状として，髄液の混濁，発熱，頭痛，意識障害，髄膜刺激症状が挙げられるため，注意して観察する．必要なときは血液検査，髄液検査を行い，発熱の原因に応じて治療を行う．

▶ 事故抜去・自己抜去の予防

体位変換などにより，ドレーンを事故抜去する恐れがある．患者に十分な説明を行うとともに，訪室するごとにドレーンの固定状況の確認や患者の体位調整を行い，患者の意識レベル，精神状態，身体状況に応じた安全対策を考慮する必要がある．

③ 脳出血患者の生活への看護

高血圧性脳出血では，血圧のコントロールが不良であるほど再発率が高い．脳梗塞患者の生活への看護で述べたことと同様の視点で看護を行う．

➡脳梗塞患者の生活への看護についてはp.126参照.

3 くも膜下出血
subarachnoid hemorrhage：SAH

① くも膜下出血とは

1 疫学

くも膜下出血はくも膜下腔に出血した病態であり，いわゆる脳卒中の一つで

ある．頻度は日本では人口10万人あたり約20人とされる．男女比は1：2で女性に多く，発症のピークは男性で50代，女性で70代である．

くも膜下出血の原因は，外傷を除くと**脳動脈瘤**の破裂が最も多く85％を占める．そのほか，脳動静脈奇形，もやもや病，出血性素因などがくも膜下出血の原因疾患となる．

2 病態

脳動脈瘤とは，脳動脈の血管壁（特に脳血管が分岐する部位）が囊状に膨らんだものをいう．動脈壁の一部（中膜）に血流・血圧などの流体力学的なストレスが長期に加わることにより，徐々に膨らんで形成されると考えられている（図5-12）．囊状に膨らんだ血管壁は薄く，脆弱なため，突然裂けることがある．これが脳動脈瘤の破裂で，動脈性の出血が急激にくも膜下腔に流入し，くも膜下出血となる（図5-13）．これ以外の成因に，動脈壁の層構造が解離し，その間隙に血液が流入するために生じる解離性動脈瘤，細菌性感染症や外傷などもある．

囊状脳動脈瘤の好発部位は，主幹動脈の，特にウィリス動脈輪を形成している動脈の分岐部である．くも膜下出血の原因は，前交通動脈瘤が約30％，内頸動脈–後交通動脈分岐部動脈瘤が約30％，中大脳動脈瘤が約20％，椎骨脳底動脈瘤が約10％とされる（図5-14）．

3 症候

くも膜下出血の特徴的な症状は，突然起こる激しい**頭痛**，**嘔吐**，**意識障害**である．「バットで殴られたような」「これまで経験したことがない」などという訴えが多い．これは，動脈性の出血が急激にくも膜下腔に流入し，急激に頭蓋内圧が亢進することによって起きる症状である．身体所見として，髄膜刺激症状である項部硬直や，ケルニッヒ徴候を認め

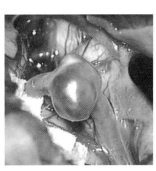

動脈瘤

ネック

図 5-12 ■未破裂脳動脈瘤
脳動脈の血管壁が囊状に膨隆している．

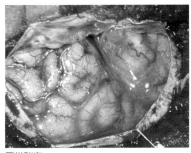

正常脳表

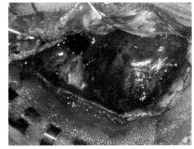

くも膜下出血脳表．くも膜下腔に血腫が充満し，正常脳表が血腫で覆われている．

図 5-13 ■くも膜下出血

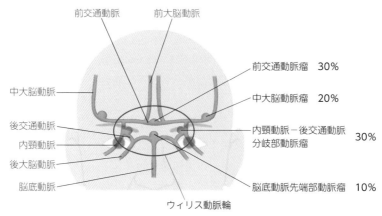

図 5-14 ■脳動脈瘤の好発部位とくも膜下出血を起こす割合

前交通動脈

前大脳動脈

前交通動脈瘤　30%

中大脳動脈

中大脳動脈瘤　20%

後交通動脈

内頸動脈

内頸動脈−後交通動脈
分岐部動脈瘤　30%

後大脳動脈

脳底動脈

脳底動脈先端部動脈瘤　10%

ウィリス動脈輪

る．また，急激な頭蓋内圧の亢進は，交感神経系の過剰な活動を引き起こし，心電図変化や致死的不整脈の出現，心筋障害によるたこつぼ型心筋症，肺水腫などの合併症を引き起こす．

くも膜下出血が少量の場合には，軽度から中等度の頭痛で発症することもあることに留意する．典型的なくも膜下出血を起こす前に，10 〜 30％の症例で片側性の頭痛を認めることがあり，**微小漏出性出血**（minor leak）と呼ばれる．このような症例では頭部 CT でくも膜下出血の存在を確認できないことがあり，腰椎穿刺での髄液診断が必要となる．くも膜下出血時，腰椎穿刺で得られる脳脊髄液は，発症直後は血性であるが，発症から数日経過すると**キサントクロミー様**となる（図5-15）．

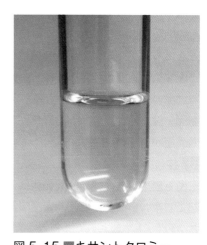

図 5-15 ■キサントクロミー

くも膜下出血から 1 週間後の脳脊髄液．正常な脳脊髄液は無色透明であるが，出血したヘモグロビンが分解され，黄色調を示している．

くも膜下出血で運動麻痺や言語障害などの局所症状を認めることは少ないが，脳内血腫を伴うようなくも膜下出血では局所症状を認める．また，内頸動脈−後交通動脈分岐部動脈瘤や，脳底動脈−上小脳動脈分岐部動脈瘤では，動脈瘤による動眼神経の圧迫から，瞳孔不同，複視，眼瞼下垂を生じ，内頸動脈−眼動脈分岐部動脈瘤では視神経の圧迫から視力・視野障害を認めることがある．急激な頭蓋内圧亢進による網膜静脈圧の上昇により，硝子体出血を起こすことがあり，**テルソン症候群**と呼ばれる．

くも膜下出血の重症度は患者の意識レベルをもとにグレード分けされる．**Hunt and Kosnik 分類**や **WFNS 分類**が用いられる（表5-3，表5-4）．グレードが高いほど重症で，相関して予後が悪くなる．

4 経過・予後

くも膜下出血を起こすと，10％が発症直後に死亡し，30％は重症のため治療対象とならず，治療対象となるのは 60％である．治療対象となるうちの 40％

表 5-3 ▮ Hunt and Kosnik 分類

重症度	基準徴候
グレード 0	未破裂の動脈瘤
グレード 1	無症状か，最小限の頭痛および軽度の項部硬直をみる.
グレード 1a	急性の髄膜あるいは脳症状をみないが，固定した神経学的失調のあるもの.
グレード 2	中等度から重篤な頭痛，項部硬直をみるが，脳神経麻痺以外の神経学的失調はみられない.
グレード 3	傾眠状態，錯乱状態または軽度の巣症状を示すもの.
グレード 4	昏迷状態で，中等度から重篤な片麻痺があり，早期除脳硬直および自律神経障害を伴うこともある.
グレード 5	深昏睡状態で除脳硬直を示し，瀕死の様相を示すもの.

は予後不良で，その原因の 60％は初回出血または再出血による傷害である．再出血は，初日に起こる場合が最も多く約 5％で，2 週間以内に約 20％，半年以内に約半数に起こる．再出血の予防のためには開頭クリッピング術やコイル塞栓術などの外科的治療介入が必要であり，出血後 72 時間以内の早期に行うことが推奨されている.

表 5-4 ▮ WFNS 分類

重症度	GCS スコア	主要な局所神経症状 （失語または片麻痺）
グレード 1	15	なし
グレード 2	14〜13	なし
グレード 3	14〜13	あり
グレード 4	12〜7	有無は問わない
グレード 5	6〜3	有無は問わない

5 検査・診断

▮ 画像所見

▶ CT　病歴や臨床症状からくも膜下出血が疑われた場合は，まず頭部単純 CT を行う．CT では破裂した脳動脈瘤周囲のくも膜下腔が高信号域として描出される（図5-16）．造影剤を用いた 3D-CTA により，脳動脈瘤の局在，形状，周囲血管，頭蓋骨との立体的な位置関係の把握が可能で，術前検査として有用な情報を得ることができる（図5-17）.

▶ MRI　MRI では髄液の信号をゼロにした FLAIR 法がくも膜下出血の検出に有用である．特に CT では検出困難な脳表，脳室内などの少量の出血の検出に有用である．また MRA を行うことにより脳動脈瘤の局在診断が可能である.

▶ 脳血管撮影　脳血管撮影は侵襲の大きい検査ではあるが，空間的・時間的な分解能が高く，**開頭脳動脈瘤ネッククリッピング術**および**脳動脈瘤コイル塞栓術**の術前診断のゴールドスタンダードである（図5-18）．侵襲の大きな検査となるため，検査中の再破裂がまれに発生し（3 〜 5％），発症から 6 時間以内の撮影を控える施設もある.

▮ 出血源不明のくも膜下出血

　くも膜下出血患者で，脳血管撮影など，種々の検査を行ったにもかかわらず出血源の同定ができなかった症例が 10 〜 20％存在する．初回の検査にて出血源が同定されなくても，脳血管撮影を再検することにより約 10％の脳動脈瘤が見つかることがあり，時間をあけて再度検査を行うことが推奨される.

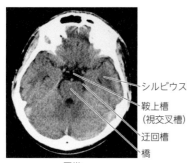
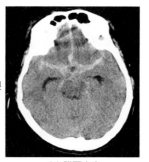

正常

正常な脳では，くも膜下槽である脳底槽（鞍上槽，脚間槽），迂回槽，両側シルビウス裂，大脳半球間裂などには脳脊髄液が存在するため，低吸収域となる．

くも膜下出血

くも膜下出血を起こした脳では，くも膜下槽へ血液が流入しているため，高吸収域となる．

シルビウス裂
鞍上槽
（視交叉槽）
迂回槽
橋

図5-16 ■くも膜下出血の画像所見

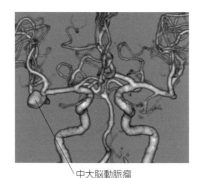

中大脳動脈瘤

図5-17 ■ 3D-CTA

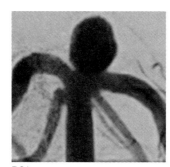

DSA

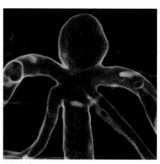

3D-DSA

図5-18 ■デジタル減算造影
（digital subtraction angiography：DSA）

6 治療

初期治療

　一度破裂した脳動脈瘤は再破裂する可能性が高く，再出血時の死亡率も高いため，くも膜下出血に対する主な治療は，破裂脳動脈瘤の再出血予防を目的とした手術であり，発症から3日以内の早期対応が推奨される．

　来院時からの初期治療は，降圧，鎮静，鎮痛が重要で，侵襲的な検査や治療は再発を招く可能性があり，十分な鎮静・降圧の後施行する．不整脈の出現，心筋障害によるたこつぼ型心筋症，肺水腫などの合併症に対し，厳重なモニター管理下での全身管理が必要である．頭蓋内圧亢進症のある患者には，高浸透圧利尿薬の投与を行い，急性水頭症を来している症例には脳室ドレナージ術を施行する．また，脳内血腫を伴うくも膜下出血に対しては，緊急で開頭による血腫除去と脳動脈瘤への直達手術を行う．

開頭クリッピング術とコイル塞栓術

　手術は開頭による直達手術（**開頭脳動脈瘤ネッククリッピング術**）と血管内

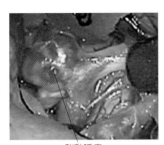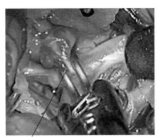

脳動脈瘤　　　　　　　　　　　脳動脈瘤ネッククリッピング
クリッピング前　　　　　　　　　　　クリッピング後

図5-19 ■開頭クリッピング術

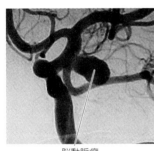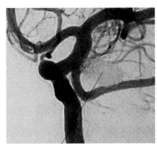

脳動脈瘤　　　　　　　　　　脳動脈瘤コイル塞栓
術前　　　　　　　　　　　　術後

図5-20 ■コイル塞栓術

治療（**脳動脈瘤コイル塞栓術**）がある．開頭クリッピング術は全身麻酔下に開頭を行い，動脈瘤の頸部（ネック）をクリップで遮断する方法である（図5-19）．コイル塞栓術は，マイクロカテーテルという細いカテーテルの先端を脳動脈瘤内に留置し，カテーテルを通して動脈瘤内にコイル（形状記憶合金）を留置し動脈瘤内の血栓化を行う治療である（図5-20）．どちらを選択するかについては年齢などの患者背景，脳動脈瘤の場所や性状を含め，総合的に治療の適応を判断することが必要である．

■ 遅発性脳血管攣縮の治療

　脳血管攣縮はくも膜下出血後に特徴的な合併症で，くも膜下出血発症後早期（48時間以内）に起こる早期攣縮と，4～14日目に起こる遅発性攣縮に分けられる．早期攣縮は約10％に認め，発症直後の重症度に影響する．遅発性攣縮は半数以上に認め，15％は予後不良である．症状は頭痛のほか，攣縮を起こした血管支配領域の虚血症状である．

根治的な治療は未だないとされているが，脳卒中治療ガイドライン2021では，ファスジルやオザグレルナトリウムの静脈内投与が勧められている．ファスジルは脳血管内治療として，攣縮した脳血管内にカテーテルを用いて動脈内投与が行われる．また，開頭クリッピング術の際，脳槽ドレナージを留置し，脳槽内血腫の早期除去を行うことが勧められる（図5-21）．また，以前から脳循環障害の改善に有効と考えられていた，**トリプルH療法**[*]も行われる．

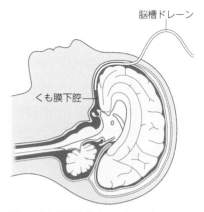

図5-21 ■脳槽ドレナージ

正常圧水頭症の治療

くも膜下出血発症から約1カ月後に，10 ～ 30%の頻度で髄液循環障害による**正常圧水頭症**が起きる．認知症，尿失禁，歩行障害が正常圧水頭症の三主徴であり，脳室腹腔短絡術，腰椎腹腔短絡術が行われる．

生活指導

脳動脈瘤は全人口の2 ～ 5%に存在し，未破裂脳動脈瘤のある人全体での年間出血率は1%程度であるといわれている．これまで報告された代表的な破裂危険因子を分類すると，①形態学的因子（脳動脈瘤のサイズ，部位，形状，多発性），②医学的因子（年齢，性差，症候性，高血圧，くも膜下出血の既往，最近の感染症），③環境因子（喫煙，過度の飲酒，時間帯，季節，精神的・身体的緊張度），④遺伝的因子（家族歴，人種差）などに分けられる．

これら多岐にわたる危険因子からわかることは，脳動脈瘤破裂の原因を一元的に考えることは難しく，個々の未破裂脳動脈瘤に応じて破裂の危険性を考える必要があるということである．しかし，形態学的因子や遺伝的因子，年齢や性差などに関しては，その有無によって破裂の可能性を推測することはできても，生活習慣の改善や基礎疾患の治療によって改善できるものではない．未破裂脳動脈瘤の患者に行う生活指導は，高血圧の治療，喫煙や過度の飲酒，精神的・身体的ストレスなどの環境因子を極力排除することを勧めることが中心となる．

日本人を対象とした日本未破裂脳動脈瘤悉皆調査（UCAS Japan）の結果から得られた破裂の危険因子は，動脈瘤のサイズ，部位，daughter sack（脳動脈瘤壁からの形状不整な突出）だった．この研究では，高血圧や喫煙歴など，これまで破裂危険因子と考えられていた項目が統計学的に有意な危険因子とはならなかった．未破裂脳動脈瘤患者に対し適切な生活指導，基礎疾患の治療を行うことに加えて，これまでの研究結果から予想される破裂率や患者の年齢に応じて，外科的治療や血管内治療の適応を適切に判断することが重要である．

[*]用語解説

トリプルH療法
循環血液量増加（hypervolemia），血液希釈（hemodilution），人為的高血圧（hypertension）を組み合わせた治療．

② くも膜下出血患者の看護

くも膜下出血の原因は頭部外傷，脳動脈瘤，脳動静脈奇形などさまざまである．頭部外傷以外の非外傷性くも膜下出血の原因は脳動脈瘤の破裂が最も多く，85％を占める．くも膜下出血の患者は，発症時に重症であるほど予後が悪いことが多く，さらに再出血と遅発性脳血管攣縮の発生が予後不良因子となるため，経時的なモニタリングを十分に行い，患者の状態を的確にアセスメントし，状況に応じた看護を行う．

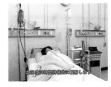

●クモ膜下出血患者の看護
〈動画〉

1 くも膜下出血患者の観察とアセスメント

▌術前の観察と看護のポイント

▶ 再出血予防

くも膜下出血の再出血（再破裂）は，発症24時間以内に多く発生する[8]．再出血予防には，血圧の上昇を避けるための降圧薬投与や鎮痛・鎮静薬投与を行う．しかし，重症の患者では頭蓋内圧亢進を来していることも多く，過度の降圧は脳血流量が不十分となる．

看護上の留意点として，患者への刺激を最小限にするため，病室内の光や音の環境調整を行う．さらに，不要な痛み刺激を避け，検査や処置時には必要に応じて鎮痛薬を使用する．意識がある患者に膀胱留置カテーテルを挿入する場合は，慎重に行わなければならない．

▶ 頭蓋内圧亢進症状の観察

くも膜下出血では，くも膜顆粒で髄液の吸収が障害され，交通性水頭症による急性水頭症を発症することがある．頭痛，嘔気の症状やクッシング現象の出現に注意する．

▶ 神経学的所見の観察

再出血の徴候として，意識レベルの低下や瞳孔所見の変化，頭痛や嘔気・嘔吐，失語などの症状出現を観察する．異常発見時には速やかに医師に報告する．意識レベルや瞳孔所見の観察が患者への刺激となる場合もあるため，必要に応じて観察内容を選択することも必要である．

▶ 呼吸循環の管理

意識障害や鎮静薬使用，神経原性肺水腫やたこつぼ型心筋症の併発，頭蓋内圧亢進による脳ヘルニアなどによって呼吸状態が悪化する可能性がある．また，くも膜下出血発症による交感神経の興奮により，心電図上の変化や致死的不整脈が出現することがある．呼吸回数，呼吸音，呼吸パターンの変調，酸素飽和度，心電図波形の異常にも注意する必要がある．

▶ 髄膜刺激症状

くも膜下出血では髄膜刺激症状＊がほぼ必発する．

▶ 患者・家族への関わり

入院直後は厳重な管理が行われるため，患者や家族は強い不安を感じる．患

plus α

くも膜下出血患者と痛み刺激
痛みが原因でコルチゾールが分泌され，血圧が上昇し，血管に負担を与え再出血のリスクが高まるため，くも膜下出血患者に痛み刺激を与えてはいけない．

交通性水頭症
くも膜下腔に閉塞があり，髄液が静脈洞へ排出されず，脳室やくも膜下腔が拡大する．

非交通性水頭症
脳室内やその出口に閉塞があり，髄液がくも膜下腔へ流出できず脳室が拡大する．

脳室穿破
脳実質内の出血が近接する脳室内に流入した状態．急性水頭症を引き起こす要因の一つである．

📖＊用語解説

髄膜刺激症状
感染や出血などによって髄膜が刺激されたときにみられる症状の総称．

者と家族の時間を確保し，患者の安静が保たれる範囲での関わりが大切である．

▍術後の観察と看護のポイント

▶脳血管攣縮

脳血管攣縮とは，くも膜下出血後に，出血した血液中の成分によって脳血管の収縮が起こり，脳虚血が生じることであり，くも膜下出血後 4 〜 14 日目に発生する．重度になると脳梗塞を発症し，予後不良となる．

脳血管攣縮が起こると，体温上昇，血圧上昇，意識障害や見当識障害，麻痺，失語，頭痛，不穏などがみられることがある．患者の細かな変化を十分に観察し，異常発見時は速やかに医師に報告し，脳虚血に対する検査や治療など迅速に対応する．

▶全身管理

挿管管理や安静臥床により呼吸器合併症のリスクが高いため，呼吸回数，副雑音の有無，酸素飽和度，胸部 X 線撮影画像の観察を行う．脳血管攣縮の治療としてトリプル H 療法が行われる．尿量や水分出納のバランス，呼吸困難や浮腫などの観察を行う．

▶電解質異常

くも膜下出血後，浸透圧の異常による中枢性塩類喪失症候群[*]では，尿量の増加とナトリウムの尿中排泄の増加が起こり，脱水と低ナトリウム血症が生じる．脳循環障害を介して脳血管攣縮を助長するため，点滴によるナトリウム補正が必要となる．

▶ドレーン管理

脳血管攣縮予防のための血腫除去，水頭症の髄液管理，頭蓋内圧のコントロールを目的として，脳槽または腰椎ドレーンが留置される．ドレーンの事故抜去やオーバードレナージなどを避けるため，患者へ十分な説明を行う必要がある．ドレーン留置中は，排液量，性状，ドレーンの圧設定，閉塞や漏れ，回路の汚染や破損などの観察を行う．

▶離床

術後，脳浮腫，脳血管攣縮による全身管理，ドレーン管理などにより，長期間安静が必要となる場合がある．患者の状態を考慮し，離床の時期を個別に検討する．リハビリテーション実施時には，ドレーンの事故抜去や圧設定などに注意する．

2 くも膜下出血患者の検査・治療における看護

▶髄液検査

くも膜下出血が疑われながらも CT などで出血が確認できない場合に腰椎穿刺が行われる．脳脊髄液が血性かキサントクロミー（黄色透明）の色調であれば，くも膜下出血である(図5-22)．頭蓋内圧亢進がある場合は，脳ヘルニアを起こす危険性が高いため，髄液検査は禁忌である．

腰椎穿刺中は，側臥位で膝を抱える体位を保持できるよう身体を支える．実

📖[*]用語解説

中枢性塩類喪失症候群
頭蓋内疾患に続発し，腎からのナトリウム喪失による低ナトリウム血症と循環血漿量の減少を来す病態．

140

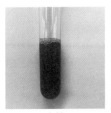 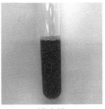 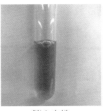 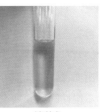 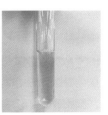

| 血性 | 淡血性 | 淡々血性 | 淡黄色 | 淡々黄色 |
| | | | | (キサントクロミー) |

図 5-22 ■くも膜下出血時の正常な髄液色調変化
北原香織. "ドレーン管理". はじめての脳神経外科看護. 近藤靖子編. メディカ出版, 2014, p.110 より転載.

施後は頭痛・嘔気，めまいなどの低髄圧症状を予防するため，枕を外し1〜2時間安静にする．穿刺直後および安静解除時には，低髄圧症状の有無，意識レベル，バイタルサイン，瞳孔などを観察する．

▶ 動脈瘤直達手術・血管内治療

破裂脳動脈瘤では再出血の予防が極めて重要である．予防処置として，開頭による脳動脈瘤ネッククリッピング術あるいは血管内治療が行われる．

3 くも膜下出血患者の生活への看護

▶ 疼痛管理（頭痛）

脳血管攣縮期およびそれ以降も頭痛を訴え，日常生活に支障を来す患者もある．脳血管攣縮の治療中は意識レベルの評価や血圧の厳重な管理を行うため，使用できる薬剤が限られており，疼痛コントロールが不十分となることがあるが，頭痛に対する丁寧な対応が必要である．

▶ 正常圧水頭症

くも膜下出血発症後数週間から数カ月経過後に，歩行障害，精神活動の低下（認知症など），尿失禁を三主徴とする正常圧水頭症を発症することがある．退院後，水頭症による症状が出現した場合は，病院を受診するよう家族に説明するとよい．正常圧水頭症は適切な治療によって症状が改善する可能性がある．

4 脳動静脈奇形

arteriovenous malformation : AVM

1 脳動静脈奇形とは

1 疫学・病態

脳動静脈奇形は，血管が動脈・毛細血管・静脈に分化する胎生期の異常で発生する先天性疾患と考えられている．脳の動脈と静脈が毛細血管を介さずに直接つながり，拡張・蛇行した異常な血管の塊（**ナイダス**＊）を認める．脳動静脈奇形の年間発見率は，10万人あたり1.1〜1.4人とされており，男女比は，1.1〜2.0：1で，一般的に男性の方が多いとされている．脳出血，けいれんの

用語解説

ナイダス
nidus. ラテン語で巣の意味.

発症で見つかることが多いが，偶然に発見されることもある．

脳動静脈奇形により起こる症状の原因は，**出血**が50%以上と最も多く，次いで，**てんかん発作（けいれん発作）**が 20 ～ 25%程度と報告されている．

脳動静脈奇形では，出血により突然の**頭痛**や**片麻痺**，**意識障害**を起こす．また，脳動静脈奇形による慢性的な頭痛を来すことも多く（10 ～ 20%），多くは非拍動性の片側の頭痛を生じる．脳動静脈奇形に正常脳への血流をとられ（**盗血現象**），周囲脳組織への血流供給が不足することにより，精神症状や早発性認知障害，局所神経症状などを来すことがある．

2 検査

脳動静脈奇形を疑う場合は，頭部画像検査を行う．CT では，脳動静脈奇形の高吸収域と低吸収域の混在，および高吸収域をみることが多い．MRI では，脳動静脈奇形のナイダスが血管無信号域（flow void）を示す．脳血管撮影では，動脈相でナイダスや流出静脈が描出される．また，約10%に脳動脈瘤を合併すると報告されている．

3 治療

脳動静脈奇形の治療方針は，出血発症（**破裂脳動静脈奇形**）か非出血発症（**未破裂脳動静脈奇形**）かで異なる．脳動静脈奇形が原因で出血を起こしたと診断された場合，高い確率で再出血を起こすことが予測される．破裂脳動静脈奇形に対し，可能な限り外科的な治療を検討する．未破裂脳動静脈奇形の場合は，外科的治療をするか，経過観察するかはしばしば議論される．未破裂脳動静脈奇形の治療方針については，個々の症例におけるリスクと治療リスクを短期的かつ長期的に考慮した上で判断する．

治療には，**開頭脳動静脈奇形摘出術**，**脳血管内治療**（塞栓術），**放射線治療**（ガンマナイフ，サイバーナイフなど）の三つの方法があり，単独もしくはこれらの組み合わせで行う．治療選択は患者ごとに詳細な検討が必要である．

▶ 開頭手術

開頭術により直接ナイダスの摘出を行う手術であり，直視下に脳動静脈奇形の取り残しがないように摘出する．手術中に脳血管撮影を行ったり，インドシアニングリーン（indocyanine green：ICG）により蛍光造影を行ったりして，血管の評価を行う．近年ではハイブリッド手術室で脳血管撮影と手術を同時に行うこともできる．

▶ 塞栓術（血管内治療）

カテーテル治療にてナイダスの栄養血管（流入血管）より塞栓物質を注入することにより，流入血管やナイダスを塞栓することができる．外科的手術や放射線治療と組み合わせて，集学的治療として行われる．塞栓術を単独で行うことは少なく，開頭手術の前処置や放射線治療のためナイダスを縮小させる目的で行われることが多い．

▸ 定位放射線治療

一般に 3cm 未満の脳動静脈奇形に対して行われる．ガンマナイフやサイバーナイフによるナイダスの完全消失率は，2 年後で 80％とされる．

外科的手術（摘出）の際の難易度（術後に合併症が起こる可能性）を示す指標として，Spetzler-Martin 分類（スペッツラー・マーチン分類）が汎用されている．この分類においてグレードの高いもの，また機能的に重要な部位にあるもの，脳動静脈奇形が大きいもの，深部静脈への流出があるものなどでは術後の障害や合併症が多いことが報告されている．

② 脳動静脈奇形患者の看護

脳動静脈奇形の症状は，脳出血によるものやけいれん発作が多い．ナイダスが破綻した場合は再出血のリスクが高いため，患者の状態に応じて外科的治療，血管内治療，定位放射線療法の治療方針が決定される．外科的治療での合併症は，病変摘出腔や開頭部に出血する後出血や病変周囲の脳浮腫がある．血管内治療での合併症は，脳梗塞，出血，穿刺部の腫脹などがある．

術後は血圧管理による再出血予防，呼吸管理を行うとともに，バイタルサイン，意識レベル，麻痺，瞳孔などの神経所見の悪化，けいれん発作を見逃さないことが大切である．さらに，感染，消化管出血，安静による筋力低下・関節拘縮，褥瘡などの二次的合併症予防に向けた観察とケアを行う．治療後もてんかん発作を起こすことが多いため，抗てんかん薬の服薬指導を行う．

5 もやもや病
moyamoya disease

① もやもや病とは

1 疫学・病態

もやもや病とは，内頸動脈終末部が進行性・両側性に狭窄または閉塞する疾患である．狭窄または閉塞した内頸動脈からの血流の低下を代償するために発達した側副血管のことを，**もやもや血管**という．

日本人を含めアジア人に多い疾患であり，日本での発生率は，1 年間で 10 万人あたり 0.35 ～ 0.5 人程度であり，男女比は 1：2.5 と女性に多く，好発年齢は 10 歳以下と 40 歳前後の二峰性となっている．家族発症は全体の 10％程度にみられ，遺伝的関与が指摘されている．最近になり，RNF213 という遺伝子がもやもや病の感受性遺伝子であることが確認された．

もやもや病は，**脳虚血型**（一過性脳虚血発作や脳梗塞）と，もやもや血管の破綻による**脳出血型**がある．また，偶然発見された場合では無症候のこともある．小児期は脳虚血による症状がほとんどである一方，成人期は脳出血を起こ

すことが多い.

　脳虚血型は，脳への血流が低下することによって，一側の手足の**脱力発作**やしびれ，**失語**などの症状が起こる．時間が経過することで症状が回復する一過性脳虚血発作の場合と，脳梗塞を起こして症状が残る場合がある．一過性脳虚血発作は，泣く，吹奏楽器を吹く，熱いラーメンなどを吹き冷ますなどの行為での過呼吸によって誘発されることがある．脳出血型では，もやもや血管の破綻により脳出血が起こる．出血部位によって症状が異なるが，激しい頭痛や意識障害，片麻痺，言語障害などが起こり，致命的になることもある.

2 検査

　動脈の狭窄・閉塞やもやもや血管の評価のため，MRAや脳血管撮影といった検査が行われ，診断が確定される．また，虚血の度合いをみるために脳血流シンチグラフィー（SPECT）を行う場合もある.

3 治療

脳虚血型もやもや病

　急性期は脳梗塞の急性期に準じて治療を行い，抗血小板薬の内服を行う．慢性期治療としては，脳虚血症状を呈するもやもや病に対して**血行再建術**を行い，脳虚血発作の改善，脳梗塞のリスク軽減，ADLの改善が得られることが報告されている．血行再建術の方法は，浅側頭動脈−中大脳動脈吻合術（STA-MCA吻合術）を中心とする**直接血行再建術**と，側頭筋接着術を主に行う**間接血行再建術**，および両者を併用した**複合血行再建術**がある.

脳出血型もやもや病

　急性期は脳出血に準じ，血圧コントロールや脳圧亢進対策などの治療を行う．外科的に血腫除去を行ったり，脳室ドレナージを行ったりすることもある．慢性期治療としては，脳出血発症のもやもや病において，血行再建術が再出血を低下させるという報告もあり，症例に応じて手術を考慮する.

2 もやもや病患者の看護

　もやもや病は，虚血型と出血型により，治療内容が異なる．虚血型である脳梗塞を発症した場合は脳梗塞治療に準じた観察を，出血型である脳出血を発症した場合は脳出血治療に準じた観察を行う．外科的治療としてSTA-MCA吻合術が行われるため，先述したSTA-MCA吻合術術後の観察を行い，異常の早期発見に努める.

! 臨床場面で考えてみよう

Q1 脳梗塞のため右上下肢麻痺を合併した患者がいる．麻痺に対してできることは何か．

Q2 開頭血腫除去術を行った患者の離床場面に立ち会った．離床時，収縮期血圧が 20mmHg 低下した．その原因は何か．また，予防するために実施できることは何か．

Q3 くも膜下出血で入院した患者の膀胱留置カテーテルを発症 14 日目に抜去した．抜去後，尿閉を認め，下部尿路機能障害が予想された．どのように対応すればよいか．

Q4 退院後，適度な運動として散歩を日課にしようと考えている降圧薬服用中の脳出血患者がいる．どのようなことに注意すべきか．

考え方の例

1 片麻痺患者へのリハビリテーションを行う．上下肢麻痺は関節の不動により関節可動域制限を来し，日常生活動作（ADL）に大きく影響を及ぼすため，関節可動域訓練を定期的に行う．どのタイミングで何回実施するかは，患者の状態によって異なるため，重症度や治療経過，患者の全身状態を踏まえて検討する．

2 起立性低血圧の原因と予防方法を考える．起立性低血圧は原因不明で起こるもののほかに，症候性として糖尿病などの内分泌疾患や中枢・末梢神経障害，循環血液量の低下，長期臥床が原因となる．予防方法としては，早期離床を図ることが大切である．患者の全身状態を観察し，離床の時期について医師と相談する．

3 最低でもカテーテル抜去後 24 時間，排尿時刻，1 回排尿量，尿失禁の有無や量，残尿量を記録する排尿日誌をつけるとともに，最低でも 1 回の残尿測定を行う．残尿測定は超音波装置を用いて行うこともある．泌尿器科受診の必要性について医師と相談するとともに，下部尿路機能と排尿自立度に応じた包括的な看護計画の立案・実施・評価を行う．

4 降圧薬服用中の患者へ退院指導を行う．特に降圧薬を服用する直前の運動は，血圧が高くなっている場合があるため避ける．薬剤師に降圧薬の効果が十分得られる時間帯を確認し，その時間帯に運動を行うよう提案する．

引用・参考文献

1）Nogueira, R.G. et al. Thrombectomy 6 to 24 Hours after Stroke with a Mismatch between Deficit and Infarct. N Engl J Med. 2018, 378（1），p.11-21.

2）Albers, G.W. et al. Thrombectomy for Stroke at 6 to 16 Hours with Selection by Perfusion Imaging. N Engl J Med. 2018, 378（8），p.708-18.

3）日本脳卒中学会編．"脳卒中超急性期の呼吸・循環・代謝管理（1）呼吸"．脳卒中治療ガイドライン 2015［追補 2017 対応］．協和企画，2017，p.4.

4）前掲書 3），"脳卒中超急性期の呼吸・循環・代謝管理（2）血圧"．p.6.

5）ジョアンヌ・V・ヒッキー．"脳血管障害患者の看護管理"．脳神経外科臨床看護マネジメント．片山容一ほか訳．メディカ出版，2003，p.682.

6）日本脳卒中学会編．脳卒中治療ガイドライン 2021．協和企画，2021.

7）前掲書 3），"高血圧性脳出血の慢性期治療　痙攣対策"．p.155.

8）前掲書 3），"くも膜下出血　初期治療"．p.190.

9）神戸市立医療センター中央市民病院看護部編著．"頭蓋内圧亢進（IICP）"．Neuro Nureing Note：脳神経看護手帳．

坂井信幸ほか監修．改訂4版，メディカ出版，2011，p.36-37.

10）宮園正之．頚動脈内膜剝離術（CEA）．ブレインナーシング．2014，30（8），p.12-15.

11）東野芳史．STA-MCA バイパス術．ブレインナーシング．2017，33（6），p.15，17.

12）石原秀行ほか．"脳出血の外科治療"．高嶋修太郎ほか編．必携脳卒中ハンドブック．改訂第 3 版，診断と治療社，2017，p.313.

13）田村綾子ほか．神経症状（神経学的所見）と異常．ブレインナーシング．2012，28（10），p.13-19.

14）馬場彰一．重症くも膜下出血患者の術前・術後の看護．ブレインナーシング．2013，29（1），p.14-21.

15）鈴木睦子ほか．脳動静脈奇形（AVM）．ブレインナーシング．2016，32（5），p.44-48.

16）笹村悠子．もやもや病．ブレインナーシング．2016，32（5），p.49-53.

17）Saito, I et al.Persistent headache during the cerebral vasospasm period following radical treatment of ruptured cerebral aneurysm. Journal of Japanese Academy of Neuroscience Nursing. 2018, 5（1），p.3-10.

6 | 脳腫瘍

脳腫瘍とは

頭蓋内に発生する腫瘍の総称．頭蓋内腫瘍ともいわれる．

脳組織に由来する原発性脳腫瘍と，他臓器から転移した転移性脳腫瘍に分けられる．

発生部位における分類では，脳実質内腫瘍と脳実質外腫瘍に分けられる．

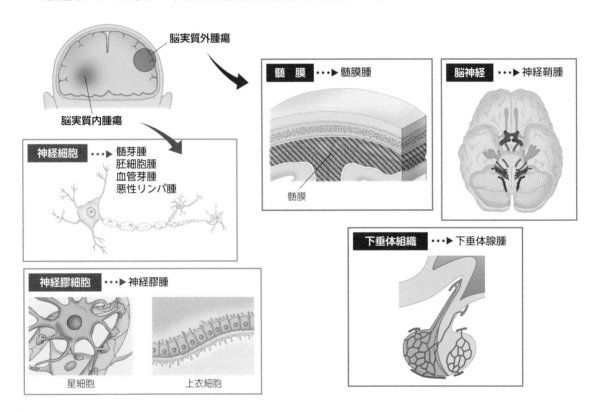

主な脳腫瘍

脳実質内腫瘍

- 神経膠腫(星細胞腫，膠芽腫，乏突起膠腫，上衣腫)　　 髄芽腫　　 胚細胞腫　　 血管芽腫　　 悪性リンパ腫

脳実質外腫瘍

- 髄膜腫　　 下垂体腺腫　　 神経鞘腫　　 頭蓋咽頭腫　　 悪性リンパ腫

代表的な機能の障害・症状

- 頭蓋内圧亢進症状：頭痛，嘔気・嘔吐，うっ血乳頭
- けいれん発作
- 脳局所症状(巣症状)：片麻痺，失語，視力・視野障害，感覚障害　など

1 神経膠腫
glioma

1 神経膠腫とは

神経膠腫（グリオーマ）とは，**神経膠細胞**から発生する脳腫瘍の総称で，原発性脳腫瘍の 25 ～ 30％を占める．神経膠細胞はグリア細胞とも呼ばれ，主な役割として，神経細胞を支え，栄養の供給や神経伝達物質の伝達を行う．神経膠細胞にはいくつかの種類がある．**星細胞**は脳組織を支持し，血管と神経細胞間の代謝物の輸送を主に行う．**乏突起膠細胞**は，神経細胞の軸索を包む鞘髄の形成と代謝を行う．**上衣細胞**は脳室壁を覆う一層の立方細胞で，星細胞の突起と脳実質で接している．これらの神経膠細胞が腫瘍化することにより，**星細胞腫**，**乏突起膠腫**，**上衣腫**となる．

神経膠腫は，WHOの分類では悪性度によってグレードⅠ～Ⅳに分けられる．

●グレードⅠ：毛様細胞性星細胞腫
●グレードⅡ：びまん性星細胞腫，乏突起膠腫
●グレードⅢ：退形成星細胞腫，退形成性乏突起膠腫
●グレードⅣ：膠芽腫

膠芽腫

膠芽腫は，神経膠腫（グリオーマ）の中でも最も悪性度が高く，手術と放射線治療，化学療法を行っても 5 年生存率は 17.9％であり，予後は悪い．

画像検査では，CT で境界が非常に不鮮明な低吸収域でリング状の造影効果がみられる．MRI では，リング状の造影効果があり，腫瘍の中心部に壊死巣を認める（図6-1）．

治療では，腫瘍本体をできるだけ全摘出（95％以上）する．ただし，病巣が運動野や言語野に近い場合は，全摘出は難しいため，覚醒下手術や手術ナビゲーション，術中モニタリング，術中MRI を用いて摘出率を上げる．術後は，腫瘍のあった部位とその周辺に放射線を照射し（拡大局所照射），化学療法を行う．最近では，経口で投与できる抗がん薬であるテモゾロミドを使用することが多く，嘔気，血球減少の副作用はあるが，比較的患者への負担は少なくなっている．また，腫瘍血管内皮細胞増殖因子（VEGF）の働きを抑える抗体であるアバスチン®（ベバシズマブ）を用いた分子標的治療が行われることがある．ただし，これらの治療には QOL を良くする効果はあるが，生命予後の改善効果はないとされている．

乏突起膠腫

乏突起膠細胞が腫瘍化したものを乏突起膠腫という．成人の大脳半球に発生する，発育の緩やかな腫瘍で，全摘出できれば比較的長

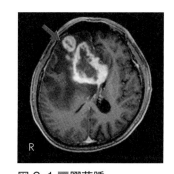

図 6-1 ■膠芽腫
MRI 造影．右前頭葉に周囲に浮腫を伴ったリング状の造影効果を示す腫瘍陰影を認める．

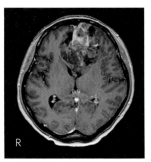

a. MRI 造影．両側前頭葉に周囲を圧迫する一部造影効果を伴う腫瘍陰影を認める．

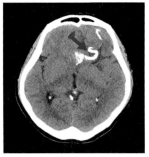

b. CT．石灰化を認める．

図 6-2 ■乏突起膠腫

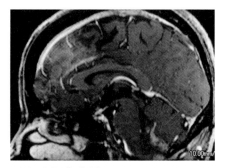

図 6-3 ■上衣腫
造影 MRI．第四脳室内に一部造影効果のある多房性の異常陰影を認める．

期の生存が期待できる．好発年齢は 30 ～ 50 歳で，男性にやや多く，主に大脳半球の前頭葉に好発する．症状として，けいれん発作，性格変化，頭痛などが多くみられる．

画像所見として，CT によって90％に石灰化像を認め，造影 MRI では軽度から中等度の造影効果を呈する（図6-2）．

外科的摘出により完全摘出できれば，治癒可能である．しかし，脳深部や重要な構造物に腫瘍が存在する場合は，部分摘出または生検を行う．残存腫瘍がある場合は，局所への放射線治療やテモゾロミドを用いた化学療法が効果的である．5 年生存率は 80 ～ 90％程度である．

■ 上衣腫

上衣腫は脳室壁を構成する上衣細胞から発生する腫瘍で，脳室内に好発する．全脳腫瘍の 1％を占め，小児に好発するが，成人にも発生する．好発部位として，第四脳室，側脳室，第三脳室が挙げられ，腫瘍の増大とともに水頭症が進行し，頭痛，嘔吐などがみられる．

画像検査では，MRI によって比較的境界が明瞭で，造影効果のある多房性の腫瘍を認める（図6-3）．治療としては，手術により全摘出を目指し，残存腫瘍に対しては放射線治療を行う．5 年生存率は 80％程度である．

② 神経膠腫患者の看護

1 疾患に特徴的な看護

神経膠腫（グリオーマ）は全脳腫瘍の約 3 分の 1，小児脳腫瘍ではその約 3 分の 2 を占め，新生児から高齢者まで幅広い年齢層に発生する．脳腫瘍の組織型分類や好発年齢，好発部位，脳の局所症状などについてよく理解し，対象者の年齢，発達段階を踏まえた上での症状や検査・治療に対応した看護が必要である．脳の占拠性病変の増大や脳浮腫，非交通性水頭症などにより頭蓋内圧亢進が持続すると**脳ヘルニア**を引き起こし，死に至ることもある．

病理診断や遺伝子診断の結果，手術による腫瘍の摘出や放射線治療，化学療法などが行われるため，周術期看護に加えて，放射線や化学療法の看護など，専門的な知識が求められる.

主な症状としては**急性頭蓋内圧亢進症状**，**巣症状**，**症候性てんかん**などがある.

急性頭蓋内圧亢進症状の看護

急性頭蓋内圧亢進症状として，頭痛，悪心・嘔吐，うっ血乳頭がみられる. 観察のポイントは以下の通り.

- バイタルサインの観察による**クッシング現象***（血圧上昇と徐脈）の早期発見
- 早朝頭痛（morning headache）の有無と頭痛時の様子
- うっ血乳頭による視力障害の有無や程度
- 画像所見（頭部 CT）

頸部の屈曲を避け，静脈還流が改善し，脳内血管床が減少して頭蓋内圧が低下するよう頭部を 20 ～ 30°挙上する. 発熱は頭蓋内圧を上昇させるため，速やかに解熱剤や冷罨法により解熱を図る. 低酸素の防止，気道閉塞による胸腔内圧上昇は頭蓋内の静脈還流を悪化させるため，呼吸管理には十分注意する. 咳やいきみ，胸・腹部の圧迫を避け，便秘にならないよう排泄管理も大切である.

CT 所見のチェックポイント

単純 CT は，X 線吸収値の違いを用いて，脳実質の病変を描出することができる. 所見を確認する際は以下の項目がポイントとなる.

①左右差　②偏位の有無　③圧排の有無　④脳室の大きさ　⑤消失の有無
⑥吸収域の有無（高吸収域は白く描出され，低吸収域は黒く描出される）

脳腫瘍はその種類によって特有な形を示し，腫瘍内の石灰化や出血の有無の確認に役立つ.

ICP と CPP

頭蓋内圧（intracranial pressure：ICP）は5～10mmHgが正常値であり，15mmHg以上を頭蓋内圧亢進という. 一方，脳灌流圧（cerebral perfusion pressure：CPP）は 50 ～ 150mmHg が正常値で脳血流を一定に保っている. 頭蓋内圧（ICP）と脳灌流圧（CPP）には以下の関係性がある.

脳灌流圧＝平均血圧－頭蓋内圧

すなわち，血圧が上昇している患者を無闇に降圧することは脳灌流圧を低下させることにつながるため，頭蓋内圧亢進の有無を確認し，亢進している場合は頭蓋内圧を低下させることを優先する.

巣症状の看護

巣症状*として，麻痺，知覚障害，失語症などがみられる. 観察のポイントは次の通り.

plus α

頭蓋内圧亢進症状
急性と慢性で症状が異なる. 急性頭蓋内圧亢進症状とは，脳卒中などが原因で急激に頭蓋内圧が亢進した状態で，激しい頭痛，嘔吐，意識障害，瞳孔異常などを呈する. 一方，慢性頭蓋内圧亢進症状は髄膜腫などが原因で徐々に頭蓋内圧が亢進するため，起床時の頭痛，うっ血乳頭による視力障害，記憶障害などを呈する.

*用語解説

クッシング現象
クッシング徴候ともいう. 重度の頭蓋内圧亢進による症状であり，
①収縮期血圧の上昇
②脈圧の上昇
③徐脈（脈拍 < 60）
を示す. 頭蓋内圧 60mmHg 以上では脳循環自動調節機能が破綻し，脳血流量が減少する. また交感神経の刺激により収縮期血圧が上昇し，脳に十分な血流を確保しようとするため脈圧は上昇する. さらに，高血圧になると血圧を一定に保とうとするため心拍数が低下し徐脈となる.

巣症状
脳の限局した特定の部位が障害されて起こる症状のことで，片麻痺，感覚障害，言語障害，視野障害，失語，失行，失認などの局所神経障害を指す.

●麻痺の程度や感覚障害の有無

●失語症の有無（言葉の流暢さ，言語理解，復唱など）

　巣症状の変化に注意して観察し，新たな巣症状が出現した際には速やかに医師に報告する．状態に応じて理学療法士，作業療法士，言語聴覚士らと協働し，リハビリテーションを行う．麻痺や感覚障害がある場合はナースコールの位置を確認し，ベッド周囲の危険物を除去するなど，症状に合わせて環境整備を行う．失語症がある場合は意思表出ができるようコミュニケーション方法を見いだす．

症候性てんかんの看護

　観察のポイントは以下の通り．

●前駆症状の有無

●けいれんの始まった部位

●発作部位（部分的か全身か）

●発作の継続時間

●眼球の動き

●意識障害の有無

●バイタルサイン

●発作後の麻痺の有無

　てんかん発作を発見したら，直ちにほかの医療者を呼び初期対応を行う．日ごろから酸素吸入，血管確保や救急カートの準備，抗けいれん薬などを準備しておく．てんかん発作時には，保護カバーを付けたベッド柵の設置や周囲の危険物を除去するなど，安全には十分配慮する．尿失禁がある場合は，掛け物やカーテンでプライバシーを保護する．

症候性てんかん

　てんかんは，大脳の電気信号の乱れや興奮によって起こる．てんかんの種類には特発性てんかんと症候性てんかんがある．特発性てんかんは明らかな脳の病変が認められないものであるのに対し，症候性てんかんは脳腫瘍や脳卒中など，脳に病変を認めるものを指す．脳腫瘍が原因で起こる症候性てんかんは，腫瘍の部位によって多様な症状を示す．部分発作であっても全身性に波及するパターンが多くあり，迅速な対応が求められる．

---

2 検査における看護

　問診や臨床症状から脳腫瘍が疑われた場合に，CT，MRI，**脳血管撮影**，SPECT，PET などの画像診断や，**血液検査，髄液検査，分子遺伝学的検査**などの臨床検査が行われる．治療方針の決定には，開頭術時か定位生検による病理検査が必要で，確定診断に至る経過中にも急激な症状の悪性転化を来すことがあるため，急変に備える．

　患者や家族は，腫瘍が良性か悪性か，また予後などについて大きな不安を抱

分子遺伝学的検査
近年，一部の脳腫瘍では，腫瘍型を診断する上で分子遺伝学的検査が必要とされている．分子遺伝子情報は予後と相関し，治療への反応性を予測するのに役立つ．

えているため，患者の不安を傾聴し，理解度に合わせて検査に関する説明を行う．医師のインフォームドコンセントには看護師も立ち会い，患者・家族の理解度を確認し，必要に応じて再度医師からの説明を依頼する．

3 治療における看護

病理検査や遺伝子検査によって確定診断が行われると，治療方針が決定する．**手術**によって可能な限り腫瘍を摘出するが，全摘出が不可能な場合は，**放射線治療**や**化学療法**などの補助療法が行われ，患者の QOL を最大限に考慮しながら治療が進められる．

▌手術療法

▶ 手術前の看護

悪性度が高い神経膠腫は，入院してから手術までの期間が短く，緊急手術になることがある．手術前のオリエンテーションは，患者だけでなく可能な限り家族にも行う．家族の協力体制や緊急時の連絡先を確かめておくことも重要である．また，緊急手術は家族の精神的な動揺も大きいため，看護師は医師と密に連絡をとり，十分な説明を行い不安の軽減に努める．

▶ 手術直後（急性期）の看護

手術直後は全身麻酔による影響が残り状態が不安定なため，術後の**後出血**や**脳浮腫，けいれん**などが起こりやすいことを念頭に，意識状態や神経症状などをモニタリングする．また，適切なポジショニングにより脳循環を維持し，頭蓋内圧上昇を来す要因をできる限り除く．術後は，創部ドレーンや輸液チューブ，膀胱留置カテーテルなどが挿入されているため，意識障害や術後せん妄のある患者や小児が不用意に抜去しないように固定方法を工夫する．手術創部は一般的に術後48～72時間後に皮膚保護剤が除去され，約1週間で抜糸する．観察項目として，創部の感染（発赤，腫脹，疼痛，発熱，頭痛など）や**髄膜刺激症状***の有無を確認する．不動状態や身体可動性障害がある場合，術後早期から関節拘縮や筋力低下を予防する他動運動を取り入れる．

▶ 手術後の看護

患者の状態に応じて，セルフケアを中心にした援助を行う．医師の指示により，麻痺や失語に対するリハビリテーションが開始される．退院後は外来通院によって経過を観察するが，退院時には再発の症状や抗けいれん薬の服用の必要性，発作時の対処など，日常生活上の注意について説明する．

▌放射線治療

多くは腫瘍摘出後に，通常外部照射と定位放射線照射（ガンマナイフやサイバーナイフなど）が行われる．照射の適応や照射範囲，線量などは腫瘍のタイプにより決定される．個人差があるが照射期間中は，放射線宿酔症状（悪心，嘔吐，全身倦怠感，食欲不振，頭痛など），脱毛や皮膚炎などの副作用が出現する．皮膚の機械的な刺激を避けるように指導し，照射終了後は再び毛が生えてくることを説明し，その間は帽子やかつらなどで工夫する．

📖*用語解説

髄膜刺激症状
感染や出血などによって髄膜が刺激されたときにみられる症状の総称である．自覚症状としては頭痛，悪心・嘔吐があり，他覚症状としては項部硬直，ケルニッヒ徴候，ブルジンスキー徴候などがある．
項部硬直：仰臥位の状態で頭部を前屈させると抵抗がある．
ケルニッヒ徴候：仰臥位の状態で下肢を持ち上げると抵抗を示し，膝が135°以上伸展できない．
ブルジンスキー徴候：仰臥位の状態で頭部を前屈させると股関節・膝関節が自動的に屈曲する．

化学療法

腫瘍摘出術や放射線治療後に，化学療法が行われる．**抗がん薬**は正常な細胞組織にも作用し，副作用が著明に現れることがある．薬剤は刺激性が強く，点滴刺入部の血管炎症や薬剤漏れによる周囲組織の壊死を引き起こす．とくに小児では，体重あたりの投与量が決められているため，厳重な点滴管理が必要である．また，消化器系の副作用によって食欲不振や嘔吐が続く場合は，食事摂取量や栄養状態の管理，水分出納チェック，体重計測を行い，異常があれば医師に報告する．

4 家族を含む生活への看護

化学療法を行った患者は，その副作用として骨髄機能の抑制が起こることがある．白血球減少や血小板減少が起こると，感染しやすく出血傾向になる．外出時のマスク着用や口腔内の清潔保持，柔らかい歯ブラシに変える，転倒や外傷に気を付けるなど，生活上の注意を家族も含めて指導する．

2 髄芽腫
medulloblastoma

① 髄芽腫とは

1 疫学・症候

髄芽腫とは，小児に好発する**悪性脳腫瘍**の一つで，全脳腫瘍の 1.0％を占める．小児脳腫瘍の 12％と小児では 3 番目に多い腫瘍で，14 歳以下の男児に好発する．髄芽腫は小脳の正中部である小脳虫部に発生して周囲の脳室や小脳半球に浸潤し，髄液を介して頭蓋内や脊髄に播種しやすい腫瘍である．小脳の障害により**ふらつき**，**眼球運動障害**を認め，腫瘍の進展により水頭症を生じた場合には頭痛や嘔吐などの**頭蓋内圧亢進症状**を呈する．

2 検査・診断

CT 検査では，腫瘍は等吸収域～高吸収域として描出される．MRI 検査では，T1 強調画像では低信号，T2 強調画像では等信号～高信号に描出され，造影 T1 強調画像では均一に造影されることが多い．腫瘍により第四脳室が圧迫され，側脳室から第三脳室が拡大して水頭症を認めることがある（図6-4）．

髄芽腫は播種を来しやすく，播種の有無が予後や治療法を左右するため，脊髄 MRI 検査を行う．また，頭蓋内圧亢進症状がなければ，髄液中の腫瘍細胞の有無を評価するため髄液検査を行う．

3 治療

髄芽腫に対する治療は，手術・化学療法・放射線治療を組み合わせて行う．手術では，できる限り全摘出を目指す．放射線治療は，**全脳全脊髄照射**を術後早期に開始する．ただし，3 歳未満の乳幼児は中枢神経が発達段階にあり，放

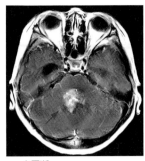 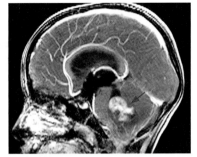

a. 水平断   b. 矢状断

図 6-4 ■髄芽腫
MRI 造影 T1 強調画像．小脳正中部にほぼ均一に造影された腫瘍を認める．これにより，脳室が拡大し水頭症を認める．

射線による発達障害，精神発達遅滞が問題となるため，化学療法を優先して行う．化学療法は，ビンクリスチン，シスプラチン，シクロホスファミドを併用して行う．施設によっては自家幹細胞移植を併用した大量化学療法を行う場合がある．

　生命予後は，5 年生存率が 50 ～ 60％と報告されており，再発や播種などの進行が早い例がある．髄芽腫はさまざまな治療を併用し，長期間の入院を必要とすることから脳神経外科だけではなく，放射線科，小児科，リハビリテーション科，ソーシャルワーカーなど，多職種の協力体制が必要である．

2 髄芽腫患者の看護

　髄芽腫は 5 ～ 10 歳の小児の小脳虫部に好発する悪性腫瘍で，腫瘍摘出後も播種しやすく予後は不良である．中脳水道や第四脳室が腫瘍で圧迫され，頭痛や噴出性の嘔吐，うっ血乳頭などの頭蓋内圧亢進症状が生じ，体幹運動失調や失調性歩行などの小脳症状を来す．

　一般的に小児は自覚的な訴えができないことが多く，頭蓋骨癒合が未完成な乳児では症状の発見が遅れることもある．そのため，機嫌が悪くすぐに泣く，噴射状に吐く，座位が保てない，転びやすいなどの症状を慎重に観察することが異常の早期発見につながる．検査や治療に伴う身体的侵襲は精神的負荷を伴うため，少しでも苦痛を緩和し安全・安楽が保てるような看護が必要である．

　子どもの発病は，親やその家族にも計り知れない心理的苦痛をもたらす．医療従事者の言動や態度には十分注意し，医師の説明には必ず立ち会って説明内容や理解の程度を確かめる．必要に応じて，臨床心理士などの介入も検討する．

3 胚細胞腫瘍
germ cell tumor

1 胚細胞腫瘍とは

1 疫学・症候

　胚細胞腫瘍は胚細胞由来の腫瘍で，精巣や卵巣といった生殖器に発生する場合と，後腹膜や縦隔，頭蓋内といった性腺以外に発生する場合がある．頭蓋内では松果体部，鞍上部に好発する．脳腫瘍全体の1.8%に発生するまれな腫瘍であるが，10〜20代での発症が全体の82%を占め，小児脳腫瘍全体では約15%を占める．

　症状は，松果体部に発生した場合は**上方注視障害**や**対光反射消失**がみられ，水頭症を伴った場合には**頭痛**や**嘔吐**などがみられる．鞍上部に発生した場合は，**尿崩症，下垂体前葉機能低下症，視力・視野障害**などがみられる．

　胚細胞腫瘍は，病理組織学的に**ジャーミノーマ（胚腫），成熟奇形腫，未熟奇形腫，絨毛癌，卵黄嚢腫瘍，胎児性癌，混合性胚細胞腫瘍**に分類される（表6-1）．

2 検査・診断

　CT検査，MRI検査で松果体部あるいは鞍上部に腫瘍を認め，石灰化や囊胞形成などを認める．松果体部腫瘍の場合，左右対称性に脳室拡大を伴うことがある．MRI造影T1強調像では，腫瘍は均一に造影される（図6-5）．

　胚細胞腫瘍には特異的な**腫瘍マーカー**が存在し，血液および髄液中のα-フェトプロテイン（AFP），β-ヒト絨毛性ゴナドトロピン（HCG）を測定し，マーカーの測定結果によって分類を推測することができる．最近では，胎盤型アルカリフォスファターゼ（PLAP）も特異的なマーカーとして注目されている．

　確定診断には，生検術や開頭腫瘍摘出術による病理組織診断が必須であるが，AFP，HCGが著明に上昇している場合は治療が先行されることもある．

表6-1 ■胚細胞腫瘍

組織型		腫瘍マーカー	頻度	予後
胚腫 (ジャーミノーマ)		PLAP, βHCG	69%	良好群
奇形腫	成熟型	CEA（一部）	13%	良好群
	未分化型			中間群
絨毛癌		βHCG	3%	不良群
卵黄囊腫瘍		AFP	3%	不良群
胎児性癌			4%	不良群
混合性		さまざま	8%	中間群または不良群

奇形腫は分化の程度により二つに分けられ，予後も異なる．

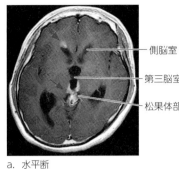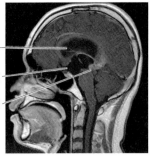

側脳室

第三脳室

松果体部

a. 水平断　　　　　　　　b. 矢状断

図6-5 ■胚細胞腫瘍

MRI造影T1強調画像. 松果体部に腫瘍を認める. 本例では側脳室, 第三脳室の壁に造影効果を認め, 播種がみられる. また, 脳室が拡大し水頭症を認める.

3 治療

　治療は, 奇形腫の場合, 全摘出を目指して開頭腫瘍摘出術を行う. その他の胚細胞腫瘍では生検手術などで確定診断を行い, 化学療法と放射線治療を行う. 胚細胞腫瘍の病理診断により予後良好群, 予後中間群, 予後不良群の3群に分類されるが, それぞれの群で化学療法・放射線治療の方法が異なる. 予後については, 予後良好群では5年生存率は98％, 予後中間群では94％, 予後不良群では60％と報告されている.

2　胚細胞腫瘍患者の看護

　胚細胞腫瘍は, 小児の松果体部とトルコ鞍上に好発する浸潤性の悪性腫瘍で, 腫瘍の部位に応じて特徴的なホルモン分泌の異常を来す. 抗利尿ホルモン分泌不全による多尿や多飲を初発症状とすることが多く, 中脳水道の閉塞による水頭症から頭蓋内圧が亢進し, 頭痛や嘔吐が生じる. 視神経や視交叉部の圧迫で視力低下や視野障害を来し, 中脳四丘体の圧迫などによる眼球運動障害[*]が起こるため, 転倒・転落などの事故を防止する必要がある.

　治療は放射線治療と化学療法が行われ, 放射線照射後に早期に起こる放射線宿酔や, 3カ月以降に起きる遅延性放射線反応に注意する. 治療期間が長期に及ぶため, 就学については学校の協力を得て学習計画を立てるようにする. 低年齢であってもその年齢に応じた検査や治療の説明を行い, 不安の軽減に努めることが重要である.

■*用語解説

眼球運動障害
眼球運動は, 動眼神経, 滑車神経, 外転神経の三つの脳神経がつかさどっている. 中脳四丘体は動眼神経が走行しており, ここが圧迫されることで下斜筋と上直筋が麻痺するため, 眼球を上に向けることができない. これを共同上方視障害という.

4 血管芽腫
hemangioblastoma

1 血管芽腫とは

1 疫学・症候

　血管芽腫は小脳半球に発生し，毛細血管に富む**良性腫瘍**である．原発性脳腫瘍の1.7％を占め，20〜70代に好発する．孤発性が多いが，20〜30％は家族性に発生し，**フォン・ヒッペル・リンドウ病（VHL）**に合併する．約80％が小脳半球に発生し，VHL病に合併する場合は脊髄や多発性に認めることがある．症状は，小脳半球の圧迫による**歩行障害**，**めまい**，**嘔気**を認め，腫瘍が大きい場合，頭蓋内圧亢進による**頭痛**を伴う．VHL病では，網膜の血管芽腫や腎細胞癌，膵嚢腫，赤血球増加症を伴う場合があり，全身の検索が必要である．

➡フォン・ヒッペル・リンドウ病（VHL）についてはp.172参照.

2 検査・診断

　血管芽腫は腫瘍内に嚢胞を伴うことが多く，嚢胞壁に腫瘍実質部分を認め，これを壁在結節と呼ぶ．画像検査では嚢胞部分はMRI造影T1強調画像では低信号，T2強調画像では高信号となる．T1強調画像では，壁在結節は均一に造影される．脳血管撮影では壁在結節に一致して腫瘍濃染像を認める（図6-6）．

3 治療

　腫瘍が小さく無症状である場合は，経過観察を行う．症候性である場合は開頭腫瘍摘出術を行い，全摘出を目指す．多発例や腫瘍摘出不能部位に対しては，放射線治療を行うことがある．しかし，脳幹や脊髄病変では周囲に浮腫が発生し，放射線治療を行うと後遺症を生じることもあるため，適応は慎重に判断する必要がある．腫瘍が全摘出できれば治癒も可能であるが，残存がある場

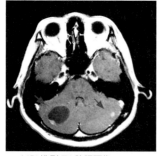
a. MRI造影T1強調画像

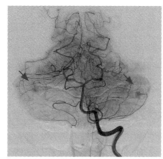
b. 脳血管撮影

図6-6 ■血管芽腫
MRIにて小脳半球に低信号の嚢胞を認め，嚢胞壁の一部に造影される腫瘍本体を認める．本例はVHL病の患者で，反対側の小脳半球にも造影される腫瘍がみられる．脳血管撮影ではMRIの造影領域に一致して腫瘍濃染像を認める．

合は再発することもある．生命予後は良好であり，5年生存率は92%と報告されている．

2 血管芽腫患者の看護

　血管芽腫は成人に多く，小脳に好発する血管に富んだ良性腫瘍である．頭蓋内圧亢進症状を生じることが多く，症状はゆっくりと進行する．腫瘍が産生するエリスロポエチンによる多血症を伴うことがある．小脳症状を呈し，運動失調やめまいを来すため，症状を観察し，転倒などの事故が起きないように患者指導と環境調整をする必要がある．治療は手術が第一選択であるが，腫瘍が小さく脳浮腫を伴わない場合は放射線治療が行われる．詳しくは神経膠腫の看護を参照．

➡神経膠腫の看護については p.148 参照．

5 髄膜腫
meningioma

1 髄膜腫とは

1 疫学・症候

　髄膜腫は，脳の外側，頭蓋骨の裏側にある硬膜に付着部（根っこ）をもち，脳を外側から圧迫しながらゆっくり発育する．多くは**良性**で，脳腫瘍の約20%を占め，最も多い．中年の女性に多く，男性の約2.7倍の発生率で，40代が発生のピークである．

　頭蓋内のさまざまな部位に発生する．頭蓋内圧亢進による**頭痛**，**けいれん発作**，**上下肢麻痺**，**小脳症状**，**脳神経麻痺**など，発生部位により症状は異なる．緩徐に発育するため，症状がみられるころには腫瘍がかなり大きくなっていることもある．

2 検査・治療

　CT，MRIでは造影剤により均一に強く増強される（図6-7）．腫瘍の付着部周辺の硬膜が尻尾のように増強される（dural tail sign）．腫瘍が大きくなると，腫瘍の周囲の脳実質に浮腫がみられることがある．CTでは石灰化がみられることがある．

　髄膜腫は大部分が良性腫瘍で，手術で硬膜を含めて全摘出することにより治癒できる．ただし，すべての髄膜腫に手術が必要なわけではなく，無症状なものや小さいものは経過観察となることもあ

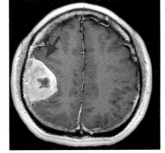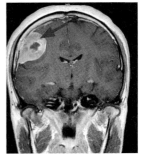

造影 MRI（軸位断）　　　　　（冠状断）

図 6-7 ■髄膜腫

表 6-2 ▨髄膜腫の摘出度（Simpson grade）と再発率

	摘出度	再発率 (5-20 年)
グレードⅠ	硬膜付着部を含め全摘出	9%
グレードⅡ	全摘出し，硬膜付着部は電気凝固	16%
グレードⅢ	全摘出し，硬膜付着部は処置しない	29%
グレードⅣ	亜全摘出	39%
グレードⅤ	生検と減圧術	89%

組織学的に悪性像を示す髄膜腫は再発を起こしやすく，5 年生存率は 60％前後である.

る. 特に最近は，脳ドックによって無症状の髄膜腫が発見される機会が多く，患者の年齢，腫瘍の大きさ，場所，症状の有無などから総合的に手術の適応を判断する. 発見時にすでに症状がある場合や，その後腫瘍が増大した場合，重篤な症状が出現すると予想される場合は，手術による摘出が原則である. 摘出度が高いほど，再発率は低くなる(表6-2).

② 髄膜腫患者の看護

1 疾患に特徴的な看護

髄膜腫は髄膜の**くも膜細胞**に由来する脳腫瘍で，髄膜のあらゆる場所に発生する. 中年以降の女性に多く，基本的には良性で発育は比較的緩やかである. 発生部位によりさまざまな**巣症状**を来す. 例えば，大脳円蓋部ではけいれん発作や上肢の運動麻痺，失語症が，傍矢状洞部では対側の下肢に始まるジャクソン型てんかんや視力・視野障害が，蝶形骨縁部では側頭葉てんかん発作が，鞍結節部では視力・視野障害が，前頭蓋窩では嗅覚の脱失などが起こる. 症状を観察し，日常生活に支障がある場合は安全に配慮した看護を提供する.

2 検査における看護

髄膜腫は，X 線検査や CT で骨の肥厚や骨破壊，石灰化像が容易に確認される. しかし，腫瘍が良性であっても，検査結果や予後に対する患者の不安が大きいことには変わりがない. 検査前，検査中は巣症状の観察を行い，検査に伴う不安や疑問があれば医師や診療放射線技師に伝え，精神的苦痛の緩和に努める.

3 治療における看護

治療は腫瘍摘出術が行われるが，手術中に多量に出血する場合があるため，あらかじめ血管内治療に準じた方法で栄養血管の塞栓術を行うことがある. 髄膜腫の発生部位や大きさによっては，重要な神経や血管を取り囲んで発育していて全摘出できない場合もある. 再発率や長期予後は，腫瘍の摘出度と深く関係するといわれている. 手術後の残存腫瘍に対しては定位手術的照射が行われる.

▶ 手術前の看護

塞栓術が行われる場合は，血管内治療に準じた看護を提供する．

▶ 手術直後の看護

手術後24時間以内は後出血の可能性があるため，バイタルサインや意識レベル，頭痛の有無や程度，瞳孔不同や対光反射の減弱などを経時的に観察し，異常の早期発見に努める．状態が急変し，再度開頭術が行われることもある．後出血や脳浮腫が増強すると頭蓋内圧亢進症状を来すため，脳ヘルニアに移行しないように異常の早期発見と医師への迅速な報告に努め，指示に従って降圧薬やステロイド投与などを行う．手術操作や前頭葉や側頭葉の圧迫などで術後けいれんが起きる頻度も高く，けいれん発作に対する的確な看護が必要である．手術侵襲やステロイド薬の投与によって消化管出血を来すこともある．腸管の蠕動運動を聴取し，悪心・嘔吐，胃部不快感や下血の有無などの消化器症状に注意して観察を行う．

▶ 手術後の看護

注意すべき術後合併症は，主に術後出血，脳浮腫，術後けいれんである．さらに，腫瘍が頭蓋底部にあり術操作で副鼻腔が開放された場合は，髄液漏の有無を観察する必要がある．詳しくは下垂体腺腫の看護を参照.

➡下垂体腺腫の看護については p.161 参照.

術中に髄膜腫と一緒に硬膜を取り除いた場合，**人工硬膜**を用いることもある．この際，細菌感染の可能性が高まるため，確実な抗菌薬投与と創部の感染予防が必要になる．患者の意識が清明ではなく，創部に触れてしまう場合は帽子やネットで保護するなどの工夫を行う．

4 家族を含む生活への看護

再発の可能性もあるため，外来通院によって経過を観察する．抗けいれん薬の確実な服薬と発作時の対応について，患者や家族を指導する．運動麻痺や失語症などの後遺症がある場合はリハビリテーションが必要になり，継続した通院・治療ができるよう家族を含めて支援していく．

6 下垂体腺腫
pituitary adenoma

1 下垂体腺腫とは

1 疫学・症候

下垂体腺腫とは，**下垂体前葉組織**の細胞由来の腫瘍で，ほとんどが**良性腫瘍**であり，悪性は約1%である．全脳腫瘍の16.2%を占め，成人に多く，やや女性に多い傾向がある．下垂体腺腫は，ホルモン産生能の有無によって表6-3のように分類される．

腫瘍が発育すると，局所に圧迫症状が生じる．腺腫による正常下垂体ホルモ

表 6-3 ■ホルモン産生能による下垂体腺腫の臨床分類と主な症状

分類		症状	下垂体腺腫に占める割合
ホルモン非産生腫瘍（非機能性腺腫）		頭痛，両耳側半盲	40%
ホルモン産生腫瘍（機能性腺腫）	プロラクチン（PRL）産生腫瘍	生理不順，無月経，乳汁漏出	30%
	成長ホルモン（GH）産生腫瘍	巨大舌，末端肥大症様顔貌，手足の肥大	20%
	副腎皮質刺激ホルモン（ACTH）産生腫瘍	満月様顔貌，中心性肥満，高血圧，糖尿病，骨粗鬆症，易感染性	5%
	甲状腺刺激ホルモン（TSH）産生腫瘍	頭痛，手の振戦，急激なやせ，動悸，不整脈	1%

※「60%」が「ホルモン産生腫瘍（機能性腺腫）」行をまとめて示す

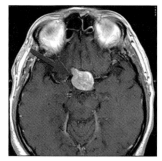
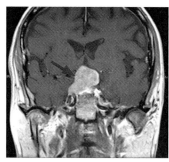

図 6-8 ■ 下垂体腺腫
造影 MRI にて，トルコ鞍内から鞍上部にかけて造影効果陽性の腫瘍を認める．

ン産生障害が起こると，女性では**無月経**や**不規則月経**，男性では**勃起不全**や**性欲低下，毛が薄くなる**などの症状を認めることがある．腺腫が大きくなり，トルコ鞍外に伸展して直上の視交叉部を圧迫すると，**視力低下**や**視野異常（両耳側半盲）**を生じる．

2 検査・診断・治療

　腫瘍の増大により，X 線単純写真でトルコ鞍の風船様拡大，トルコ鞍底部の骨破壊を認めることがある．MRI では，T1 強調画像では低信号域～等信号域として描出される．T2 強調画像では一定の傾向を示さない．造影 MRI（ガドリニウム造影）では，腺腫に造影効果を認める（図6-8）.

　ホルモン非産生腫瘍で，下垂体機能低下や視力・視野障害などの，腫瘍の発育による局所圧迫症状を来しているものは手術適応となる．明らかな腫瘍による症状がない場合は，年齢，全身状態などを考慮し，手術の適応を判断する．**ホルモン産生腫瘍**は，無症状の場合でもホルモン値の異常高値によりさまざまな合併症を起こすことが多く，治療適応となる．手術は，一般的には侵襲度の低い**経蝶形骨洞手術**が選択され，内視鏡を用いて鼻腔よりアプローチする（図6-9）.

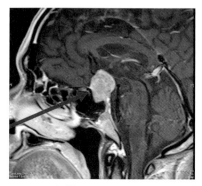

図6-9■経蝶形骨洞手術の侵入経路

▍プロラクチン産生腫瘍（プロラクチノーマ）

▶ **特徴**　下垂体腺腫の30％前後を占め，女性に圧倒的に多く，男性の約8倍である．

▶ **症状**　女性は無月経と乳汁分泌を主訴とするため，診断時の年齢は低いが，男性ではプロラクチン高値による症状が少ないために，視力・視野障害が出現するまで発見されないことが多い．

▶ **診断**　血中プロラクチンと腫瘍サイズには相関関係があり，血中プロラクチンの高値（100以上）によって診断される．

▶ **治療**　内視鏡下経蝶形骨洞手術による外科的摘出術，薬物治療（ブロモクリプチン療法），放射線治療（ガンマナイフ）が行われる．ブロモクリプチンにより血中プロラクチン濃度が正常化し，受精能力を獲得することが多い．脳神経外科では術後に使用することが多いが，内科や産婦人科では第一選択薬として使用することが多い．

▍成長ホルモン産生腫瘍

▶ **特徴**　下垂体腺腫の20％前後を占め，平均年齢は40歳前後で男性にやや多い．

▶ **症状**　長管骨骨端が閉鎖する前の若年者に発症すると身長，体幹が異常なほどに大きくなる巨人症になり，成人に発症すると手足，額，顎，唇が大きくなる末端肥大症となる．巨人症となる患者は少なく，多くは成人で発症し，末端肥大症となる．

▶ **診断**　血中成長ホルモン値とソマトメジンC（長期間の血中成長ホルモンの値を反映する）の上昇によって診断される．

▶ **治療**　外科的摘出術，薬物治療（ブロモクリプチン療法，サンドスタチン療法など），放射線治療（ガンマナイフ）が行われる．

▍副腎皮質刺激ホルモン産生腫瘍（クッシング病）

▶ **特徴**　下垂体腺腫の5％前後を占め，女性に多く（男性の2.5～3.5倍），平均診断年齢は35～40歳．ほかの下垂体腺腫と異なり，若年者にも発生する．

▶ **症状**　副腎皮質刺激ホルモン（ACTH）が過剰に分泌されることにより，血中コルチゾール（ステロイドホルモン）が異常高値となり，さまざまな症状を呈する．代表的な症状として**クッシング症候群**がある（表6-4）．

▶ **診断**　血中コルチゾールあるいはACTHの過剰分泌によって診断される．

▶ **治療**　外科的摘出術や放射線治療（ガンマナイフ）が行われる．

表6-4 ▍クッシング症候群でみられる症状

- 顔や体の中心部の肥満，満月様顔貌，野牛肩，皮膚線条
- 多毛
- 無月経，勃起不全
- 骨粗鬆症
- 高血圧，糖尿病，易感染性
- 四肢末梢筋肉の萎縮

② 下垂体腺腫患者の看護

1 疾患に特徴的な看護

　下垂体腺腫は全脳腫瘍の16.2％を占め，神経膠腫，髄膜腫に次いで多い腫瘍である．下垂体腺腫は組織学的には良性腫瘍であり，他の臓器には転移しな

い．ホルモンを産生する機能性腺腫（**プロラクチン産生腫瘍，成長ホルモン産生腫瘍，副腎皮質刺激ホルモン産生腫瘍，甲状腺刺激ホルモン産生腫瘍**）と，ホルモンを産生しない非機能性腺腫とに大別され，分泌されるホルモンの種類によって現れる症状はさまざまである（表6-3）．看護師は腫瘍のタイプを知り，症状に合わせた観察とケアを行う．

また，下垂体の近くには視神経交叉があり，腫瘍によって圧迫されると両耳側半盲（両側の耳側の視野障害）を生じる．日常生活での環境整備や安全管理も重要である．

2 検査における看護

検査は CT，MRI，視力・視野検査，内分泌検査などを行う．多くの診療科での診察と多くの検査項目があるため，看護師は患者に検査スケジュールの確認や検査のオリエンテーションを行い，不安の軽減に努める．

3 治療における看護

治療法の原則は手術療法であり，鼻腔から内視鏡を用いて腫瘍摘出する**経蝶形骨洞手術**が行われる．

▶ 手術前の看護

経蝶形骨洞手術の場合，術後は鼻腔タンポンを挿入するため，患者には術前から口呼吸の練習を促す．口呼吸での飲食やうがいの練習も重要である．また，鼻腔内操作を行うため，鼻毛カッターで剃毛を行う．腫瘍が大きい場合は大腿部からの筋膜や腹部からの脂肪の充塡が行われるため，術後創がどこになるかの説明も重要である．鼻腔タンポンの挿入や安静制限など，術後の状態がイメージできるよう十分なオリエンテーションを行う．

▶ 手術直後の看護

髄液鼻漏合併は髄膜炎の原因となるため，早期に発見する必要がある．看護師は鼻腔ガーゼ上層までの滲出がないか，喉の奥に流れ込むような自覚症状がないかを確認する．**髄液鼻漏**が疑われた場合は，尿定性試験紙で糖の検出検査を行い，直ちに医師へ報告する．脳脊髄液の逆流を防止するために，頭部を挙上し，安静を促すことも重要である．また，**尿崩症**も重要な術後合併症の一つであり，確実な尿量測定が求められる．

▶ 手術後の看護

尿崩症は多くの場合一過性で，1週間～3カ月程度で治まるが，中には長期的に下垂体機能が低下し，退院後も抗利尿ホルモンの点鼻薬投与が必要となる場合がある（図6-10）．誤った使用をすると重篤な副作用を招くことがあるため，患者が正しく使用できるよう指導する．

4 家族を含む生活への看護

頭蓋内圧が上昇すると髄液鼻漏を起こす可能性があるため，術後一定期間は鼻をかむ行為は避けるよう指導する．また，強くいきむ，重い荷物を持つなどの行為も頭蓋内圧を上昇させるため，具体的な日常生活動作を例に挙げながら説明する．

plus α

抗利尿ホルモンの副作用
抗利尿ホルモン点鼻薬の副作用として，頭痛，悪心・嘔吐，浮腫，鼻粘膜刺激，水中毒（低ナトリウム血症）などがある．重篤な副作用として脳浮腫，昏睡，けいれんなどを伴う水中毒などがある．異常を認めた際には投薬量の変更または投薬の中止が必要となるため，直ちに医師に相談するよう伝える．

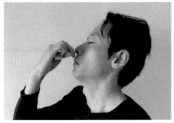 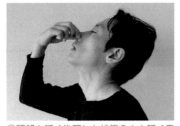

①頭部を軽く後屈し，ノズル先端を鼻腔 に入れ息を止めてスプレーする．

②頭部を軽く後屈した状態のまま軽く鼻 を押さえ，薬液を鼻の奥まで行き渡らせ るように鼻から静かに息を吸う．

図6-10 ■点鼻薬の自己投与方法（スプレー型の場合）

7 悪性リンパ腫

malignant lymphoma

1 悪性リンパ腫とは

1 疫学・症候

頭蓋内に発生する**悪性リンパ腫**は，多臓器リンパ腫由来のものと区別し**中枢神経原発悪性リンパ腫**（primary central nervous system lymphoma：**PCNSL**）という．全脳腫瘍のうち約3.5％を占め，50歳以上に発生することが多く近年増加傾向にある．免疫抑制薬の服用やAIDS罹患，EBウイルス感染などの免疫不全患者に発生することが報告されているが，免疫不全を合併しない症例も多く，その発生原因は不明である．

症状は，腫瘍の発生部位によりさまざまである．**片麻痺・失語**などの脳局所症状，**記銘力障害・人格変化**などの精神症状，**頭痛・嘔吐**などの頭蓋内圧亢進症状，**けいれん発作**などがみられる．また，PCNSLは15～25％が眼内浸潤によるぶどう膜炎を合併することがあり，視力低下を契機に発見されることもある．

発生部位については，前頭葉，側頭葉など約85％が大脳半球に発生し，大脳皮質よりも深部白質に好発する．基底核部や視床，脳室周囲に発生することもあり，30～40％は多発性である．

2 検査・診断

画像検査では，CT検査で腫瘍は等吸収域〜高吸収域に描出される．MRI検査では，拡散強調画像で腫瘍は高信号を呈し，T1強調画像で低信号〜等信号，T2強調画像で等信号〜やや高信号を呈し，腫瘍周囲に浮腫による高信号域を伴う．造影T1強調画像で腫瘍は均一に増強される（図6-11）．その他の検査として，FDG*を用いたPET検査では腫瘍に高集積がみられ，髄液検査ではβ2-ミクログロブリンの上昇がみられる．

📖*用語解説

FDG
[18]F - fluoro - deoxy - glucose.
[18]F で標識したブドウ糖．

診断には，全身造影 CT など全身検索を行い，中枢神経以外に病変がないことを確認する．生検術や腫瘍摘出術により組織を採取し，病理組織診断を行う．

3 治療・予後

PCNSL は**悪性腫瘍**であり，無治療であれば急速に進行し数カ月で致命的となる．確定診断が得られ次第，化学療法と放射線治療を行うことが標準的である．手術については組織型を確定するために生検術が行われることがほとんどである．しかし，腫瘍が大きく，頭蓋内圧亢進症状がみられる場合などでは開頭腫瘍摘出術を選択することがある．

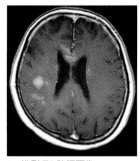
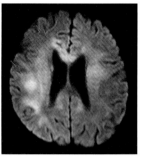

a. 造影 T1 強調画像　　b. 拡散強調画像

図 6-11 ■悪性リンパ腫
MRI 造影 T1 強調画像で右頭頂葉，脳梁に造影される領域を認める．
同部位は拡散強調画像では高信号域となっている．

化学療法では**大量メトトレキサート療法**（HD-MTX）が行われ，その後，放射線治療（全脳照射）を行う．この治療法により，無増悪生存期間は 24 ～ 40 カ月，生存期間は 33 ～ 51 カ月と報告されている．

PCNSL の半数は約 2 ～ 3 年で再発し，治癒することは難しく，さらに全脳照射を併用することで遅発性の神経障害を来すことが問題となっている．これは中枢神経毒性といわれ，放射線治療後から平均 30 カ月で出現し，60 歳以上の約 60％にみられる．中枢神経毒性による短期記憶障害や歩行障害，失禁などを生じ，治療により腫瘍が消失しても ADL（日常生活動作）や QOL（生活の質）が低下する場合が多い．近年，中枢神経毒性を避けるため，多剤を併用した化学療法単独での治療や，化学療法のみで完全奏功した例に対し，放射線治療の待機や照射線量の減量，また造血幹細胞移植を併用した大量化学療法などが報告されている．

2 悪性リンパ腫患者の看護

1 疾患に特徴的な看護

悪性リンパ腫は血液細胞に由来するがんの一つで，白血球の一種であるリンパ球ががん化した疾患である．全身のいずれの場所にも病変が発生する可能性があり，多くの場合，リンパ節がある頸部，腋窩，鼠径などに腫脹が起こるが，脳や肺など，リンパ節以外の臓器にも発生することがあり，脳内に発生したものを中枢神経原発悪性リンパ腫という．脳のどこにでもできる悪性腫瘍で，脳腫瘍全体の約 3.5％を占め，再発率，死亡率が高い．

症状は脳局所症状，精神症状，頭蓋内圧亢進症状，けいれんがみられるが，それらは腫瘍が発生した部位によって大きく異なる．数日から週単位で進行するため，看護師は症状の変化に注意して観察する．頭蓋内圧亢進症状を多く認め，早期発見とそれに伴う苦痛の緩和に努める．

2 検査における看護

検査は CT, MRI が行われ, 腫瘍の有無を確認するが, ほかの腫瘍や非腫瘍病変と識別するのは困難である. 最終的な確定診断には腫瘍組織の病理学的診断が必要であり, **定位的脳腫瘍生検術***を行う. 看護師は手術の目的や術後の経過について術前から患者の理解度に合わせた説明を行う.

3 治療における看護

治療の主体は放射線治療と化学療法で, 大量メトトレキサート投与の化学療法の後, 全脳放射線照射を行うのが最も有効とされる.

大量メトトレキサート療法では急性腎不全となる危険性があり, それを予防するために十分な輸液と尿量を維持する. 中心静脈カテーテルと膀胱留置カテーテルを留置して管理することが多く, 看護師は厳密な輸液管理と正確な尿量管理が求められる. また, 副作用として口腔内潰瘍, 下痢, 下血などがあるため, 消化器症状の観察を行い, 症状に合わせて口腔ケアや食事形態を工夫する.

4 家族を含む生活への看護

化学療法の副作用に骨髄抑制があり, これにより免疫機能が低下すると感染症を起こしやすい. 患者だけではなく, 医療者や家族, 面会者への感染予防対策が重要である. また, 悪性リンパ腫は進行が速い腫瘍のため, 看護師は症状を観察し, 本人, 家族とも相談しながら状態に合わせたケア介入方法を適宜検討する.

📖*用語解説

定位的脳腫瘍生検術
開頭手術とは異なり, 頭蓋骨に小さな穴を開け, そこから生検針を刺して組織を採取する手術.

---

8 神経鞘腫
schwannoma

1 神経鞘腫とは

1 疫学・症候

神経鞘腫とは, 末梢神経線維を取り巻いているシュワン細胞（神経線維を刃とすると鞘にあたる）から発生する良性腫瘍の総称である. 神経鞘腫の多くが前庭神経鞘腫で, 内耳道内の前庭神経から発生し, 内耳孔から小脳橋角部へ伸展する. ほとんどが**良性腫瘍**で, 悪性は 1%以下である.

初発症状は, **耳鳴**, **聴力障害**（高音域難聴）, **めまい**が起こりやすい. ただし, めまいは小脳や視覚など, ほかの平衡機能によって代償されるため, 初期には出現しにくい. 腫瘍が増大すると, **嚥下障害**や**顔面痛**（三叉神経障害）, 閉塞性水頭症による**頭痛**, **意識障害**が起こることもある.

2 検査・治療

画像検査では, 頭部 CT にて腫瘍による内耳道拡大を認める. 造影 MRI では, 内耳道内から小脳橋角部に進展する腫瘍を認め, 腫瘍は囊胞を伴い不均一に造影される（図6-12）.

腫瘍が小さく，高齢者，無症状の場合は経過観察を行う．聴力低下やめまいなどの症状があり，若年者の場合は，積極的な治療対象となる．手術では，手術中のモニタリングを行い，聴力，顔面神経を温存する．腫瘍サイズが3cm以下の場合は，ガンマナイフによる治療も選択肢となる．

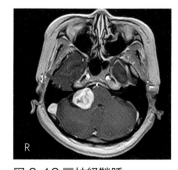

図6-12 ■神経鞘腫
造影 MRI. 右小脳橋角部に不均一に造影される腫瘍陰影を認める.

② 神経鞘腫患者の看護

神経鞘腫の主な症状として，蝸牛神経に関連した難聴や耳鳴，腫瘍の増大によって，平衡機能障害や髄液の通過障害による水頭症が起こることによる頭蓋内圧亢進症状を呈する．治療は，年齢や腫瘍の部位，症状によって手術療法や放射線治療が選択される．後頭蓋窩開頭手術では，硬膜から髄液が漏れる可能性があるため，創部の圧迫を避けるために馬蹄形の枕などを使用し，創部からの髄液漏の有無に注意して観察する．

また，術後に聴覚障害や顔面神経麻痺，閉眼障害（兎眼）を合併することがある．これに対して，会話は健側から話し掛ける，水分摂取時は健側を下にする，角膜乾燥を予防するために患側の眼に点眼や眼軟膏を塗布するなど，症状にあった処置を行う．顔面の筋萎縮に対しては，術後約2日から看護師が顔面マッサージを行い，患者に指導する．神経の修復には1年近くかかることを説明し，ボディイメージの変化に対する精神的な看護も行う．

9 頭蓋咽頭腫
craniopharyngioma

① 頭蓋咽頭腫とは

1 疫学・症候

頭蓋咽頭腫とは，原発性脳腫瘍の3％を占め，5～15歳の小児に好発するが，全年齢層にわたってみられる**良性腫瘍**である．胎生期の頭蓋咽頭管が消えずに残ったものから発生する**先天性腫瘍**と考えられている．トルコ鞍から鞍上部，第三脳室に進展する場合があり，腫瘍実質と嚢胞を形成することが多く，嚢胞内はモーターオイル様の液体でコレステロール結晶を含み，腫瘍実質には石灰化がみられる．

視神経に近い下垂体茎から発生するため，視神経圧迫による**視力・視野障害**や，視床下部や下垂体への腫瘍の圧迫により下垂体機能低下が起こることによって，**尿崩症**，**電解質異常**や，小児の場合は**低身長**，**性機能発育不全**が起こる．さらに腫瘍が上方に進展することにより，髄液の経路であるモンロー孔が閉塞され，水頭症を来し，**頭痛**，**嘔吐**などの症状を起こす．

2 検査・治療

画像検査では，単純 X 線撮影でトルコ鞍の平皿状変形，CT で石灰化の高吸収域と囊胞の低吸収域，MRI で囊胞と腫瘍実質の混在を認める（図6-13）.

治療は，開頭腫瘍摘出術または経鼻的に内視鏡を用いて腫瘍摘出を行う．良性腫瘍であるため，全摘出されれば完全治癒が期待できるが，腫瘍の周囲に重要な構造物が多く，視神経，視床下部，下垂体に浸潤，癒着している場合がある．それらが手術により障害されると，視力障害の悪化や意識障害，内分泌障害などの合併症が起こる．全摘出されなかった場合は慎重な経過観察が必要であり，残存腫瘍が増大した場合，放射線治療や再手術を考慮する.

2 頭蓋咽頭腫患者の看護

頭蓋咽頭腫の好発年齢は，小児（5 ～ 15 歳）だが，すべての年齢でみられる．主な症状には，頭痛，下垂体機能不全，視力・視野障害（両耳側半盲）などがあり，第三脳室の閉塞により頭蓋内圧亢進症状を来す．視床下部障害や下垂体機能低下によるホルモン分泌異常ではさまざまな症状を呈する.

術後は特に水分・電解質異常を早期発見し，尿崩症を厳重に管理することが重要である．下垂体機能不全により，小児では低身長症や二次性徴の遅延，成人では性腺機能障害や無月経などが起こるため，**ホルモン補充療法**が施される．各専門科への受診が必要になることもある．退院後も抗利尿ホルモン点鼻薬の投与が必要な患者には，自己管理できるように指導する．また，再発の可能性があるため，定期的な受診や検査が必要であることを説明する.

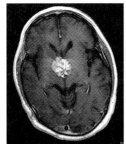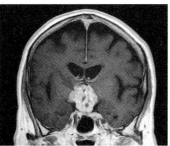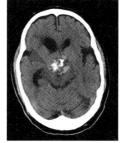

a. 造影 MRI. 囊胞と充実性の腫瘍を認める.

b. CT. 高吸収域の石灰化を認める.

図 6-13 ▓頭蓋咽頭腫

10 転移性脳腫瘍

metastatic brain tumor

1 転移性脳腫瘍とは

1 疫学

転移性脳腫瘍とは，頭蓋外のがんが血行性に脳に転移し定着したもので，がんの進行度はステージ4と診断される．近年，原発巣の治療成績向上によりがんと診断されてからも長期間生存することができるため，中枢神経病変が生命予後の決め手となることも多く，より積極的に治療が行われるようになっている．

転移性脳腫瘍は全脳腫瘍の約16.1%を占めるが，これは脳神経外科で治療を受けた患者の数に基づく数字のため，実際の患者数は不明である．高齢化の進行に伴い，がんの罹患者数が増えていることに加え，治療の進歩によって生存期間が延長してきたことにより，近年増加傾向にある．いわゆるがん年齢に多く，50〜70代が約80.2%を占める．

原発巣としては肺癌が最も多く（46.1%），次いで乳癌（14.5%），大腸癌（6.0%），腎癌（4.2%）と続く．肺癌が最も多いことを受け，男性にやや多い（約60%）．脳の部位別にみると前頭葉に生じることが最も多く（45.0%），約80%がテント上に生じる．診断された時点で多発していることも多く，約半数が多発例である．

2 症候

初発症状として，**片麻痺**，**失語症**，**視野障害**などの巣症状が最も多く（約50%），**頭痛**を含めた**頭蓋内圧亢進症状**が次に多い（約30%）．全身けいれんなどの**てんかん発作**で見つかることもある（7.6%）．通常は腫瘍の進行に併せて症状の悪化を認めるが，腫瘍内出血を来した場合など，急激に症状が出現・進行することもある．近年，がん患者に対して定期的に検査が行われることで，無症候で見つかることも増えている（12.5%）．

特殊な転移であるがん性髄膜炎（髄膜がん腫症）では頭痛，背部痛などの髄膜刺激症状や脳神経障害を生じる．また，髄液吸収が低下し，水頭症による頭蓋内圧亢進症状を呈することもある．

転移性脳腫瘍全体での生存期間の中央値は18カ月，再発までの期間は19カ月であるが，実際には原発巣によって異なる．

3 検査・診断

原発巣が見つかるより先に，脳転移による症状が出現することも少なくない．そのような場合には，原発巣の特定と併せて診断を進める必要がある．造影を含めた全身のCT検査や腫瘍マーカーによって原発巣を診断する．

他の脳腫瘍との鑑別に最も有用な画像検査は，造影MRIである．結節状ある

いはリング状の造影効果を認め，T2強調画像では比較的広い範囲に脳浮腫による高信号を認める．膠芽腫や脳膿瘍では似たようなMRI画像を呈するため，鑑別が重要になるが，原発巣の有無や感染徴候，拡散強調画像での高信号の有無などで，ある程度鑑別が可能である（図6-14）．

4 治療

原発巣の状態や脳転移巣の個数，大きさによって治療方針はさまざまである．積極的に治療を行う場合，放射線治療が基本となる．

転移性脳腫瘍が単発あるいは少数（2～4個）の場合は，放射線による全脳照射が標準治療である．近年，**定位放射線照射**（stereotactic irradiation：**STI**）の進歩・普及により，全脳照射にSTIを加える治療や，STI単独での治療成績も報告されるようになっている．一般に腫瘍が3cmを超える場合には，開頭腫瘍摘出術が考慮される．手術単独では局所再発率が高いため，放射線治療を組み合わせて行う．

転移性脳腫瘍が多発（5個以上）の場合は，STIの有用性が低く，**放射線全脳照射**が基本となる．多発の場合であっても，機能予後や生命予後の改善が期待される場合には開頭腫瘍摘出術が考慮される．

血液脳関門の存在により薬物が腫瘍に届きにくく，転移性脳腫瘍に対して化学療法は効果が低いとされる．しかし近年では，分子標的治療薬の登場により

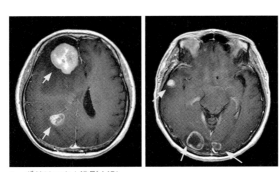

a. ガドリニウム造影MRI

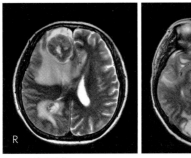

b. T2強調画像

図6-14 ■転移性脳腫瘍

MRI画像．肺癌の多発脳転移（矢印），リング状の造影効果を認め，周囲に広範な脳浮腫を伴っている．

転移性脳腫瘍に対する治療効果の報告も増えてきている．原発巣の治療が必要な場合，転移性脳腫瘍が無症候であれば，全身化学療法を優先することが望ましい．

転移性脳腫瘍の患者は，がんの進行度がステージ4と診断されているため，原発巣や転移巣の状態，患者の希望などを総合的に考慮して，症状緩和と看取りなどのケアと支援に重点を置くbest supportive care（BSC）が選択される場合もある．症状緩和の方法にはステロイド薬や抗てんかん薬の投与，多職種による神経学機能障害の援助が含まれる．

② 転移性脳腫瘍患者の看護

1 疾患に特徴的な看護

転移性脳腫瘍は多臓器の悪性腫瘍が血流によって脳に転移するものである．血行性転移と周辺組織からの浸潤によって起きるものがある．がん患者の約10％に転移性脳腫瘍が認められ，とくに肺癌や乳癌からの転移が多いとされている．原発巣に関連した症状も含めた観察と，原発巣に対する治療内容や経過などの情報を得ておく必要がある．

転移した部位によって麻痺やけいれん，失語などの神経症状を来し，脳浮腫によって頭蓋内圧が亢進することがあるため，神経所見や頭蓋内圧亢進症状の観察，それに伴う苦痛の緩和に努める．

2 検査における看護

患者本人が症状を自覚したり，家族が異変に気付いて外来を受診する場合が多く，検査時に不安を訴えることが多い．すでに多臓器の原発巣が明らかな場合と，原因が不明である場合があり，患者の心境を理解した関わりが必要である．PETは悪性度や転移状況，腫瘍の大きさや場所，治療効果の判定，再発診断において有用な検査である．この検査はブドウ糖代謝などの機能から異常をみるため，比較的副作用も少なく安全な検査であるが，検査前の絶食や糖分の摂取制限，検査中の一定時間の安静が必要になるため，十分な検査オリエンテーションを行う．また，PETはすべての病院に設置されているものではないため，遠方へ検査を受けに行く場合もある．

3 治療における看護

通常，手術による脳腫瘍の摘出術や放射線治療（全脳照射，定位放射線照射），化学療法が行われるが，患者のQOLを最優先にした治療方針が決定される．放射線照射による副作用の早期発見と，照射部位の皮膚炎症や脱毛などについて，丁寧に説明し適切な指導を行うことが必要である．検査結果や治療内容，治療方針などについて医師が説明する際には，できる限り家族が同席することが望ましく，患者や家族の理解度を十分把握しておくことが大切である．また，診断や治療の過程では，放射線科医師や放射線技師，臨床検査技師などの多くの医療従事者と接することになるため，必要な情報は医療従事者間で共

有し，言動や態度には十分気を付ける．

4 家族を含む生活への看護

　転移性脳腫瘍は，いったん治療が終了し退院しても，症状の進行や再発によって再入院になる場合が少なくない．定期的に外来受診することや再発時の症状について，あらかじめ説明しておくことが必要である．抗けいれん薬を服用している場合が多いので，薬の飲み忘れや自己判断で服薬を中止することなどが起きないように指導する．

11 その他の脳腫瘍

① その他の脳腫瘍とは

1 類表皮腫（epidermoid）

　類表皮腫は，胎生期に迷入した表皮細胞から発生すると考えられている．表皮のみのものを類表皮腫，汗腺などの皮膚付属器を伴うものを**類皮腫**（dermoid）という．嚢胞性の腫瘍であり，それぞれ**類表皮嚢胞**，**類皮嚢胞**とも呼ばれる．類表皮腫のほうが多く，全脳腫瘍の0.9％，類皮腫は0.1％と報告されている．類表皮腫は小脳橋角部や錐体骨先端部に好発し，類皮腫は下垂体部，橋部周辺などの正中線上に好発する．特徴的な症状はないが，精神症状を示すことがある．**良性腫瘍**であり全摘出で治癒するが，全摘出率は50％程度である．腫瘍内容が髄液腔に広がると0～20％の頻度で無菌性髄膜炎を生じるため，注意を要する．

2 ラトケ嚢胞（Rathke's cleft cyst）

　ラトケ嚢胞は，トルコ鞍内，まれに鞍上部に発生する粘液を含む嚢胞で，胎生期に下垂体前葉を形成するラトケ嚢が遺残した組織から発生するといわれている．全脳腫瘍の1.9％で，どの年齢でも生じ得る．症候性の場合，多くはトルコ鞍内から鞍外に伸展して，下垂体，視床下部，視神経や視交叉，第三脳室などの周囲組織を圧排し，下垂体機能低下や尿崩症，視野障害などを呈する．標準的治療法は**経蝶形骨洞手術**による内容液の吸引，嚢胞壁の開窓・ドレナージである．10～20％程度に再発を認める．

3 結節性硬化症（tuberous sclerosis）

　結節性硬化症とは常染色体顕性遺伝（優性遺伝）性疾患で，皮膚，神経系，腎，肺，骨など全身のさまざまな部位に**過誤腫**を生じる疾患である．古典的三主徴は**てんかん**，**精神発達遅滞**，**顔面血管線維腫**であるが，そろわない症例も多い．顔面の病変から母斑症の一つとされている．原因として生殖細胞でのTSC1遺伝子（9q34）とTSC2遺伝子（16p13）の変異が知られている．人口6,000人に1人の頻度で発生するが，50～60％以上は孤発性であり，両親に

神経芽腫
（neuroblastoma）
神経芽腫はWHO分類（2016）にて胎児性腫瘍のCNS PNETの一つとして分類されている．神経芽細胞（neuroblast）や神経細胞系への分化の兆しがみられる細胞からなり，全脳腫瘍の0.1％とまれな腫瘍である．大脳半球深部や脳室内に発生することが多い．症状は発生した部位の機能障害を示す．

CNS PNET
central nervous system primitive neuroectodermal tumor. 中枢神経系原始神経外胚性腫瘍．主に小児期に発症する，未分化神経上皮系細胞からなる悪性腫瘍で，大脳半球，脳幹，脊髄に発生する．全脳腫瘍の0.2％とまれな腫瘍である．病理学的には髄芽腫に類似している．

顕性遺伝と潜性遺伝
「優性遺伝」「劣性遺伝」で使用される「優性」「劣性」の語が，誤解や偏見につながる可能性があるなどの理由から，日本遺伝学会が2017年9月に遺伝学用語の改訂を行った．それを受けて日本医学会は「遺伝学用語改訂に関するワーキンググループ」を設置し，2022年1月24日に優性遺伝と劣性遺伝に代わる用語として「顕性遺伝」「潜性遺伝」を推奨することを報告した．

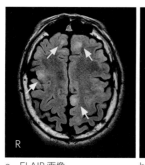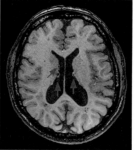

a. FLAIR 画像   b. T1 強調画像

図 6-15 ■結節性硬化症

MRI 画像. 多発する皮質結節（黄矢印）と上衣下結節（赤矢印）を認める.

結節性硬化症を認めない. 脳病変としては, 脳回が固くなり突出する病変（皮質結節）を認め, 脳室周囲に上衣下結節, 上衣下巨細胞性星細胞腫がしばしば認められる（図6-15）. 特に治療が必要な症状はてんかんであるが, 薬剤抵抗性を示すことも多く, 皮質結節の切除が考慮されることもある.

4 神経線維腫症（neurofibromatosis：NF）

■ 神経線維腫症 1 型（NF1）

神経線維腫症 1 型（NF1）は常染色体顕性遺伝疾患で, NF1遺伝子（17q11.2）の異常が知られている. 人口 3,000 人に 1 人の頻度で発生し, 約50％が遺伝性に発病する. 多発性の**カフェオレ斑**, 多発性・散在性の**神経線維腫**, 腋窩や鼠径部の**雀卵斑様褐色斑**, **虹彩 Lisch 結節（虹彩過誤腫）**が特徴的である. 頻度は低いが脳神経, 特に視神経の神経膠腫や悪性末梢神経鞘腫を認めることがある. NF1 に伴う視神経膠腫は通常 6 歳までに発生するが, 無症候で安定しており, 治療を要さないことが多い.

■ 神経線維腫症 2 型（NF2）

神経線維腫症 2 型（NF2）は常染色体顕性遺伝疾患で, NF2遺伝子（22q12）の異常が知られている. 人口 33,000 人に 1 人の頻度で発生し, 約50％が遺伝性に発病する. 平均発症年齢は 18 〜 24 歳である. 両側性に発生する**前庭神経鞘腫**を特徴とし, その他の神経系の腫瘍や皮膚・眼病変を呈する. 症状として多いのは前庭神経鞘腫による難聴, めまい, ふらつきなどである.

5 フォン・ヒッペル・リンドウ病（von Hippel-Lindau disease：VHL）

フォン・ヒッペル・リンドウ病は常染色体顕性遺伝疾患で, 人口 36,000 人に 1 人の頻度で発生する. 約80％が遺伝性に発症する. 原因として VHL 遺伝子（3p25）の異常が知られている. 脳, 脊髄, 網膜の**血管芽腫**, **腎嚢胞や腎癌**, **褐色細胞腫**などを生じる. 血管芽腫は約80％が脳, 20％が脊髄に生じ, 脳では特に小脳半球に多い. 症状として**小脳失調**や**頭蓋内圧亢進症状**, **脊髄障害**を生じる. 治療は手術による病変の摘出であるが, 多発性に病変が生じるため,

頻回に手術を要することが多い.

6 過誤腫（hamartoma）

脳に生じる**過誤腫**は，灰白質に類似している成熟した神経細胞，グリア，神経線維で構成される非腫瘍性の異所性腫瘤である．特に視床下部およびその近傍に発生し，視床下部過誤腫と呼ぶ．**思春期早発症**，笑い発作を主とする**てんかん**が特徴的な症状で，**行動異常**を呈することもある．薬剤抵抗性のてんかん発作に対しては**定位的温熱凝固術**が行われ，良好な成績が報告されている．

2 その他の脳腫瘍患者の看護

その他の脳腫瘍の多くは脳に限局していないため，全身の観察と管理が必要となる．いずれも患者数は多くない疾患であり，中には指定難病に認定されているものもあることから，医療ソーシャルワーカー（MSW）と連携しながら適切な情報提供ができるよう努める．

 臨床場面で考えてみよう

Q1 髄芽腫を発症した10歳の男児がいる．両親は医師から今後の治療や予後に関する説明を受けたが，その悲しみは計り知れない．両親の希望で，今のところは子どもへの説明は行われていないが，今後もそれでよいだろうか．

Q2 経蝶形骨洞手術後，髄液漏を来した患者の退院が決まった．今のところ髄液漏は認めないが，生活上の注意について看護師に質問してきた．どのように指導するのがよいか．

Q3 4年前にびまん性星細胞腫で腫瘍摘出術と放射線療法を受けた40代の男性．退院後，けいれん発作で緊急入院してきた．今後の予後予測と求められる看護は何か．

考え方の例

1 患者が未成年の場合，治療行為は保護者の同意のもと行われるが，低年齢だからという理由で子どもへの説明は不要と考えるのは誤りである．検査や治療に伴う苦痛は大きく，患者である子どもに何も知らせないことによって医療者への不信感をもたらすことになる．両親との信頼関係を築き，子どもの性格や日ごろの対処行動，病気の受け止め方などの情報を得て，発達段階や理解力に応じてその都度適切に説明していく．

2 経蝶形骨洞手術は低侵襲であるが，術後髄液漏は髄膜炎を起こす原因となる．喉の奥にさらさらした水が流れ込むなどの髄液漏の自覚症状や，頭痛，悪心・嘔吐，項部硬直などの髄膜刺激症状があればすぐに外来を受診するように本人と家族に説明する．また，頭蓋内圧の上昇を招く行為を具体的に説明し，避けるように指導する．

3 びまん性星細胞腫は腫瘍の全摘出が困難で再発と悪化を来すのが特徴であり，再発が強く疑われる．髄液循環障害による水頭症で急性頭蓋内圧亢進症状が出現し，急変する恐れがある．すでに病名が告知され，生存率などが知らされている場合が多いため，本人や家族の意思を尊重し，精神的安寧に努めQOLを重視した看護が求められる．

引用・参考文献 ●━━━━━━━━━━━━━━━━━━━━━━━━━━━━━━●

1) Report of brain tumor registry of Japan（2005-2008）. Neurologia medico-chirurgica. 2017, 57（Suppl 1）.

2) 矢野大仁. 髄芽腫. 日本臨牀. 2016, 74（増刊号1）, p.707-717.

3) 石澤圭介ほか. 胚細胞性腫瘍. 日本臨牀. 2016, 74（増刊号1）, p.242-248.

4) 立花修. 小脳血管芽腫. 日本臨牀. 2016, 74（増刊号1）, p.392-396.

5) 窪田惺. 脳腫瘍を究める. 永井書店, p.211.

6) 松野彰. "下垂体腺腫". 脳神経外科学. 太田富雄総編集. 改訂12版, 金芳堂, 2016, p.1730-1759.

7) 牧野敬史. 頭蓋内原発悪性リンパ腫. 日本臨牀. 2016, 74（増刊号1）, p.432-434.

8) 日本脳腫瘍学会編. "成人転移性脳腫瘍". 脳腫瘍診療ガイドライン1：成人膠芽腫・成人転移性脳腫瘍・中枢神経系原発悪性リンパ腫　2016年版. 日本脳神経外科学会監修. 金原出版, 2016, p.53-96.

9) 松谷雅生. "転移性脳腫瘍". 脳腫瘍治療学：腫瘍自然史と治療成績の分析から. 金芳堂, 2016, p.725-738.

10) 前掲書9), p.435-440, 640-650.

11) 前掲書6), p.1596-1597, 1771-1784, 1790-1793, 1798-1804, 1807-1825.

12) 佐々木富男ほか編. "脳腫瘍". 標準脳神経外科学. 児玉南海雄監修. 第12版, 医学書院, 2011, p.173-223.

13) 石澤圭介ほか. 脳腫瘍の新WHO分類2016. 脳神経外科速報. 2017, 27（2）, p.156-162.

14) 前掲書8), "成人膠芽腫". p.8-51.

15) 髙橋由起子ほか. "脳神経疾患で手術を受ける患者の看護に必要な知識". 脳神経疾患で手術を受ける患者の看護. 竹内登美子編. 医歯薬出版, 2003, p.10-97,（講義から実習へ　周手術期看護4）.

16) 田村綾子監修. "脳腫瘍". 脳神経外科疾患別看護マニュアル：術前術後の看護・治療の流れがひと目でわかる. メディカ出版, 2012, p.80-152,（ブレインナーシング2012年春季増刊）.

17) 医療情報科学研究所編集. 脳・神経. 第1版, メディックメディア, 2015, p.424-426, 428, 429,（病気がみえるvol.7）.

18) 医療情報科学研究所編集. "腫瘍". 脳・神経. 第2版, メディックメディア, 2017, p.496-529,（病気がみえるvol.7）.

7 | 頭部外傷

頭部外傷とは

頭部になんらかの外力が加わることにより，頭皮，頭蓋骨，脳実質，脳神経の損傷や頭蓋内出血を来す病態.

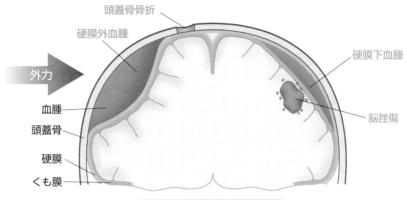

直線的な外力による損傷

力の加わった部位の直下に骨折や血腫を形成する(直撃損傷).
反対側に脳挫傷や血腫を形成することもある(対側損傷).

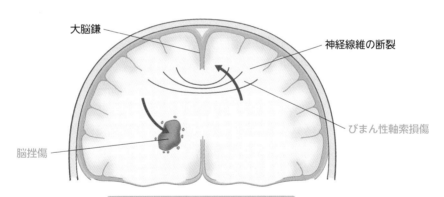

回転力が加わったことによる損傷

頭部の中心に近いほどねじれの力が加わる.
その結果，神経線維が断裂したり基底核や脳幹に脳挫傷を来したりする.

主な頭部外傷

● 頭蓋骨骨折　● 急性硬膜外血腫　● 急性硬膜下血腫　● 慢性硬膜下血腫　● 脳挫傷
● びまん性軸索損傷　● スポーツ頭部外傷　など

代表的な機能の障害・症状

● 頭痛　● 嘔吐　● 意識障害　● 麻痺　● けいれん　● 脳神経症状　● 失語　● 認知症症状　など

1 頭蓋骨骨折

skull fracture

1 頭蓋骨骨折とは

1 病態

頭蓋骨骨折は，頭部に外力が加わり頭蓋骨が変形・伸展することで生じる．骨折には頭蓋腔内外の交通の有無，骨折線の性状，部位などでさまざまなタイプに分けられる．頭蓋腔内外の交通があれば**開放性骨折**，なければ**閉鎖性骨折**となる．また，骨折が線状であれば**線状骨折**，頭蓋骨が頭蓋内に陥没していれば**陥没骨折**という．頭部に衝撃をもたらした物体の断面積が小さい場合は陥没骨折，断面積が大きい場合は線状骨折となることが多い．さらに，骨折部位には円蓋部，頭蓋底などがある．

2 検査・診断・治療

線状骨折は，頭蓋骨に線状の骨折を来したものである．骨折の方向は打撃の方向に一致し，成人に多い．頭蓋骨骨折の約8割は線状骨折である．側頭骨での線状骨折では中硬膜動脈損傷を合併することがあり，急性硬膜外血腫を併発する場合がある．検査としては頭部X線写真や頭部CTが有用であり，直線状の線として認める（図7-1）．骨折そのものは自然治癒に任せ，外科的加療の対象とはならない．

陥没骨折は，骨折片の全層が頭蓋骨内面で形成する線よりも陥入したものである．頭蓋骨骨折の約2割が陥没骨折である．陥没骨折の発生部位としては頭頂骨が約5割，前頭骨が約4割である．頭部X線写真で診断できることも多いが，陥没に伴う頭蓋内損傷の有無を評価するために頭部CTも必要である．治療に関しては手術適応があり，開放性陥没骨折，また開放性ではなくても陥没によって硬膜損傷・頭蓋内出血を伴ったり神経症状を呈したりしているもの，

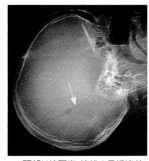 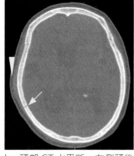 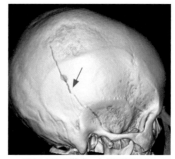

a. 頭部X線写真．線状の骨折線（矢印）を認める．

b. 頭部CT水平断．右側頭後頭部に骨折線を認める．直上には皮下血腫（矢頭）を伴う．

c. 頭部CT再構成．右側頭後頭部に骨折線（矢印）を認める．

図7-1 ■線状骨折

あるいは美容上の問題がある場合などは外科的手術を行う．特に開放性陥没骨折では緊急手術を要する．

　頭蓋底骨折は，円蓋部に加わった外力により頭蓋骨にゆがみが生じ，薄い頭蓋底部に骨折が起こることで生じるものと，円蓋部の骨折線が延長して生じるものがある．特徴的な症状として，眼窩周囲の溢血斑（**ブラックアイ**），耳介後部の溢血斑（**バトル徴候**），**髄液漏**（鼻漏・耳漏），嗅覚障害・視力障害・顔面神経麻痺などの脳神経症状などがある．頭部CTで錐体骨骨折，視神経管骨折，気脳症などを認める．頭蓋底骨折そのものには外科的加療の適応はなく，髄膜炎の合併予防のために抗菌薬投与，髄液漏に対し安静臥床や抗菌薬投与などが施行される．ただし，髄液漏が3週間以上続く場合や，髄液漏を繰り返す場合，脳脱を伴う場合などは外科的修復術が検討される．また，視神経管骨折で視力障害が急速に進行する場合は緊急手術（視神経管開放術）が必要となる．

2 頭蓋骨骨折患者の看護

　頭蓋骨骨折は，部位や程度にかかわらず頭部外傷の中でも高い頻度で起こり，打撲部分に一致して骨折が生じる．頭皮の開放創の有無，骨折の部位や形状によって治療が異なるため，状態に応じた観察と疼痛緩和が必要となる．さらに，受傷直後は意識清明であっても，急性硬膜下血腫や脳挫傷による脳実質への出血や脳腫脹が遅発性に起こり，重篤な状態となる可能性もあるため，意識レベルや神経所見の観察は十分行う．

1 外科的治療を伴わない頭蓋骨骨折患者の看護

　頭蓋内出血を伴わない線状骨折であれば，保存的治療が選択される．主な臨床症状は，打撲による疼痛，損傷部位からの出血や腫脹であり，創部を洗浄した後ガーゼ保護を行うなどの処置がとられる．痛みに対して，創部のクーリングや鎮痛剤の使用によって疼痛緩和に努める．

　しかし，時間経過とともに頭蓋内出血の進行や脳腫脹が出現する可能性もあり，バイタルサインをはじめ，意識レベルの変化，嘔吐，めまい，異常行動，健忘といった異常所見や，運動麻痺・呂律困難・失語などの神経脱落症状に注意して観察を行う．退院後にこのような異常がみられた場合には，速やかに受診するよう患者や家族に説明しておく．

2 外科的処置を伴う頭蓋骨骨折患者の看護

　陥没骨折や頭蓋底骨折，顔面骨折のような複雑な骨折は，頭蓋内出血や脳実質に損傷を伴うケースも多く，骨辺や硬膜の整復術，血腫除去術のような外科的処置が行われる．そのような場合には，周術期に準じた看護を行う．周術期看護については急性硬膜外血腫の看護を参照．

➡急性硬膜外血腫の看護については p.180 参照．

3 頭蓋底骨折に伴う髄液漏・脳神経異常がみられる患者の看護

　頭蓋底骨折の症状としては，眼球周囲や耳介後方の皮下出血が特徴的であり，硬膜損傷による髄液漏を伴うケースに注意する．髄液漏を起こしている部

分から細菌が侵入すると髄膜炎を併発するため，早期発見が重要である．髄液漏は，鼻腔からサラサラした液体が流れる（**髄液鼻漏**），耳孔から血液混じりの液体が漏れる（**髄液耳漏**）といった所見で発見される．耳介からの髄液漏には気付きやすいが，鼻腔からの髄液漏は，意識のある患者であっても鼻出血や鼻水と勘違いして訴えない場合もあり，気付きにくい．髄液は通常無色透明であるが，外傷を伴う場合には血液が混ざっており，血性の液体であるが止まりにくい場合は髄液漏を疑う．

側臥位への体位変換時や，うつむいた姿勢で鼻腔や耳孔から流れ出てくるようであれば髄液漏の可能性が高く，速やかに医師に報告する．髄液漏が確認された場合には，通常は髄膜炎予防のための抗菌薬治療と，瘻孔癒着による自然閉鎖を期待して1週間程度の安静臥床が取られる．患者には，鼻をかんだり腹圧をかけたりしないよう指導し，安静臥床を守れるよう苦痛に配慮した環境調整や日常生活援助を行う．

中には安静臥床のために排便を我慢して便秘となり，排便時に努責をかけてしまい髄液漏が再燃する可能性もある．これを避けるため，患者には排便を我慢しないよう説明し，水分摂取，緩下剤の使用，羞恥心に配慮した排泄援助を行う．

さらに，頭蓋底骨折は顔面神経の損傷による顔面麻痺，内耳障害による難聴・めまい・眼振，視神経損傷による視力障害も特徴的所見であり，症状が出現していないか注意して観察を行う．そのような症状が持続する場合はステロイド治療を行うことがあるため，易感染，糖代謝異常，消化管出血といった副作用にも注意し，血糖値や感染徴候，下血や貧血症状の有無についても観察を行う．

4 日常生活での注意

頭蓋骨骨折に限らず，頭部外傷による身体の異常は遅発性に起こる可能性もあり，退院後に何かしらの異常を感じた場合は速やかに受診するよう説明する．

また，受傷原因について把握し，再び頭蓋骨骨折を起こさないための日常生活の注意について，患者に説明しておく．例えば，高齢者が普段の日常生活での不意の転倒で受傷したのであれば，杖の使用や手すりの設置，クッション性の高い絨毯や滑り止め防止マットを敷くなどのアドバイスを行うとともに，ロコモティブシンドローム*予防のための毎日の運動習慣の見直しや，バランスのよい食事を心がけるといった指導も必要に応じて行う．

用語解説

ロコモティブシンドローム（運動器症候群）
2007年に日本整形外科学会が新たに提唱した概念．骨や関節，筋肉など運動器の障害のために「立つ」「歩く」といった移動機能が低下している状態であり，進行すると日常生活にも支障を来す．

2 急性硬膜外血腫

acute epidural hematoma：AEDH

1 急性硬膜外血腫とは

1 疫学・症候

　急性硬膜外血腫とは，外傷に伴い硬膜動脈が損傷することで血腫を形成し，血腫によって硬膜が頭蓋骨内板から剥離され，同部位で血腫が拡大する疾患である．頭部外傷の数パーセント程度の頻度で発生する．若年者に多く，高齢者では少ない（1％以下）といわれている．出血源は中硬膜動脈や後硬膜動脈が非常に多いが，まれに静脈洞からの出血でも生じ得る．約75％で骨折を伴っており，中硬膜動脈が走行する側頭骨骨折が最も多い．

　典型的な症状として，受傷後に清明期を有する**意識障害**がある．脳挫傷などを伴う場合は清明期はなく，初期から強い意識障害を認める．清明期は，数分から長いものでは2日程度までと幅がある．清明期に頭痛や嘔吐，不穏，けいれんなどを来し，意識障害を伴うようになる．そのため，頭部外傷後は意識清明であっても慎重に経過をみる必要がある．

2 検査・診断・治療

　検査としては，頭部CTが非常に有用であり，頭蓋骨直下に凸レンズ型の高吸収域を認める（図7-2a）．血腫によっては正中構造の偏位と側脳室の圧迫（脳ヘルニア）を伴うこともある．また，頭蓋骨骨折を伴っていることが多い（図7-2b）．骨折などで硬膜動脈が損傷することが原因であるため，原則的に受傷と同側の出血となる．

　治療としては，**開頭血腫除去術**が考慮される．重症頭部外傷治療・管理のガイドライン（第3版）によると①厚さが1〜2cm以上の血腫（または15〜20mL以上の血腫）である場合，②血腫によって脳が圧排される場合（**脳ヘルニア**）や神経症状が急速に悪化する場合などが手術適応とされている．開頭して血腫を除去し，出血源を焼灼などで完全に止血する．

　術前の意識障害の程度，脳ヘルニアの有無，血腫量，症状増悪から手術までの時間などが予後に関連するといわれている．清明期に時期を逃さず手術できた場合は，予後良好であることが多い．一方，瞳孔不同などの脳ヘルニアの症状を呈し，その後手術まで時間がかかった症例では，神経学的・生命ともに予後不良であることが多い．

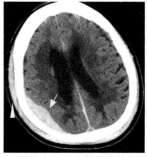
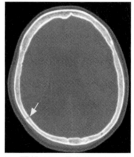

a．頭部CT．右急性硬膜外血腫を認める（矢印）．同側に皮下血腫（矢頭）を伴う（受傷側に硬膜外血腫がある）．

b．頭部CT・骨条件．右急性硬膜外血腫部に頭蓋骨骨折を認める（矢印）．

図7-2 ■急性硬膜外血腫

179

② 急性硬膜外血腫患者の看護

　急性硬膜外血腫は，主に交通事故などによって発生する頭部外傷で，頭蓋と硬膜間に血腫が漏れ出し脳実質を圧迫する．ほとんどの症例で頭蓋骨骨折を伴うことが特徴である．血腫が増大すると頭蓋内圧は亢進し，やがて脳ヘルニアを起こして生命の危機的状況となるため，看護師は意識レベルや神経所見の軽微な変化にも注意を払い，継続的に観察を行う．急性硬膜外血腫は切迫した状況で緊急手術となる場合が多く，術前から慎重に観察を行い，術後も頭蓋内圧に注意して観察やケアを行う．異常の早期発見に努め，早期離床によって廃用症候群を予防する．

1 術前の看護

▌頭蓋内圧亢進の予防および異常の早期発見のための観察とケア

　術前は，異常の早期発見のために看護師による観察がとりわけ重要となる．頭痛や嘔気といった頭蓋内圧亢進が疑われる患者の主訴や症状，意識レベル，バイタルサイン，神経脱落症状などについて経時的に観察し，軽微な変化も見逃してはならない．この時，頭蓋内圧の上昇を防ぐために，15～30°程度に頭部を挙上して脳灌流を促進させる必要がある．30°以上の過度な頭部の挙上は脳灌流が低下し，頭蓋内圧亢進が助長されるため，臥床中の頭位には注意して体位を調整する．特に，グラスゴー・コーマ・スケール（GCS）8点以下の意識障害では脳ヘルニアが疑われるため，瞳孔所見や異常呼吸に注意を払い，脳ヘルニア徴候が確認されたら早急に医師に報告する．

　さらに，挿管・人工呼吸器管理下にある患者は，その不快感から血圧上昇を来し，血腫が増大する恐れがある．鎮痛薬や鎮静薬が適切に使用されているか確認を行うとともに，体位変換，清潔ケア，気管吸引といった処置を愛護的に行い，血圧上昇を予防する．これらの集中管理と並行して術前準備を進める．

▌患者情報の確認と家族への配慮

　患者の年齢や家族構成，喘息・不整脈・糖尿病などの既往歴，内服薬，アレルギーなど，手術に必要な情報を確認しておく．

　家族もまた，突然の出来事に激しく動揺し，情報不足や面会制限といった環境下で危機的状況に陥っている．看護師は可能な限り家族のもとへ足を運び，積極的に声を掛けて患者の状態を伝えるなど，混乱する家族の思いに配慮した関わりが必要である．

2 術後の看護

　手術により血腫が除去されても，術後に脳腫脹による頭蓋内圧亢進を来し，二次的脳損傷を引き起こす可能性があるため慎重な観察を継続する．また，術後は種々の合併症に注意が必要である．例えば，頭蓋内血腫の再貯留や創出血，創感染・髄膜炎・肺炎・尿路感染などの感染性合併症，深部静脈血栓症（DVT）や肺塞栓症（PTE）などが挙げられる．このような術後合併症に注意

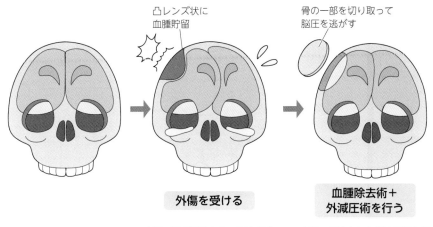

凸レンズ状に
血腫貯留

骨の一部を切り取って
脳圧を逃がす

外傷を受ける

**血腫除去術＋
外減圧術を行う**

血腫で脳が圧迫され，正中偏位
が起こる．
放置すると脳ヘルニアに移行す
るため，緊急手術を行う．

血腫で圧排された脳は浮腫を起
こして頭蓋内圧が上昇する．脳
の浮腫が引くまで骨は外したま
まにし，改善後，骨蓋形成術を
行う．

図 7-3 ▓頭蓋内血腫貯留と外減圧術

して観察およびケアを行うとともに，リスク管理下にて早期離床に努め，廃用
症候群を予防する必要がある．

▌頭蓋内圧亢進の予防

　術後は，血腫による圧排や術操作による影響で脳実質が腫脹するため，浸透
圧利尿薬の使用とともに**頭蓋内圧**（intracranial pressure：ICP）をモニタリン
グするために ICP センサーが留置される場合がある．文献により差異はある
が，ICP 正常値は 5 ～ 15mmHg であり，逸脱した値が持続する場合には速や
かに医師に報告する．頭部挙上は術前と同様に 15 ～ 30°が望ましい．枕が高
い・頭が枕から落ちている，というような頭位では，頸部の過屈曲によって静
脈還流が障害されて ICP が上昇してしまうため，枕の高さや材質を検討し頭位
を適正位にポジショニングすることが重要である．

　高体温の持続は脳酸素代謝率を上昇させ脳障害を助長するため，発熱にも注
意が必要である．指示薬の適正な使用によって積極的な解熱を図る．ただし，
クーリングに関してはエビデンスに乏しく，統一した方法は確立されていない．
クーリングがシバリングを誘発し，代謝が亢進して ICP の上昇を誘発する危険
もあるため，ルーチンでのクーリングは避け，患者の状態に応じて必要性をア
セスメントすることが望ましい．

▌外減圧術を行った患者の頭蓋骨欠損部分の保護

　症例によっては，術後の脳腫脹による ICP 亢進に備えて頭蓋骨の骨弁を一部
除去する**外減圧術**が施行される場合がある（図7-3）．骨弁が除去された部分の
頭皮下には，脳実質を確認することができる．つまり，脳を守るための骨が欠
損している状態であり，外部からの強い圧迫で脳実質は容易に損傷し出血を起

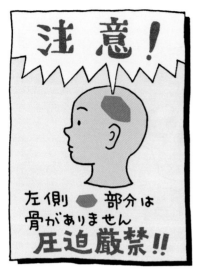

図 7-4 ■骨弁除去部分の注意喚起のためのポスター

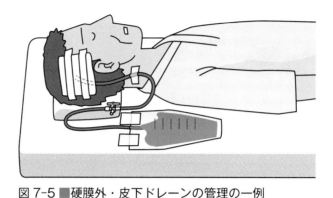

図 7-5 ■硬膜外・皮下ドレーンの管理の一例

ドレーンの固定方法は施設により異なる場合があるため，医師の指示や各施設基準に従う．

こすため，術後は外減圧部分が圧迫されないよう細心の注意が必要である．

　特に体位変換時に外減圧部分が下にならないよう頭部のポジショニングには注意し，クッション性の高い枕を使用する．また，外減圧をしていることを看護師やリハビリスタッフに周知できるよう，ベッドサイドにポスターを掲示するなどの工夫を行う（図7-4）．外減圧中の患者が離床する際には必ず看護師が付き添う．外減圧部分を保護するためのヘッドギアが作製される場合は，患者に装着指導を行う．

　頭蓋形成術（骨入れ）時期は患者の状態を考慮し慎重に検討されるが，一般的には1～6カ月程度で実施される場合が多いため，それまでは外減圧部分の保護を継続する．

■ 硬膜外・皮下ドレーン管理

　術後は，皮下筋肉や皮下組織，硬膜表面からにじみ出る血液貯留を防ぐ目的で，硬膜外もしくは皮下にドレーンが留置され，術後の頭部CTによって異常がないことが確認されたら24～48時間を目安に抜去される．ドレーンは，ベッド上かベッドより少し低い位置に設置し，管理する（図7-5）．ドレーンチューブの固定方法は各施設の基準に従い，体動や頭部挙上による事故抜去に注意して管理する．また，ドレーンバックがベッドから落ちないようテープなどでバックをベッド上に固定しておくことも重要である．

　勤務交代時に，ドレーン固定が正しくされているか，刺入部からドレーンが抜浅していないかを前勤務者と後勤務者が一緒に確認しておくとよい．排液の極端な増加や性状変化に注意を払い，経時的に観察する．

　また，血塊がドレナージされている場合はドレーンが閉塞する可能性がある．排液量が突然減少したり，全く流出しない場合には閉塞を疑い医師に報告する．

安全への配慮と早期離床

　術後，意識障害から回復の過程にある患者は，自身の状況の把握が難しく，環境変化や侵襲的処置の痛みなど，さまざまな因子からせん妄や不穏が誘発され，安静が保たれずにルートトラブルや転倒転落のリスクが高まる．ベッドサイドに時計やカレンダーを設置したり，音や光に配慮したりなど，病室環境に留意し，状況に応じた安全対策を講じる．

　術後は治癒促進や廃用性合併症予防の点からも早期離床が重要である．バイタルが安定していることを確認し，十分なモニタリング下にて端座位・立位・歩行というように状態に合わせて離床を進める．さらに，失語や麻痺など術前では気付かれなかった新たな症状が顕在化してくることもある．必要に応じて理学療法や作業療法などのリハビリテーションが早期から開始されるよう，患者の状態を見極めてリハビリの開始を医師に相談することも看護師の重要な役割である．

---

3 急性硬膜下血腫

acute subdural hematoma：ASDH

1 急性硬膜下血腫とは

1 疫学・症候

　急性硬膜下血腫とは，外傷に伴う直線的または回転加速により，脳が頭蓋内で移動することで**架橋静脈**が切断され，硬膜下に出血が広がる疾患である．頭部外傷の約1%の頻度で発生する．若年者では交通事故によるものが多く，高齢者では落下事故によるものが多い．出血源は脳表を走行する架橋静脈であることが多い．

➡架橋静脈については p.185コラム参照.

　症状として，受傷後から強い**意識障害**を認めることが多い．清明期を有する意識障害の場合もあるが，急性硬膜外血腫と比較すると頻度が少ない傾向がある．意識障害や嘔吐，外転神経麻痺などの脳神経障害，片麻痺，けいれんなどを来す．また，血腫が多量で脳ヘルニアを合併する場合は瞳孔不同なども出現する．

2 検査・診断・治療

　検査は，頭部CTが非常に有用である．脳表に沿うような三日月形の高吸収域を認める（図7-6a）．大量の血腫によって正中構造の偏位と側脳室の圧迫（脳ヘルニア）を伴うこともある．また，脳実質内に高吸収域と低吸収域が混在する脳挫傷の所見を伴う場合も多い．急性硬膜外血腫と異なり，回転加速度による脳の移動が出血の原因であるため，受傷と反対側が出血することも多い（図7-6b）．

　治療に関しては，開頭血腫除去術が考慮される．重症頭部外傷治療・管理の

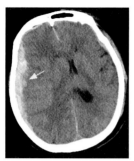 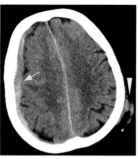 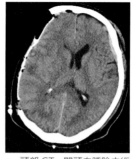

a. 頭部CT．右脳表に沿って三日月形の高吸収域（硬膜下血腫）を認める（矢印）．正中偏位を伴う．

b. 頭部CT．左側頭部に皮下血腫（矢頭）を認めており，受傷と反対側の急性硬膜下血腫（矢印）となっている．

c. 頭部CT．開頭血腫除去術後．右側頭骨が広範に除去されている．正中偏位は改善している．

図7-6 ■急性硬膜下血腫

ガイドライン（第3版）によると，①厚さが1cm以上の血腫で意識障害を伴う正中偏位がある場合，②血腫によって神経症状を認める場合，③当初は意識が良くても急速に神経所見の増悪を認める場合などが手術適応とされている．開頭して血腫を除去する**開頭血腫除去術**を行うが，救急外来などで小開頭や穿頭でまず減圧を図り，その後に大開頭による血腫除去術を行う場合もある．脳挫傷を伴うような症例では術後の脳浮腫が起こることがあり，適宜，内減圧術または外減圧術を行う（図7-6c）．

　急性硬膜外血腫と異なり脳実質に損傷が及んでいることが多く，急性硬膜外血腫と比べると圧倒的に予後不良となる．約35％の死亡率であり，特に高齢者，自動車事故が原因であること，術前の意識障害が強いこと，術後脳圧が高いこと，正中偏位が強いこと，脳挫傷を伴うことなどが予後不良となる因子である．ただし，早期治療により死亡率などは改善する傾向にあり，早期手術が非常に重要である．

　また，急性硬膜外血腫にも当てはまるが，血腫が両側に発生している場合もある．特に一方の血腫が少量で，血腫の量が多い片側の血腫除去術のみ行った場合，術後に反対側（非手術側）の血腫が増大することがある．術後に瞳孔不同などを認める場合は緊急で頭部CTを施行し，追加手術となる可能性があるため，術後でも瞳孔所見などの神経所見の観察が大切である．

② 急性硬膜下血腫患者の看護

　急性硬膜下血腫は，主に交通事故や転倒・転落が原因とされ，脳に強い回旋外力が加わることで硬膜と脳表の間にある血管が破綻し，硬膜下腔に血腫が貯留することで起こる．血腫の増加で急激に頭蓋内圧（ICP）亢進を来すと一刻を争う事態となり，緊急手術となる．急性硬膜外血腫と同様，意識レベルをはじめとする神経所見の変化および全身状態に注意して，術前・術後の管理を行う．術前・術後の看護は急性硬膜外血腫と同様である．急性硬膜下血腫の術後

は，ドレーンが硬膜下腔に留置される点が急性硬膜外血腫とは異なるが，基本的な管理は硬膜外・皮下ドレーンと同様にベッド上に設置して静水圧で管理される場合が多い．

▌バルビツレート療法中の看護

術後に著しく頭蓋内圧亢進を来した症例に関しては，脳浮腫が悪化しないように**バルビツレート療法**が行われることがある．バルビツレートには脳保護作用や脳圧降下作用があり，持続的に静脈内投与することでICPを低下させる．しかし，同時に心筋抑制作用などによって血圧低下を来す場合があり，それにより脳灌流圧（cerebral perfusion pressure：CPP）が低下すると脳腫脹が助長され逆効果となる．バルビツレート療法中は特に循環動態に十分注意を払い，ICPと共にバイタルサインの変化に注意して観察を行う．

▌頭部外傷後のけいれん

急性硬膜下血腫を含め，頭部外傷後は脳損傷の影響からけいれんが起こりやすく，予防的にフェニトインなどの抗けいれん薬が使用される．受傷24時間以内に起こる超早期けいれんから，7日目以降にも起こり得る後期けいれんにも注意して観察を行う．

Column

ジェットコースターには要注意

ジェットコースターに1日に複数回乗車して，硬膜下血腫を発症した事例が報告されている．ジェットコースターの急激な加速・減速や回転加速負荷による脳と硬膜のずれ，高低差や急カーブによって生じる頭部の揺さぶりに似た現象が，頻回な乗車によって起こり，脳と頭蓋骨をつなぐ静脈（架橋静脈）が破綻したことで出血が生じると考えられている．

脳は水の入った鍋に浮いている豆腐のようなものであり，直接頭部をぶつけなくても，外部から急激な力が加わると頭蓋骨と脳にズレが生じ，引っ張られた静脈が破れることで出血を起こす．乳幼児の揺さぶられっ子症候群（頭蓋内出血）もこの原理で起こる．

ジェットコースターは年々進化し，高速化を遂げている．国内の最速のジェットコースターは時速172kmにも達し，絶大な人気を誇っている．しかし，遊園地最大の楽しみといえるジェットコースターの繰り返しの乗車は注意したほうがよさそうだ．

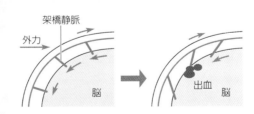

頭部に急激な外力が加わると，架橋静脈が引っ張られて脳に出血を起こす．

4 慢性硬膜下血腫

chronic subdural hematoma：CSDH

1 慢性硬膜下血腫とは

1 疫学・症候

慢性硬膜下血腫とは，頭部外傷後3週間以上かけて緩徐に硬膜下に出血が貯留する疾患である．原因としては外傷が最も多いが，約20％は外傷の既往がない特発性である．特発性のものは，抗凝固薬内服やがんの硬膜転移などが原因となる．頻度は年間10万人に1～2人程度といわれている．高齢者に多く，70代では10万人に7.4人である．発症のピークは80代で，高齢であるほど予後不良といわれている．

症状として，頭部外傷から3週間程度が経過したころから徐々に意欲低下，認知症症状，上下肢麻痺，歩行障害，尿失禁などがみられるようになり，その後，意識障害を伴うようになる．外傷の既往の有無がはっきりしない場合に，先述の症状を認めるため頭部CTを行ったところ，硬膜下血腫が発覚することも多い．軽度の頭部打撲でも硬膜下血腫を来す場合があり，特に抗血小板療法や抗凝固療法を施行中の患者では外傷後の注意が必要である．

2 検査・診断・治療

検査は頭部CTが有用である．脳表に沿うような三日月形の，高吸収と低吸収が混在する領域を認める（図7-7a）．急性硬膜下血腫と異なり緩徐に血腫がたまるため，比較的大量の血腫であっても症状が軽微なこともある．

治療として，無症状で血腫が少量である場合は保存的加療で経過をみることがある．血腫量が多い場合や症状を認める場合は，**穿頭血腫洗浄術**が考慮される．基本的には局所浸潤麻酔で行うことが多い．慢性硬膜下血腫では血腫は凝固せず液状で貯留しているため，頭蓋骨に小孔を穿ち，ドレナージチューブを血腫腔に挿入して血腫を吸引除去したり生理食塩水などで洗浄したりする場合もある．血腫腔にドレナージチューブを術後留置し，緩徐に血腫除去を図ることが多い（図7-7b）．ただし，術後に再発することがあり，再発率は8～20％程度といわれている．特に糖尿病の患者や抗凝固薬を内服している患者で再発が多いとの報告がある．

慢性硬膜下血腫は入院中の患者の転倒などで発症することもあり，高齢者の頭部打撲では軽度の打撲であっても本疾患が起こり得ることを念頭に置き，打撲後に間を空けて頭痛や認知

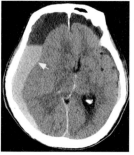 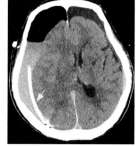

a. 頭部CT．右硬膜下に脳表に沿うような高吸収と低吸収が混在する領域を認める（矢印）．正中偏位を伴う．

b. 術後頭部CT．血腫腔にドレナージチューブが挿入・留置されている（矢印）．

図7-7 ■慢性硬膜下血腫

症，歩行障害などが出現する場合は頭部 CT を行うことが重要である．

② 慢性硬膜下血腫患者の看護

慢性硬膜下血腫は，高齢者・男性に多く，本人も覚えていないような軽微な頭部外傷が原因で硬膜下腔にじわじわと血腫が貯留し，数週間から数カ月後に症状が現れる．典型的な症状として，頭痛，歩行障害，失禁，健忘が挙げられる．外科的治療として血腫除去術を行うこともあるが，血腫量が少なく症状が軽微である場合は，経過観察および内服などの薬物療法が選択される．

1 入院中の日常生活および家族への配慮

慢性硬膜下血腫によって歩行障害が出現する患者は多く，転倒しないよう安全対策を講じる必要がある．また，患者は短距離であっても独歩移動が難しく，排尿が間に合わず失禁してしまうことがある．そのような患者の状況を理解し，早めのトイレ誘導や，ベッド周囲の環境を整えるなどの工夫を行い，患者の自尊心を損なわないような配慮が必要である．また，健忘症状のある患者は病室やトイレの位置が分からなくなる場合があるため，目印となるものを病室やトイレに掲示するなどの工夫を行うとともに，内服の飲み忘れがないよう注意する．

患者のそのような様子を見た家族は，認知症が悪化したのではないかと不安に感じている．治療によって症状は改善することを伝え，家族の不安軽減に努める．

2 術前・術後の看護

手術を行う場合，局所麻酔下にて穿頭血腫除去術が施行され，術後は硬膜下ドレーンを留置して数日間のドレナージを行う．術前は可能であれば洗髪で頭部を清潔にすることが望ましい．術後は，後出血，創感染，髄膜炎，**緊張性気脳症***，深部静脈血栓症（DVT）などの種々の合併症に留意し，バイタルサインや神経所見の軽微な変化に注意して観察する．また，硬膜下ドレーン留置中は排液量や性状の変化を経時的に観察する．

ドレーン留置中は基本的に安静臥床となるが，食事や排泄の際は一時的にクランプして座位が許可される場合が多く，体動による誤抜去やドレーン破損といったトラブルに注意して介助する．さらに，ドレーン留置中の安静臥床によって，患者には精神的な苦痛と腰痛などの身体的苦痛が生じる．手の届くところにティッシュ，ナースコール，飲み物を置き，時計はベッドから見える位置に置くなどの環境への配慮は必須である．腰痛を訴える患者にはマットレスの変更や体位の調整，クッションを利用した腰痛の緩和を行う．また高齢者は特に，ドレーン抜去後は速やかに離床を促し身体機能を改善させることが重要である．

3 退院後の注意点

術後の状態が安定していれば，抜鉤される前に，入院してから１週間未満で退院する患者もいる．退院後に発熱や創部の異常，症状の再燃があれば速やか

📖*用語解説

緊張性気脳症
頭蓋内の血腫を除去した部分に空気が貯留し，頭蓋内圧上昇を来して脳が圧迫された状態．頭痛や嘔吐，けいれんを誘発する場合には再手術を行って脱気することもある．

に受診するよう説明しておく．また，退院後に自動車運転の再開を考える患者も多い．特に高齢者は，認知・身体機能が改善しているか否かの判断を患者自身の自覚に頼ることはせず，運転再開前に運転免許センターに行き，必要に応じて適性検査を受けるよう説明する．

5 脳挫傷
cerebral contusion

1 脳挫傷とは

脳挫傷とは，頭部外傷により脳組織に挫滅，浮腫，出血などが生じた状態のことである．直接損傷や対側損傷によって起こる．

画像所見として，頭部 CT によって脳組織内に挫傷部位の低吸収域を認める．時間経過とともに挫傷部位に点状出血や脳出血の高吸収域が出現し，浮腫が拡大する（図7-8）．

浮腫が軽度の場合は保存的に治療するが，浮腫が増悪し，意識障害やヘルニアが出現する場合には減圧開頭術や挫傷脳の切除を行う．

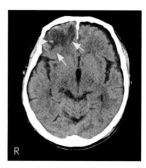

図 7-8 ■脳挫傷
頭部 CT．右前頭葉に低吸収域の脳挫傷（矢印）を認め，一部内部に高吸収域（矢頭）の出血を認める．

2 脳挫傷患者の看護

脳挫傷は，外傷によって頭蓋内に脳実質が強く打ち付けられ，局所的な脳損傷を起こした状態である．その症状は障害部位により異なるが，意識障害，運動麻痺，記憶障害，けいれんなどが挙げられる．損傷した脳実質は時間経過とともに腫脹し重篤化する危険があるため，症状が軽微であっても数日間は入院して経過を観察する．この間，経時的に観察することで異常の出現に注意を払う．また，回復過程では脳挫傷に伴う種々の症状に対するリハビリテーションを行い，早期に社会復帰できるよう支援する．

6 びまん性軸索損傷
diffuse axonal injury：DAI

1 びまん性軸索損傷とは

びまん性軸索損傷とは，交通外傷などの頭部外傷で頭部に回転加速度がかかった際に，脳組織にねじれるような外力が加わり神経線維の断裂が起こった状態のことである．脳内出血などの占拠性病変はないが，意識障害が遷延することが多い．

画像所見として，MRI にて微小出血を散在性に認める．保存的加療によって神経機能の回復を待つ．意識障害が長いほど予後は悪い．

② びまん性軸索損傷患者の看護

　びまん性軸索損傷は，脳機能が全体的に低下し意識障害が遷延することが多く，急性期には保存的対症療法が中心となる．意識レベルやバイタルサインの変化はもちろん，受傷後から48時間は脳浮腫のピークとして特に注意して観察を行う．さらに，回復期においては意識レベルの改善に伴い高次脳機能障害が顕在化するため，日常生活の自立支援のほか，内服や金銭管理といった**IADL**＊能力，感情コントロールや対人技能といった社会性についても確認し，効果的なリハビリテーションが行えるよう医師やセラピストと情報共有を行い，早期に社会復帰できるよう支援する．

📖＊用語解説

IADL
instrumental activities of daily living. 手段的ADL.

7 スポーツ頭部外傷

① スポーツ頭部外傷とは

1 疫学

　スポーツ頭部外傷とは，スポーツの練習中や試合中に頭部への直接的な打撃や体幹部からの衝撃の伝播により生じる頭部外傷のことである．スポーツ頭部外傷の多くは，野球，サッカー，ラグビー，柔道，バスケットボールで発生している．スポーツ頭部外傷の中では**脳振盪**（のうしんとう）の発生件数が最も多く，スポーツ人口が増加していることもあり，脳振盪の取り扱いが重要となる．また柔道，ラグビーのような人と接触する頻度の高いコンタクトスポーツでは，重度の障害や死亡の原因となる**急性硬膜下血腫**の発生件数が多い．

2 スポーツに伴う脳振盪

　脳振盪は，脳組織への限局的な直撃損傷によって起こるのではなく，頭部への直接的，または他部位から伝搬する外力により，脳が揺さぶられることで発生する．脳振盪の症状は，必ずしも意識消失や健忘を伴うとは限らず，表7-1に示す徴候または症状が一つ以上認められた場合，脳振盪を疑う．

　脳振盪の発生が疑われた場合は，症状の有無にかかわらず，その日のうちに選手を競技，練習に復帰させるべきではない．また，外傷発生後数時間は症状の悪化の有無をすぐに確認できるよう，連続した観察が必要不可欠である．

3 スポーツ外傷における急性硬膜下血腫

　スポーツ外傷における急性硬膜下血腫は，部活動などの練習中に発生することが多く，患者のほとんどが高校生以下の若年者であるということが特徴である．日本では，急性硬膜下血腫の発症は柔道競技中に多く，特に部活を始めたばかりの中学1年生や高校1年生の初心者にピークがある．乱取りの練習を始める5～7月ごろに多く，実力差や体力差がある者との練習中に発生している．

表7-1 ■脳振盪の徴候・症状

・頭痛などの身体的徴候，「霧の中にいるような感覚」などの認知的徴候，不安感などの感情の徴候
・意識消失，健忘，神経症状などの身体的な症状
・易刺激性などの行動の変化
・反応時間遅延などの認知機能障害
・不眠症などの睡眠障害

　スポーツ中に，頭部に後方への急激な回転加速度が生じ，十分な受け身が取れない場合に，前後方向への頸部を支点とした頭部の揺さぶりが生じる．この揺さぶりにより，頭部には前後方向への急激な回転加速度の増減を生じる．この時に，大脳と頭蓋骨に回転加速度のズレが起こり，大脳と硬膜との間の架橋静脈が引き伸ばされ，断裂する．

② スポーツ頭部外傷患者の看護

　スポーツ頭部外傷とはスポーツ中に起こる頭部外傷を指し，多くは軽傷であるが，時に後遺症が残ったり命を失ったりすることもある．多くは脳振盪を伴い，一過性の意識消失，めまい，嘔気，健忘，倦怠感といった症状を呈する．短期間で軽快するが，時に長期間症状が持続する場合もある．受傷後は学業や仕事は無理をせず休息を十分にとること，テレビやインターネットといった目からの刺激は脳を疲労させ，回復が遅れる恐れもあるため極力避けることを説明する．さらに，脳振盪は短期間に反復して起こすことで弱い衝撃であっても症状が強く出現し，回復が遅延する．スポーツ復帰は焦らず医師の指導のもと，時間を掛けて段階的に運動量を調整するよう患者や家族に説明する．

Study

セカンドインパクト症候群（second impact syndrome：SIS）

　スポーツ頭部外傷によって脳振盪を起こした後，その症状が残るうちに二度目の頭部打撲を受けると，たとえ軽微な衝撃であっても致命的な脳腫脹を来し，重篤な状態に陥ってしまう．これはセカンドインパクト症候群と呼ばれ，致死率は高く，たとえ救命されても脳機能には何らかの障害が残る．ラグビーや柔道などのコンタクトスポーツや格闘技に限らず，スポーツ全般に起こり得るが，一般的な認知度は高いとはいえない．スポーツ中に頭部打撲を受けて意識を失ったり，記憶が一時的になくなるような状態が確認された際には，たとえ回復して本人が競技への復帰を希望したとしても，すぐにスポーツに復帰させてはいけないことは，医療従事者として知っておくべきである．

Q1 慢性硬膜下血腫で入院中の患者から，退院後の自動車運転はいつから再開してもいいか質問された．明らかな後遺症は認めないが，何と答えればよいか．

Q2 小学生の男児がサッカーの試合中に脳震盪を起こして受診した．受傷直後はぼんやりしていたが診察時には軽快しており，画像検査では異常を認めなかったため帰宅することになった．保護者へはどのような指導が必要か．

Q3 頭部外傷後に外減圧術を施行し，数週間が経過した患者の意識レベルが低下している．外減圧部分に腫脹は認めず，陥没した状態である．何が考えられるか．

Q4 頭部外傷後の患者に38.5℃の発熱を認めた．どう対応するべきか．

考え方の例

1 慢性硬膜下血腫は約10%の患者に再発リスクがある．退院後すぐの運転は避け，再開時期については担当医師と相談するように説明する．また，不安な場合には運転免許センターで適性検査を受けるか，各都道府県に設置されている運転適性相談窓口に連絡して相談するよう説明する．

2 セカンドインパクト症候群を起こす可能性を考慮し，同日中の競技復帰は避けるよう伝える．帰宅後，数日間はテレビやスマホの閲覧は必要最小限にし，頭痛やめまい，耳鳴り，嘔吐などの症状に注意する．症状が再発する場合は再受診するよう説明する．学業復帰や，サッカー再開の時期については無理をさせず医師の指示に従い，教師や顧問と連絡を取り合うよう提案する．

3 sinking skin flap 症候群が考えられる．これは，骨欠損部に直接大気圧が加わり脳血流と脳代謝が低下することで起こり，意識障害，麻痺，頭痛，けいれんなど，さまざまな症状を呈する．速やかに医師に報告するとともに，患者の意識レベル，瞳孔径と対光反射，神経系のアセスメントを丁寧に行う．

4 血液データ，バイタルサイン，熱型，身体所見などから原因をアセスメントし，解熱薬の使用やクーリングのタイミングを慎重に検討する．解熱薬は体温のセットポイントを下げ酸素消費量を減少させるが，血圧低下を起こす可能性がある．さらに解熱薬の定期使用は熱型や感染の存在を隠してしまう可能性があることを考慮して使用を検討する．また，クーリングは患者に爽快感や安楽をもたらす有用な看護ケアであるが，解熱に関するクーリングの根拠は乏しい．体温が上昇しきらないうちにクーリングを行うと，シバリングや筋緊張などの寒冷反応を誘発し酸素消費量を増加させる．凍傷を起こす危険もある．発熱に対するケアはルーチンにせず，患者に応じて慎重に実施を検討する．

引用・参考文献

1）太田富雄総編集. 脳神経外科学. 改訂12版, 金芳堂, 2016.

2）溝渕佳史. "柔道の競技特性と頭部外傷". 頭頚部・体幹のスポーツ外傷. 永廣信治ほか編. メジカルビュー社, 2017, p.88-93.

3）松谷雅也ほか編. 脳神経外科周術期管理のすべて. 第4版, メジカルビュー社, 2014.

4）林寛之. 外傷・外科診療のツボ編. 第4版, 羊土社, 2009, p.54-55, （ステップビヨンドレジデント, 3）.

5）韓露ほか. 屋内転倒事故における絨毯の頭部防護効果の評価. 日本保健科学学会誌. 2018, 21（1）, p.36-50.

6）末廣栄一ほか. 軽度・中等症頭部外傷への対応. 脳神経外科ジャーナル. 2017, 26（3）, p.178-184.

7）先崎章. 軽度外傷性脳損傷（MTBI）後の症状・障害と回復. Jpn J Rehabil Med. 2016, 53（4）, p.298-304.

8）宮内崇ほか. 軽症頭部外傷に関連する病態と対応. 日本救急医学会雑誌. 2014, 25（5）, p.191-200.

9）町田真弓ほか. 救急搬送された患者の入院後に到着した家族への関わりに対する熟練看護師の看護実践. 日本クリティカルケア看護学会誌. 2016, 12（3）, p.11-23.

10）菅野則之. 緊急手術を伴う頭部外傷患者の術前・術後の看護. ブレインナーシング. 2013, 29（1）, p.37-41.

11）大井静雄. 脳神経外科ケア：エキスパートナース・ハンドブック. 照林社, 2010.

12）江木盛時ほか. 集中治療患者の発熱をどう管理するか. 月刊ナーシング. 2012, 32（7）, p.101-104.

13）深津玲子. 外傷性脳損傷. MB Medical Rehabilitation. 2018, （223）, p.130-134.

14）河北賢哉ほか. 頭部外傷. 臨牀と研究. 2017, 94（9）, p.20-24.

15）永廣信治ほか. スポーツ頭部外傷における脳神経外科医の対応－ガイドライン作成に向けた中間提言－. 神経外傷. 2013, 36, p.119-128.

16）荻野雅宏ほか. スポーツ頭部外傷の管理と問題点. 脳神経外科ジャーナル. 2017, 26（3）, p.195-199.

17）小守林靖一. ジェットコースター乗車後に生じた硬膜下血腫の1例. 日本救急医学会雑誌. 2015, 26（1）, p.25-29.

8 | 水頭症

水頭症とは

脳脊髄液の循環に障害を来し，頭蓋内に脳脊髄液が貯留した状態をいう．
先天性と続発性（後天性，二次性）がある．
髄液循環の障害される部位により，交通性水頭症と非交通性水頭症に分けられる．

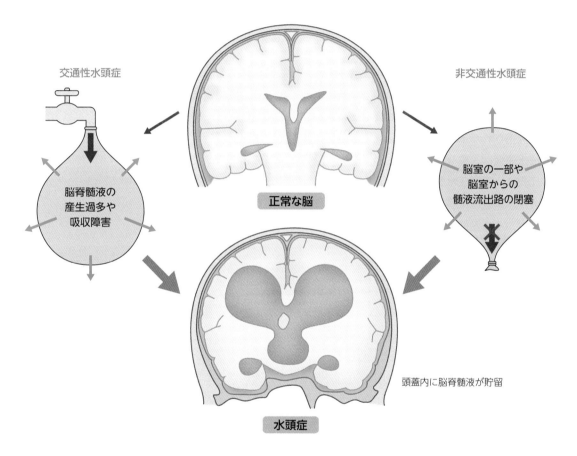

交通性水頭症

脳脊髄液の産生過多や吸収障害

正常な脳

非交通性水頭症

脳室の一部や脳室からの髄液流出路の閉塞

頭蓋内に脳脊髄液が貯留

水頭症

主な水頭症

先天性水頭症　　閉塞性水頭症　　正常圧水頭症

代表的な機能の障害・症状

先天性水頭症	発達障害
非交通性水頭症（閉塞性水頭症）	頭痛，嘔吐（頭蓋内圧亢進症状），意識障害
正常圧水頭症	歩行障害，尿失禁，認知機能障害（三主徴）

1 水頭症

hydrocephalus

1 水頭症とは

1 病態

脳脊髄液は脳室内の脈絡叢で産生され，側脳室から第三脳室，第四脳室に流入，第四脳室から脳槽（一部は脊髄周囲のくも膜下腔）へ循環し，最後は頭頂部の上矢状静脈洞周囲のくも膜顆粒という組織から吸収されて静脈洞に還流する．この循環に障害を来し，頭蓋内に脳脊髄液が貯留した状態を**水頭症**という．

2 分類

水頭症には，大きく先天性と続発性（後天性，二次性）がある．**先天性水頭症**は中枢神経系の先天奇形や胎内感染などによって起こり，**続発性水頭症**は脳出血やくも膜下出血，外傷，髄膜炎などによって起こる（表8-1）．また，髄液循環が障害される部位により，交通性水頭症と非交通性水頭症に分けられる．**交通性水頭症**は，脳脊髄液の産生過多や吸収障害によって起こる．交通性水頭症の代表は，**正常圧水頭症**（normal pressure hydrocephalus：NPH）である．**非交通性水頭症**は脳室内出血や脳腫瘍，感染による炎症などによって脳室の一部や脳室からの髄液流出路が閉塞して起こり，**閉塞性水頭症**とも呼ばれる．

3 症状

水頭症の症状は交通性か非交通性かによって異なる．非交通性水頭症では急激に頭蓋内圧が上昇し，頭痛や嘔吐などの頭蓋内圧亢進症状がみられ，急速に意識障害を来す．交通性水頭症では症状の発現は緩徐で，歩行障害や尿失禁，認知症状などを呈するが，頭痛は伴わないことが多い．

4 診断・治療

水頭症の診断には頭部 CT や MRI を行う．脳室の拡大を確認するとともに，閉塞の原因となるような疾患がないかどうかも確認する．

水頭症の治療では，脳脊髄液を頭蓋外に誘導する手術が行われる．手術には，脳脊髄液を体外に誘導する**脳室ドレナージ術**＊と，体内で頭蓋外に誘導する**シャント手術**がある．ドレナージ術は緊急避難的手術であり，根治術としてはシャント手術が行われる．シャント手術には，主に脳室と腹腔を短絡する **V-P シャント術**と，腰椎部の脊髄くも膜下腔と腹腔を短絡する **L-P シャント術**がある．先天性水頭症などで短絡先として腹腔が使えない場合は，脳室と心房を短絡する **V-A シャント術**が選択されることもある（図8-1）．

＊用語解説

脳室ドレナージ術
穿頭術を行い，側脳室にドレナージチューブを挿入して体外に脳脊髄液を排出する手術．脳脊髄液の排除と頭蓋内圧のコントロールを目的として行われる．感染の危険があるため，ドレナージチューブは1週間程度で抜去もしくは入れ替える．

表 8-1 ■水頭症の分類と原因疾患

分類	原因疾患
先天性水頭症	脊椎髄膜瘤 脳梁欠損症 Dandy-Walker 症候群 二分頭蓋 先天性中脳水道狭窄 胎内感染　など
続発性水頭症	くも膜下出血 脳腫瘍 脳室内出血 髄膜炎 頭部外傷　など

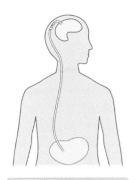
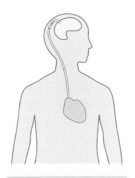
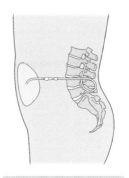

脳室－腹腔シャント
（V-Pシャント）

脳室－心房シャント
（V-Aシャント）

腰椎－腹腔シャント
（L-Pシャント）

図 8-1 ■シャント手術の種類

5 よくみられる水頭症

実際に外科的治療が行われる水頭症について以下に述べる.

▌二次性正常圧水頭症

二次性正常圧水頭症は，くも膜下出血や脳室内出血，頭部外傷などに続発して起こる正常圧水頭症である．閉塞性水頭症とは異なり，頭蓋内圧は上昇しないことが多い．症状は歩行障害，尿失禁，認知症が三主徴とされており，特に歩行障害が最も早期に出現することが多い．頭部 CT や MRI で一様な脳室拡大，および CT によって脳室周囲の低吸収域が，あるいは MRI によって高信号域が観察される．治療はシャント手術が行われる．

▌特発性正常圧水頭症

特発性正常圧水頭症（idiopathic normal pressure hydrocephalus：iNPH）は，原因となる疾患がなく正常圧水頭症を来すもので，高齢者に多い．症状は二次性正常圧水頭症と同様である．画像検査で脳室やシルビウス裂の拡大と，頭頂部の脳溝の狭小化が特徴としてみられる．脳萎縮による脳室の見かけ上の拡大との鑑別が必要であるため，髄液排除試験*を行う．治療はシャント手術の中でも，L-P シャント術が行われることが多い．

▌中脳水道狭窄症

第三脳室と第四脳室の間の髄液流出路を，**中脳水道**と呼ぶ．非交通性水頭症の原因として，中脳水道の閉塞や狭窄がよくみられる．狭窄を来す原因は不明であるが，炎症などが考えられている．症状には慢性的な頭痛，視力障害などがある．治療はシャント手術も行われるが，近年，内視鏡を用いた第三脳室開窓術*も行われている．

📖*用語解説

髄液排除試験
腰椎穿刺を行い脳脊髄液を
20 ～ 40mL 程度排除し，
前後で歩行状態や認知症状
の改善の有無を検査する．
改善が認められれば，シャ
ント手術の適応ありと判断
される．

第三脳室開窓術
内視鏡を用いて第三脳室の
底部に穴を開ける手術．
シャント手術と異なり髄液
の排出が生理的に行われる
が，適応が限られる．

2 水頭症患者の看護

1 正常圧水頭症患者の看護

▌疾患に特徴的な看護

　正常圧水頭症患者の看護として，以下の項目について観察し，適切な援助を行う．

▶ 頭蓋内圧亢進症状

　起床時に強い頭痛，消化器症状を伴わない悪心，嘔吐，意識障害，瞳孔不同，麻痺，呼吸障害，クッシング症候群（血圧上昇と徐脈）がみられる．ベッドアップの角度を30°にすると頸静脈の流出がよくなるため，頭蓋内圧を低下させる効果があるが，血圧低下に注意する．頸部の屈曲や回旋は静脈還流の障害を来すので，ポジショニングに気を付ける．

▶ 歩行状態

　小刻み歩行，すり足歩行，開脚歩行が主な症状で，その他すくみ足や突進歩行などがみられる．足に合った軽い靴を選び，ベッド周囲の環境を整備する．方向転換時のすくみ足には，リズムをとりながら，歩行介助する．

▶ 排尿状態

　頻尿や尿意切迫，残尿量の増加，尿失禁がみられる．排尿回数，排尿間隔を把握し，自尊心を傷つけないようトイレ誘導やおむつ交換を実施する．さらに，残尿測定器を使用して残尿量を把握し，必要なときは導尿を行い尿路感染症を予防する．頻尿の患者は水分摂取を控えるので，飲水量が減少しないように注意する．

▶ 認知機能障害

　注意障害（落ち着いて物事に取り組むことが困難である），精神運動活動の低下（多くの課題で時間がかかる），遂行機能障害（指示されないと行動できないなど）の症状がみられる．注意障害，遂行機能障害には環境を調整することで対応し，精神運動活動の低下には患者が焦らないようゆっくり声をかけて誘導することで精神的ケアを行う．

　そのほか，バイタルサイン，画像検査の所見，血液検査（電解質など），水分出納バランスを確認する．

▌検査・治療における看護

　水頭症の患者には認知機能障害がみられるため，繰り返しわかりやすい言葉で説明を行い，傍らに付き添って患者の不安を軽減する．

　また，入院による環境の変化に伴う認知機能障害の悪化や，歩行障害によって，転倒・転落の危険性が高くなる．入院の際には自宅で使用している時計や眼鏡を持参してもらい，自宅で過ごすのに近い環境を整備する．トイレから戻るときに迷わないように，自室の扉などに目印をつける．また，靴やナースコールの位置，足元のライトの点灯，ポータブルトイレの設置などについて患者や

家族と相談する.

薬剤管理について，患者が内服の自己管理が可能かどうかをアセスメントする．自己管理が困難な状況であれば看護師が管理を行い，検査や治療後に自己管理ができるように指導する．

術後の感染，誤嚥性肺炎，尿路感染などを予防するために，入浴時の清潔な洗体，適切な歯磨き，排泄物処理ができているかを確認する．

頭蓋内圧亢進により，食事や水分摂取量の低下が予想されるため，食事形態の工夫，水分摂取管理を行う．また，便秘予防のため排便コントロールを行う．

■ シャント手術後の看護

術後は髄液の流出不良や過剰流出に注意し，シャント機能不全による頭痛，嘔吐，神経症状の悪化の有無を観察する．シャント圧の設定が低いと髄液が過剰に流出し，後頸部痛や眩暈症状などの低髄液圧症状を引き起こすことがある．悪化すると硬膜下血腫を起こすことがある．

発熱，手術創部の出血，シャントチューブ挿入部の発赤などの感染徴候に注意する．腹壁の膨満や腹部症状を観察し，清潔ケアを行う．また，術後はリハビリテーションのためにできるだけ離床を促す．創部痛が増強しないように工夫し，鎮痛薬を使用して長く離床できるようにする．口腔ケア，排痰援助，膀胱留置カテーテルの早期抜去，早期離床を行い，合併症を予防する．

■ 退院に向けた指導

患者の入院中から他職種と協働し，患者や家族が不安に思うことや，食事や水分管理，内服管理，排泄管理などのセルフケアについて支援する．患者や家族に指導・教育を行い，社会資源の活用などについて説明する．

規則的な起床時間や就寝時間を確保し，生活リズムを整える．看護師の見守りのもと適度な散歩や体操を実施し，体重増加や便秘を予防する．転倒予防にも配慮する．また，患者には創部周囲の観察，気になる症状の対応方法，連絡手段などについて伝える．

シャント手術後は，外出時にはシャントカードを持参し，病院を受診する際には必ず提出するように指導する．日常生活の中にある磁石についての注意点を説明する．

➡頭蓋内圧亢進症状の看護については2章7節p.63参照.

2 閉塞性水頭症患者の看護

閉塞性水頭症では急激な症状変化を起こすことがあり，症状が進行すると脳ヘルニアにより緊急手術が必要になる場合がある．看護師は，症状の変化を見極めて異常を早期に発見し，医師への的確な報告ができるようにする．適切なモニタリングと重篤化回避のための看護介入を行う．詳細は頭蓋内圧亢進症状の看護を参照.

3 先天性水頭症患者の看護

新生児期から乳児期は頭蓋骨の縫合が未完成であり，

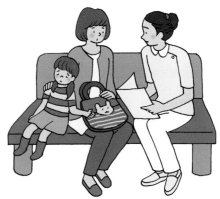

脳脊髄液が過剰に貯留して頭蓋内圧の亢進が継続すると頭囲が拡大する．頭囲の拡大の有無や程度を判断できるよう，頭囲を正確に同じ方法で測定する．幼児期以降は頭蓋骨縫合が完成するため，頭囲は拡大しない．そのため，脳脊髄液が過剰に貯留すると頭蓋内圧が亢進し，頭痛や嘔吐，意識障害などがみられる．頭蓋内圧亢進症状の有無を観察する．

子どもは，はっきりと言葉で症状を伝えることができないため，いつもと泣き方が異なる，元気がないなど，日ごろの様子と変化を観察する．家族が医師から疾患の説明を受けた後には，家族の思いを受けとめ，不安に寄り添い，他職種と連携をとりながら問題を解決し，支援を行う．

! 臨床場面で考えてみよう

Q1 特発性正常圧水頭症の髄液シャント術後で，一番気を付けなければいけないことは何か．
Q2 シャント術後の感染について注意するポイントは何か．
Q3 退院前の生活指導のポイントは何か．

考え方の例

1 オーバードレナージ（髄液の過剰排液）に注意する．オーバードレナージが生じると，起き上がったときの頭痛（起立性頭痛）や眩暈，ふらつきなどの症状が多くみられる．患者によって症状の表現方法が違うため，患者の言葉を注意深く聞く．どんなときに症状が増強し，どんなときに軽減するのか，ベッドで休んでいるときのベッドアップの角度も観察する．症状は速やかに主治医に報告し，症状の出現時にはベッドで臥床するように説明する．眩暈やふらつきが起こったときの転倒にも注意が必要である．

2 創部とシャントチューブが挿入されている皮膚の発赤や熱感を観察し，発熱の有無や検査結果に注意する．また，患者は疼痛やテープの瘙痒感のせいで，創部を触ってしまうことがある．原因は何かアセスメントすることが重要である．テープの瘙痒感が原因ならテープの種類の変更や軟膏の塗布，疼痛が原因なら疼痛を緩和する体位の工夫や鎮痛剤の使用を，主治医に提案する．また，創部を触らないように衣類も工夫する．

3 患者の入院前の生活背景の中に生活指導のためのヒントがある．患者自身や周囲のサポートする人から，しっかり情報を収集する．例えば，圧可変式バルブを使用したシャント術後の患者が，自分でスーパーに買い物に行き，基本的にバルブ部位との接触は不可にもかかわらず冷蔵庫に触れて奥の方の食品を取っていたケースがある．この場合は，買い物時の工夫が必要なことがわかる．

また，今までどんなときにどんな場所で転倒が多かったのかを聞き取ることで退院後の生活を工夫し，介護サービスを利用するなどの対策を立てることができる．

引用・参考文献

1）太田富雄総編集．脳神経外科学．改訂12版，金芳堂，2016，p.2023-2070．
2）田村晃ほか編．EBMに基づく脳神経疾患の基本治療指針．第4版，メジカルビュー社，2016，p.262-264．
3）百田武司ほか編．"19 水頭症"．エビデンスに基づく脳神経看護ケア関連図．中央法規，2014，p.264-270．
4）日本脳卒中学会編．脳卒中治療ガイドライン2015．協和企画，2015，p.146．
5）日本正常圧水頭症学会編．特発性正常圧水頭症診療ガイドライン．第2版，メディカルレビュー，2011．
6）小川志保ほか．慢性期の看護．ブレインナーシング．2018，34（2），p.50-56．
7）洛和会音羽病院編著．脳外ナースのためのたかがシャントされどシャント管理：正常圧水頭症の診断，髄液シャント術．看護のすべて．石川正恒監修．メディカ出版，2014，p.52-58，68-69．
8）君和田友美．水頭症．ブレインナーシング．2016，32（1），p.83-86．

9 | 感染性疾患

▌感染性疾患とは

ウイルス，細菌，真菌，寄生虫などの病原体によって，髄腔内や脳内に感染を来す病態．
病原体や感染の起こる部位により分類される．

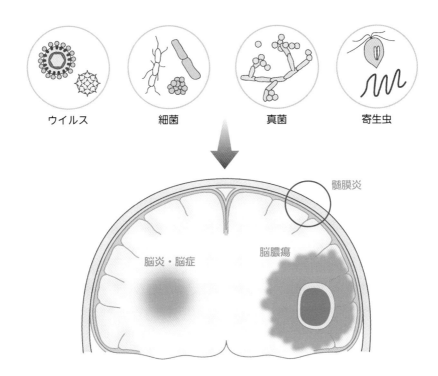

▌主な感染症

● 髄膜炎 ● 単純ヘルペス脳炎 ● 進行性多巣性白質脳症 ● 亜急性硬化性全脳炎 ● プリオン病 ● 脳膿瘍

▌代表的な機能の障害・症状

髄膜炎	発熱，頭痛，項部硬直やケルニッヒ徴候などの髄膜刺激徴候，意識障害，神経巣症状
単純ヘルペス脳炎	発熱，頭痛，感冒様症状，意識障害，けいれん，精神症状など
進行性多巣性白質脳症	片麻痺，四肢麻痺，認知機能障害，失語，視覚異常など
亜急性硬化性全脳炎	精神症状，運動症状，ミオクローヌス，自律神経症状など
プリオン病	認知症，ミオクローヌス，視覚異常，無動性無言など
脳膿瘍	頭痛や嘔吐・嘔気などの頭蓋内圧亢進症状，発熱，意識障害，麻痺，失語，けいれんなど

1 髄膜炎
meningitis

1 髄膜炎とは

1 病態・症候

　髄膜炎とは，脳と脊髄を取り囲む髄膜の炎症である．最も一般的な原因は感染症であり，病原として細菌，ウイルス，結核菌，真菌などが挙げられる．他にも悪性腫瘍（癌性髄膜炎）や自己免疫性機序，薬剤・アレルギー性の機序も含まれる．原因により急性から亜急性，慢性の経過をたどるが，特に細菌感染による髄膜炎では非常に急激な経過をとり，治療の遅れが死亡や神経学的予後不良に直結する．髄膜炎の代表的な症状は発熱，頭痛，**項部硬直やケルニッヒ徴候**をはじめとする髄膜刺激症状である（図9-1）．高度の炎症や脳炎，脳膿瘍を合併すると，意識障害や神経巣症状を伴うこともある．

2 検査・診断

　血液検査では炎症反応の上昇を認めるほか，抗原や抗体検査によって病原の検出が可能である．細菌性髄膜炎では血液培養でも菌体を検出し得る．

　髄膜炎の診断には，腰椎穿刺による髄液検査が最も重要である．ただし，占拠性病変を伴って頭蓋内圧が上昇している場合は腰椎穿刺により脳ヘルニアを誘発する恐れがあるため，施行前にはCTあるいはMRIで占拠性病変の有無を確認しておく．髄液検査では，①初圧，②混濁の有無，③細胞数と白血球分画，④生化学検査（髄液中タンパク，糖）のほか，沈渣に対する各種染色や培養検査，抗原抗体検査，ポリメラーゼ連鎖反応（polymerase chain reaction：PCR）検査を行って起炎菌を確定する（表9-1）．髄液所見によってある程度の鑑別は可能であるが，確定診断となる培養検査の結果やPCR検査の結果が判明

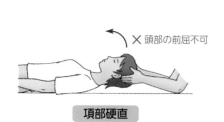

項部硬直

項部の持続的な筋収縮のために首を前屈させると抵抗があり，頸部や背部の痛みがみられる．

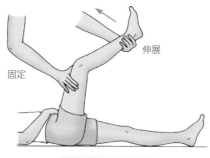

ケルニッヒ徴候

仰臥位で股関節と膝関節を90°に屈曲させた状態で，膝を伸展させたとき，腰背部の痛みにより伸展に制限があれば陽性となる．

図9-1 ■髄膜刺激症状

表 9-1 ■脳脊髄液所見の分類

	正常	細菌性髄膜炎	ウイルス性髄膜炎	結核性髄膜炎	真菌性髄膜炎
外観	水様透明	混濁	水様透明	黄色混濁	水様透明
圧 (cmH$_2$O)	7〜18	20〜80以上	20〜30	20〜80	20〜50
細胞 (個/μL)	0〜5	500以上 多核球優位	10〜1,000 単核球優位	25〜1,000 単核球優位	25〜1,000 単核球優位
タンパク (mg/dL)	15〜45	50〜1,500	〜100	50〜500	100〜500
糖 (mg/dL)	50〜80	0〜40	正常	〜40	〜40

するには数日かかるため，疑われる病原に対しては結果が出る前に速やかに治療を開始する．

3 種類

▋ 細菌性髄膜炎

　細菌性髄膜炎は**化膿性髄膜炎**とも呼ばれ，日本における年間発症頻度は約1,500人と推定されている．死亡率は15〜30％であり，治療開始までの時間が生命予後に大きく影響する．感染経路には，菌血症からの血行性感染，中耳炎や副鼻腔炎などの頭蓋内近傍感染巣からの直達感染がある．

　主な症状は発熱，頭痛，項部硬直，意識障害であり，数時間から数日で進行する．髄液所見では圧上昇のほか，多核球優位の細胞数増多，タンパク濃度の上昇，糖濃度の低下（同時血糖の2分の1未満）を認める．髄液のグラム染色によって起炎菌の予測が可能であり，培養検査によって起炎菌の同定を行うほか，抗菌薬の感受性試験も行う．年齢により起炎菌の頻度が異なり，新生児ではB群溶血性レンサ球菌や大腸菌が多く，小児ではインフルエンザ菌と肺炎球菌が多い．学童から成人にかけては肺炎球菌の頻度が最も高い．

　治療は抗菌薬の全身投与であり，年齢あるいは背景疾患の有無などにより内容は異なるが，カルバペネム系抗菌薬あるいは第三世代セファロスポリン系抗菌薬に，バンコマイシンが使用される．副腎皮質ステロイドを併用することで神経学的予後の改善が報告されている．

▋ 無菌性髄膜炎

　無菌性髄膜炎とは，髄膜炎のうち，髄液の塗抹（とまつ）・培養検査で細菌や結核菌，真菌が検出されないものを指し，その多くが**ウイルス性髄膜炎**である．原因ウイルスとしてはエンテロウイルス，コクサッキーウイルス，エコーウイルスなどが多くを占めるが，同定が困難なことも多い．臨床症状としては発熱，頭痛，嘔吐，項部硬直などの髄膜刺激症状がみられる．

　髄液検査では細胞数増多がみられ，急性期には多核球が優位となる場合があるが，経過とともに単核球優位に移行する．髄液糖は低下しない．髄液の抗体

検査やウイルス PCR 検査が診断に有用であるが，治療に直結する単純ヘルペスウイルスや水痘・帯状疱疹ウイルス，インフルエンザウイルスの検査を優先して実施することが多い．免疫不全患者では**日和見感染症***としてサイトメガロウイルス，ヒトヘルペスウイルス 6 型なども考慮する．細菌性髄膜炎や単純ヘルペス脳炎を否定できるまでは抗菌薬や抗ヘルペス薬（アシクロビル）を投与するが，基本的には対症療法で治癒する．

📖*用語解説

日和見感染症
日和見感染症とは，健常人ではほとんど病気を起こさないような病原体が，宿主の免疫機能が何らかの原因によって低下したときに引き起こす感染症である．基礎疾患として白血病や悪性リンパ腫，がん，免疫抑制薬使用中の膠原病，後天性免疫不全症候群（AIDS）のある患者にみられる．

■ 結核性髄膜炎

結核性髄膜炎は亜急性から慢性の経過をとり，病初期には診断が困難なことも多い（図9-2）．症状としては倦怠感，微熱，頭痛などが数週間継続し，その後髄膜刺激症状や意識障害，けいれんなどを呈する．脳底部に炎症が波及しやすく，眼筋麻痺や顔面麻痺といった脳神経症状や，視床下部・下垂体の障害による抗利尿ホルモン分泌異常症候群（SIADH）を合併しやすいことが特徴である．

髄液所見では圧上昇，単核球優位の細胞数増多，軽度の髄液糖低下を認める．髄液アデノシンアミナーゼ（ADA）活性が高値の場合，より結核性髄膜炎が疑われる．髄液のチール・ニールセン染色（Ziehl-Neelsen 染色）や抗酸菌培養，PCR 検査を行う．治療は肺結核に準じ，4 種類の抗結核薬を 2 カ月間内服し，その後 2 種類に減量してさらに 10 カ月間継続する．初期の 2 カ月間は副腎皮質ステロイドの併用が推奨されている．

■ 真菌性髄膜炎

真菌性髄膜炎は，一般に造血器悪性腫瘍や免疫抑制薬使用下など，免疫抑制状態にある患者の日和見感染症として発症する．亜急性から慢性の経過で髄膜脳炎症状を呈し，髄液所見では圧上昇，単核球優位の細胞数増多，髄液糖低下を認める．

クリプトコッカス（*C. neoformans*，以下菌種名は代表的なものを記載する）は鳥類，特にハトの糞に汚染された土壌に多く存在し，大気中に飛散して肺から中枢神経系に侵入する．髄液の墨汁染色で厚い莢膜を有する球形の菌体がみられる．カンジダ（*C. albicans*）はヒトの体表や消化管に常在し，カテーテル関連血流感染からの血行性播種や脳神経外科手術の合併症として重要である．

アスペルギルス（*A. fumigatus*）は肺病変からの血行性播種以外にも，副鼻腔・眼窩の感染病巣から直接中枢神経系に浸潤する．起炎菌が同定されれば，それぞれの真菌に応じた抗真菌薬による治療を行う．

② 髄膜炎患者の看護

1 腰椎穿刺と髄液検査時の看護

中枢神経系の感染症では，髄膜炎や脳炎などの確定診断として**腰椎穿刺**による**髄液検査**

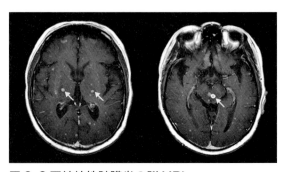

図 9-2 ■結核性髄膜炎の脳 MRI
造影後の T1 強調画像．中脳や基底核部（矢印）を中心に造影される小病変（結核腫）を認める．

が行われる．検査を行う際は，腰椎穿刺に伴う神経症状や髄圧の変動による頭痛，嘔気・嘔吐などの低髄圧症状，感染による髄膜炎などの副作用や合併症に注意する（表9-2）．

表 9-2 ■腰椎穿刺の副作用・合併症

穿刺による神経症状	下肢のしびれ，麻痺，歩行障害
脳ヘルニア	意識障害，呼吸麻痺
髄圧の変化による低髄圧症状	頭痛，嘔気・嘔吐
穿刺部位の出血	髄液漏れ，疼痛，腰痛
感 染	髄膜炎

■ 腰椎穿刺前の看護

検査の前に，医師から患者や家族に説明が行われる．看護師は，患者や家族の疑問点を明らかにして腰椎穿刺に対する不安を緩和し，落ち着いて検査が受けられるように支援する．穿刺に伴う安静時間や食事開始時間など，検査前後の流れについて具体的に説明する．

■ 腰椎穿刺中の看護

▶ 無菌操作の徹底

穿刺部位からの感染により新たに髄膜炎を起こす危険性があるため，穿刺部位の消毒および**無菌操作**を徹底する．介助する際には外科用マスクを装着する．

▶ 適切な姿勢の保持

側臥位で，両膝を曲げて両手で膝を抱え，へそを見るような姿勢をとるように説明する（図9-3）．背面を床と垂直にし，穿刺時の疼痛や圧迫によって体位が崩れないよう介助し，下肢のしびれや疼痛，頭痛や嘔気が生じたときは，動かずに言葉で伝えるよう説明しておく．不必要な露出がないように配慮する．

▶ 観察と不安の軽減

穿刺中は，患者の意識状態，下肢のしびれや疼痛の有無などを観察する．検査中の不安を軽減するために進捗を説明する．

■ 穿刺後の看護

髄液の流出や採取，髄液漏れによる頭蓋内圧の低下によって起こる頭痛，嘔気・嘔吐などの低髄圧症状に注意する．頭部を高くすると頭痛が増悪するため，枕を外して1～2時間は安静臥床とする．その後24時間は，なるべく安静にする．腰椎穿刺による下肢のしびれや疼痛の有無，意識状態，バイタルサイン，頭痛なども観察する．飲食は，1～2時間後に安静が解除された後，嘔気がなければ飲水が可能に，2～3時間後には食事が可能となる．

2 急性期の看護

患者や家族が治療の方針を理解できるように，医師と連携する．患者の苦痛を最小限にし，少しでも安楽・安全に治療を受けることができるように援

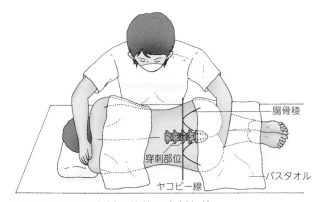

図 9-3 ■腰椎穿刺の体位と穿刺部位
患者には大腿前部を胸に近づけ，上腕で両膝を抱え込むような体位をとってもらうとよい．

助する．また，症状の変化を早期に発見し，合併症を起こさずに経過することができるように援助する．

　安静が強いられる患者は，排泄や食事などの ADL や，さまざまな症状による苦痛への対処に不安を抱えている．ナースコールや ADL の援助方法を説明し，入院生活への不安やストレスの緩和を図る．

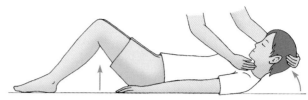

図 9-4 ■ブルジンスキー徴候
仰臥位で患者の頭部を前屈させると，膝関節と股関節が自動的に屈曲する．

▌症状の変化に応じた観察とアセスメント

　以下の項目に注意し，観察とアセスメントを行う．

● バイタルサイン：体温，血圧，脈拍，SpO_2，呼吸回数

● 意識状態：ジャパン・コーマ・スケール（JCS）やグラスゴー・コーマ・スケール（GCS）による客観的，経時的な評価

● 頭蓋内圧亢進症状：頭痛，嘔気の有無と程度，嘔吐の有無など

● 髄膜刺激症状：項部硬直，ケルニッヒ徴候，**ブルジンスキー徴候**（図9-4），羞明，頭痛

● 増強振動試験，感覚過敏などの有無

● 脳神経症状・脳局所症状：失語症，聴力障害，視野障害などの有無

● 精神症状：不穏，興奮，せん妄などの有無

● 全身症状：倦怠感，発熱・悪寒，食欲不振などの有無

● 髄液検査：脳脊髄液圧の上昇，細胞数の増加，タンパク質の増加，糖質低下などの所見

● ADL：食事，排泄の状況など

▌病室の環境

　感染の可能性を考え，個室隔離する．一般的な**標準感染予防策**を講じた上で，患者に接触することが大切である．また，羞明や聴覚過敏のような感覚過敏を伴うことがあるため，照明を少し暗くし，静かに過ごせるようにするなど刺激を与えないように配慮する．

　意識障害やけいれんに対処できるようベッドサイドを整頓し，緊急時に必要な物品を準備しておく．意識レベルの低下や精神症状によって，転落や外傷の危険性があるため，環境整備が重要である．

▌症状に対する看護

　以下の症状に注意し，看護を行う．

● 発熱：クーリングを行い，高熱による苦痛を緩和する．発汗時には清潔を保持する．

● 頭痛：頭蓋内圧を低下させるため，浸透圧利尿薬を確実に投与する．鎮痛薬を効果的に使用し，疼痛を緩和する．安楽な体位を工夫する．

●嘔気・嘔吐：ガーグルベースンを準備する．誤嚥を防止する．嘔吐が続く場合では，脱水症状に注意する．

●けいれん：意識障害，眼球偏位，瞳孔の大きさ，呼吸状態などを観察する．発作による外傷を予防するため，危険な場所から移動し，転落防止対策としてベッドサイドレールを使用する．また，点滴チューブ抜去の危険性もあるため，点滴刺入部の固定およびラインが目立たないようにする．発作時にすぐに対応できるように，気道の確保と酸素投与などの準備をしておく．

▌治療時の看護

抗菌薬や副腎皮質ステロイドを投与する際は，正確な時間と量を確認し，適切な血中濃度の維持に努める．また，副作用に対する注意が必要である．経口摂取ができない場合は，頭蓋内圧を亢進させないように滴下速度に注意しながら輸液や栄養管理を行う．

▌精神的な援助

患者は，さまざまな症状による不安を抱えている．家族も患者の状態に伴い不安になることが多い．そのため，患者や家族が精神的に安定した状態で治療が受けられるように丁寧な**インフォームドコンセント**を行うことが重要である．

3 慢性期の看護

髄膜炎は突然発症し，後遺症として機能障害が残ることがあるため，患者や家族の心理状態を理解し，現在の状況から少しでも前向きに考えられるような関わりが必要である．医師やリハビリテーション専門職など多職種と連携しながら，患者と家族がリハビリテーションを行い，患者の自立能力を高められるように支援する．さらに，入院中のケアを通して，退院後も注意が必要な問題を患者や家族が理解し，対処できるよう指導する．

医療ソーシャルワーカー（MSW），地域医療連携部門と連携し，退院後の生活についての支援方法を検討する．

2 単純ヘルペス脳炎
herpes simplex encephalitis：HSE

1 単純ヘルペス脳炎とは

1 疫学・病因・症候

感染などにより，脳そのものに炎症を来したものを**脳炎**という．**単純ヘルペスウイルス**（herpes simplex virus：**HSV**）によるものが最も多く，ウイルス性脳炎全体の1〜2割程度とされる．日本での**単純ヘルペス脳炎**の発生頻度は，100万人当たり年間3.5〜3.9人と推計されている[1, 2]．

幼少期に感染した単純ヘルペスウイルスは，三叉神経節に潜伏感染している．成人での単純ヘルペス脳炎は，神経節のウイルスが再活性化し，神経を伝わっ

て脳内に至り脳炎を起こすことで生じると考えられている．小児では，初感染時にウイルスが嗅神経などを伝って脳に達し脳炎を来す場合と，初感染後に三叉神経節に潜伏感染していたウイルスが再活性化して起こる場合とがある．新生児では，分娩時に経産道感染したウイルスが原因となる．

症状は，発熱や頭痛，感冒様症状などで始まり，数日のうちに意識障害やけいれん，異常言動などの精神症状が出現することが多い．幻覚，興奮，異常行動，性格変化などの多彩な精神症状を来す．

抗ウイルス薬での治療により，成人の死亡率は10～15％まで低下しているが，たとえ治療が奏効しても患者の4分の1は寝たきりになったり高度の後遺症を残したりし，社会復帰できる者は約半数と推定されている[3, 4]．未治療では60～70％が死亡する．

2 検査・診断

頭部CTでは側頭葉内側に低吸収域を認め，出血を伴うこともあるが，病初期には異常をとらえられないことも多い．頭部MRIではCTよりも早期に病変をとらえることができ，側頭葉内側や帯状回にT2やFLAIR，拡散強調画像で高信号病変を呈する．

髄液検査では圧の上昇，単核球やタンパクの増加を認める．糖は正常であることが多いが，軽度に低下することもある．高感度PCR法による髄液中の単純ヘルペスウイルスDNAの検出は非常に有用である．

脳波検査では，側頭部に周期性一側性てんかん型放電（periodic lateralized epileptiform discharges：PLEDs）を認めることが多い．

3 治療

抗ウイルス薬のアシクロビルによる治療を行う．早期に治療を開始することで予後を改善できるため，ウイルス性脳炎が疑われるすべての患者に，高感度PCR法などの検査結果を待つことなく，治療を開始することが推奨されている．アシクロビルが副作用で使えない場合や効果が認められない場合は，他の抗ウイルス薬であるビダラビンやホスカルネットが用いられる．成人では副腎皮質ステロイド薬の併用も考慮される．

② 単純ヘルペス脳炎患者の看護

急性期に必ず起きる症状として発熱，髄膜刺激症状，意識障害，けいれん発作が挙げられ，呼吸循環の管理，意識レベルを含む神経症状の把握，体温測定が大切となる．髄膜炎の症状の変化に応じた観察とアセスメントを参照．単純ヘルペス脳炎では精神症状が現れる可能性があるため，不穏や錯乱などでベッドから転倒する危険や，点滴の自己抜去に対応できるよう備えておく．また，突然けいれん発作を起こすこともあるため，酸素飽和度などのモニタリングや，場合によっては補助換気などの呼吸管理が必要である．予想される急変に対応できるよう，準備しておく．

➡髄膜炎の看護については
p.202 参照．

回復期では，健忘症候群，人格変化，症候性てんかんなどが後遺症として問題となる．入院中から退院後を見据えて，注意しなければならない問題を患者や家族が理解し，対処できるよう指導する．

3 進行性多巣性白質脳症

progressive multifocal leukoencephalopathy：PML

① 進行性多巣性白質脳症とは

1 疫学・症候

進行性多巣性白質脳症（PML）は，多くの人に潜伏感染している**JCウイルス***（成人の抗体保有率は約80％）が，免疫力が低下した状況で再活性化して脳内に多発性の脱髄病巣を来す遅発性ウイルス感染症である．基礎疾患としてはHIV感染症，血液系悪性腫瘍，膠原病・結合織病が多い．

症状は多彩だが，初発症状は片麻痺，四肢麻痺，認知機能障害，失語，視覚異常などが多い．経過とともに他の症状が加わる．また，治療に伴う免疫再構築により中枢神経系のJCウイルス排除の免疫反応が起こり，治療介入後に臨床症状や画像所見が増悪することがある．これを免疫再構築症候群（IRIS）という．PMLは週単位から月単位で亜急性に進行し，生命予後が悪い．HIVを基礎疾患とする**HIV-PML**の中央生存期間は1.8年，**非HIV-PML**の中央生存期間は3カ月とされる．ただし，治療効果や免疫力改善などで進行が止まり，回復することもある．

2 検査・治療

検査では，脳MRIで白質に脳浮腫を伴わない大小不同，融合性の病変の散在が認められる．髄液のPCRでJCウイルスDNAを検出すれば診断が確定できる．ただし髄液検査が陰性でも，脳生検によって特徴的病理所見とJCウイルス感染が明らかになることもある．

治療ではJCウイルスに特異的なものはなく，免疫能の回復・正常化を目指すことが主体となる．すなわち，HIV-PMLではHIV感染の治療として多剤併用療法（ART療法）が，非HIV-PMLでは原因薬剤の中止や血漿交換による生物学的製剤の排除が行われる．

② 進行性多巣性白質脳症患者の看護

症状はゆっくり始まり，徐々に進行する．初発症状として，運動失調・不全片麻痺・不全単麻痺などの四肢の脱力，半盲・複視・動眼神経麻痺などの視覚障害がみられ，意識障害，認知障害，けいれん，歩行失行など多種多様な神経症状を呈する．

生命予後が非常に悪い疾患である．根本的治療法がないため，悲観や絶望感

用語解説

JCウイルス
ウイルス名は，本ウイルスが剖検脳から初めて分離された患者のイニシャル（JC）に由来する．世界中で幅広く人類に無症候性に感染し尿に排泄されている．尿中のJCウイルス（原型）が免疫不全に関連して調節領域に変異を生じ，脳に親和性のあるタイプ（PML型）に変化することが，PMLの病態に関わると考えられている．

に陥りやすいが，患者が最後まで納得して生きることができるよう，具体的な対応を患者や家族と一緒に考えることが必要である．患者の立場に立ち，その生き方に沿ったアプローチを行う．

　症状の進行とともにADLが低下するため，患者の状態を見極めて援助する．疾患に対する患者の受け止め方や家族の疾患への知識と受け止め方，家族の介護力，療養環境，社会資源の活用などの在宅療養のサポート体制についてのアセスメントを行う．症状を緩和し，よりよいQOLを維持するために，常に先を読み，予測を立てた対応が求められる．

4 亜急性硬化性全脳炎
subacute sclerosing panencephalitis：SSPE

1 亜急性硬化性全脳炎とは

1 疫学・症候

　亜急性硬化性全脳炎（SSPE）は**変異麻疹ウイルス**による**遅発性ウイルス感染**である．多くの場合は，1歳以下のときに麻疹に罹患した後，数年から十数年（多くは7～8年）の潜伏期間を経て小児期に発症する．発症の予防には，麻疹にかからないための麻疹ワクチンの接種が最も重要である．

　発症は，学校の成績の低下，記憶力の低下，感情不安定などの精神症状，歩行が下手になった，持っているものを落とす，字が下手になった，失立発作（体ががくんとなる発作）などの運動症状などで気付かれる．発症後は類型的な経過をとり，4期に分けられる．第Ⅰ期は前述のような症状がみられる．第Ⅱ期は四肢に周期的な**ミオクローヌス**がみられ，知能障害も次第に進行し，歩行障害など運動障害も著明になる．第Ⅲ期では知能障害・運動障害はさらに進行し，歩行や食事摂取ができなくなり，ミオクローヌスも強くなる．体温の不規則な上昇，唾液分泌の亢進，発汗異常などの自律神経症状がみられる．第Ⅳ期では意識は消失し，全身の筋緊張は著明に亢進し，ミオクローヌスや自発運動は消失する．すべては通常，数年で経過する．

2 検査・治療

　検査では，血清の麻疹抗体の高値，髄液の麻疹抗体の高値，髄液 IgG-index の上昇，脳波の周期性同期性高振幅徐波結合を認める．治療法は，イノシンプラノベクス，インターフェロン（αまたはβ）があり，リバビリン脳室内投与などが試みられる．治療により進行抑制や改善を示す例もあるが，治癒することはまれで一般に予後不良である．

2 亜急性硬化性全脳炎患者の看護

　亜急性硬化性全脳炎を発症する時期は，主に学童期ごろとされている．主な

症状は，知能障害，性格の変化，歩行の異常，嚥下困難などであるが，進行するとミオクローヌス不随意運動や幻覚，妄想，意識障害が強くなり，やがて昏睡状態となり死に至る.

　診断が確定したら，治療計画を担当医師などと話し合い，治療を継続する. 症状が安定してきたら，早い時期に在宅療養へ移行し，患者（患児）の QOL の向上を図る. 症状が進行すると，ミオクローヌスによる誤嚥を予防するために，経鼻経管栄養や胃瘻栄養が必要になる. さらに，不随意運動や筋硬直，自律神経症状などの対症療法や看護援助を行う.

　症状の進行に伴い ADL が低下するため，患者（患児）や家族の心理的支援が必要になる. また，特別支援教育施設を利用して患者（患児）に合った楽しみを取り入れることを検討する. 家族が患者（患児）に集中すると忘れられがちになる，兄弟や姉妹の心理的支援も必要である.

5 プリオン病
prion disease

1 プリオン病とは

1 疫学・症候

　プリオン病は 100 万人当たり年間約 1.5 人が発症するまれな疾患である. 原因は，正常プリオンタンパク（PrPᶜ）が構造変換してできる異常プリオンタンパク（PrPˢᶜ）であり，これを**プリオン**と呼ぶ. **特発性**（約 80%），**遺伝性**（約 15%），**獲得性**（約 5%）に分類される.

　特発性には孤発性**クロイツフェルト・ヤコブ病**（Creutzfeldt-Jakob disease：CJD）が，遺伝性には遺伝性 CJD，**ゲルストマン・ストロイスラー・シャインカー病**（Gerstmann-Straussler-Scheinker：GSS），**致死性家族性不眠症**（fatal familial insomnia：FFI）が，獲得性には硬膜移植後 CJD，**ウシ海綿状脳症**（bovine spongiform encephalopathy：BSE，**狂牛病**）がヒトに伝播したとされる変異型 CJD がある.

　孤発性 CJD は 60 〜 70 代前後で発症する. 急速進行性認知症，ミオクローヌス，視覚異常，歩行のふらつき，錐体路・錐体外路障害などを呈し，症状が進行すると**無動性無言***となり，多くは 1 〜 2 年以内に死亡する.

2 検査

　検査として，MRI，脳波，髄液，プリオンタンパク遺伝子検査がある. MRI は拡散強調画像でみられる大脳皮質や線条体の高信号が特徴的である. 脳波は周期性同期性放電（周期は約 1 秒）が特徴的で，診断基準でほぼ確実といえる要件である. 髄液は異常プリオンタンパクを検出する RT-QuIC 法が有用で，14-3-3 タンパクや総タウタンパクも重視される. 遺伝子検査で正常多型や変異

用語解説

無動性無言
開眼し，眼球運動は活発だが，表情がなく，外部からの刺激には反応しない. 無言で，自発運動や意思の疎通も不能である.

209

を確認し，変異を認めれば家族歴がなくても遺伝性 CJD となる．プリオン病では治療法がなく，自己免疫性脳炎などの治療可能な病態を鑑別する．

2 プリオン病患者の看護

　プリオン病では，急速に進行する認知症症状，ふらつき，ミオクローヌスなどが特徴的な症状として挙げられる．ほとんどの症例は発症から急速に進行し，3 ～ 4 カ月で無動性無言の状態になる．その後，全身衰弱，呼吸麻痺，肺炎などにより亡くなる．

　根本的治療法がないため，患者は悲観や絶望感に陥りやすいが，患者自身が事実を受け止め，病気と向き合っていくために，周囲の支援や正確な情報を知ることができる環境が重要である．最後まで納得して生きることができるよう，具体的な対応を患者や家族と一緒に考えることや，患者の立場に立ち，その生き方に沿ったアプローチを行うことが必要とされる．心理カウンセラーや医療ソーシャルワーカー，遺伝性プリオン病の場合には臨床遺伝専門医や認定遺伝カウンセラーなど，さまざまな専門家との連携を図り，患者や家族に対する社会的支援を行う．

6 脳膿瘍
brain abscess

1 脳膿瘍とは

1 病態・症候

　脳実質に細菌などが感染し，膿がたまったものを**脳膿瘍**という．中耳炎や副鼻腔炎，う歯，歯科感染症などから直接波及したものや，頭部外傷，脳外科手術に伴うもの，肺などの他部位の感染巣から血行性に伝播してきたものなどがある．感染性心内膜炎に伴うこともある．感染の当初は部分的な脳実質の炎症であり，4 ～ 9 日目には中心部が壊死し膿瘍を形成する．その後，肉芽組織による被膜が形成される．症状は頭痛や嘔気・嘔吐といった頭蓋内圧亢進症状，発熱，意識障害，麻痺や失語，けいれんなどがある．

2 検査・治療

　6 割程度に，血液検査で白血球増多，CRP 上昇などの全身炎症所見がみられる．被膜は造影 CT や MRI ではリング状の造影効果を示し，周囲に浮腫を伴う．MRI の拡散強調画像では内部が高信号になり，脳腫瘍との鑑別に有用とされている．

　脳膿瘍に対しては血液などの培養検体を採取後，長期の抗菌薬による治療を行う．脳ヘルニアなどになって意識障害が強い場合や膿瘍が大きい場合，膿瘍が脳室に近い場合，十分な抗菌薬による治療でも効果が乏しい場合は手術治療

を行う．手術治療としては，穿頭や小開頭での膿瘍の**切開排膿洗浄ドレナージ**を行う方法，定位脳手術で膿瘍の吸引術を行う方法，被膜ごと膿瘍を摘出する方法がある．感染源を特定し，その治療もあわせて行うことが重要である．

② 脳膿瘍患者の看護

脳膿瘍の症状は，発熱，項部硬直・ケルニッヒ徴候などの髄膜刺激症状，頭痛・嘔気・嘔吐・めまい・視神経乳頭浮腫などの頭蓋内圧亢進症状とともに，けいれん・片麻痺・失語・小脳失調などの局所症状を伴い，進行すると意識障害を来す．

呼吸循環の管理，意識レベルを含む神経症状の把握，体温測定が大切である．髄膜炎の症状の変化に応じた観察とアセスメントを参照．発熱，頭痛，嘔気・嘔吐などの症状に対する看護援助を行う．また，意識障害やけいれんに対処できるようベッドサイドを整頓し，緊急時に必要な物品を準備しておく．抗菌薬の投与では，正確な時間と量を確認し，適切な血中濃度の維持に努め，副作用に注意する．

➡髄膜炎の看護については p.202 参照.

外科的ドレナージの看護として，感染，閉塞，誤抜去の予防が重要である．ドレーンの挿入部位から排液までしっかりと観察する．ドレナージの観察項目としては，挿入部の状態，排液の性状，排液流出の有無，ドレナージ圧の設定を確認する．合併症を予防，早期発見するためにも，全身観察をする．

9

感染性疾患

臨床場面で考えてみよう

Q1 髄膜炎が疑われる患者に，脊髄穿刺による髄液検査を行うことになった．穿刺後の看護としてどのような援助が必要か．

Q2 単純ヘルペス脳炎患者の急性期の看護としてどのような援助が必要か．

Q3 亜急性硬化性全脳炎を発症し，ミオクローヌスが強くなった患者に対する看護としてどのような援助が必要か．

Q4 脳膿瘍を発症し，外科的ドレナージが必要な患者の看護としてどのような援助が必要か．

考え方の例

1 頭蓋内圧低下によって起こる頭痛，嘔気・嘔吐などの低髄圧症状に注意する．頭部を高くすると頭痛が増悪するため，枕を外し1～2時間安静臥床とする．その後24時間は，なるべく安静にする．腰椎穿刺による下肢のしびれや疼痛の有無，意識障害，バイタルサイン，頭痛なども観察する．飲食は1～2時間後に安静が解除された後，嘔気がなければ飲水可能，2～3時間後には食事が可能となる．

2 急性期には，発熱，髄膜刺激症状，意識障害，けいれん発作が必ず起こる症状とされ，呼吸循環の管理，意識レベルを含む神経症状の把握，体温測定が大切である．

3 病気が進行すると，ミオクローヌスや歩行障害，自律神経失調，嚥下障害，呼吸障害がみられるようになる．病状の観察，車椅子などの装具の検討，ミオクローヌスによる誤嚥を防ぐための食事形態の工夫，経鼻経管栄養や胃瘻栄養，気管切開，人工呼吸器の管理などが必要である．

4 感染，閉塞，誤抜去の予防が重要である．ドレーンの挿入部位から排液までしっかりと観察する．ドレナージの観察項目として，挿入部の状態，排液の性状，排液流出の有無，ドレナージ圧の設定を確認する．合併症を予防，早期発見するためにも全身を観察する．

引用・参考文献

1）Kamei, S. et al. Nationwide survey of the annual prevalence of viral and other neurological infections in Japanese inpatients. Intern Med. 2000, 39（11）, p.894-900.

2）Wada-Isoe, K. et al. Epidemiological study of acute encephalitis in Tottori Prefecture, Japan. Eur J Neurol. 2008, 15（10）, p.1075-1079.

3）Whitley, R.J. Viral encephalitis. N Engl J Med. 1990, 323（4）, p.242-250.

4）Raschilas, F. et al. Outcome of and prognostic factors for herpes simplex encephalitis in adult patients：results of a multicenter study. Clin Infect Dis. 2002, 35（3）, p.254-260.

5）水野美邦ほか. 神経内科ハンドブック：鑑別診断と治療. 第5版, 医学書院, 2016, p.415.

6）水澤英洋ほか. 今日の神経疾患治療指針. 第2版, 医学書院, 2013, p.386-438.

7）水澤英洋ほか. アクチュアル脳・神経疾患の臨床：神経感染症を究める. 中山書店, 2014, p.28-233.

8）日本神経学会ほか監修. 細菌性髄膜炎診療ガイドライン2014. 南江堂, 2015.

9）日本神経感染症学会ほか監修. 単純ヘルペス脳炎診療ガイドライン2017. 南江堂, 2017.

10）プリオン病及び遅発性ウイルス感染症に関する調査研究班，プリオン病及び遅発性ウイルス感染症の分子病態解明・治療法開発に関する研究班，プリオン病のサーベイランスと感染予防に関する調査班. http://prion.umin.jp/index.html,（参照2024-01-24）.

10 | 脊椎・脊髄疾患

脊椎・脊髄疾患とは

なんらかの原因により脊髄や脊髄神経（馬尾神経）が損傷され，神経障害を引き起こす神経疾患．
障害の起こる部位により頸椎疾患，胸椎疾患，腰椎疾患に，障害を引き起こす原因により脊椎変性疾患，
脊椎脊髄損傷，脊髄腫瘍，脊髄血管障害などに分類される．

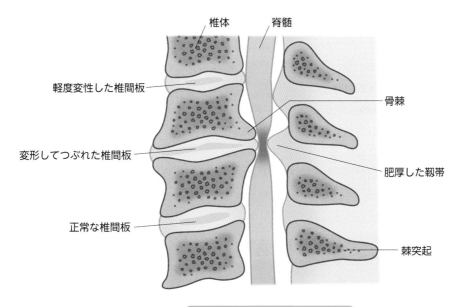

椎体　脊髄

軽度変性した椎間板

変形してつぶれた椎間板

正常な椎間板

骨棘

肥厚した靱帯

棘突起

脊椎変性疾患による脊髄障害

加齢などによって変形した脊髄周囲の骨や椎間板，肥厚した靱帯などで
脊髄が長期間圧迫され，徐々に虚血変性を来して神経症状を呈する．

主な疾患

● 変形性脊椎症　● 後縦靱帯骨化症　● 腰部脊柱管狭窄症　● 椎間板ヘルニア　● 脊髄損傷　● 脊髄炎
● 脊髄腫瘍

代表的な機能の障害・症状

● しびれ　● 疼痛　● 歩行障害，痙性歩行，間欠性跛行　● 巧緻運動障害　● 膀胱直腸障害，排尿障害
● 四肢麻痺　● 呼吸循環障害　● 筋力低下，筋萎縮

1 変形性脊椎症

spondylosis deformans

1 変形性脊椎症とは

1 病態

変形性脊椎症は加齢とともに脊椎全体が変形する病態で，椎間板の変性から始まり，椎体終板や椎間関節に変化を来す．肩や腰に慢性的な痛み，こり，重だるさを感じるようになり，変形が進行すると脊髄症状や神経根症状を来す．

脊椎の変形による椎間板ヘルニアあるいは骨棘によって，脊髄・神経根圧迫が**頸椎**に生じると，巧緻運動障害，痙性歩行，膀胱直腸障害を呈する．進行すると上肢の筋力低下や筋萎縮を呈する．頻度は少ないが，**胸椎**に生じると頸椎と同様，黄色靱帯骨化症や後縦靱帯骨化症などにより，しびれ・痙性歩行などの下肢症状や背部痛を呈する．**腰椎**に生じると，馬尾神経圧迫により，しびれ・間欠性跛行・下肢痛・腰痛などの下肢症状や膀胱直腸障害を呈する．

骨粗鬆症性椎体骨折を生じることもあり，そのほとんどが下位胸椎や腰椎で生じ，急性疼痛の原因となる．ただし，疼痛を自覚するのは全体の3分の1である．尻もちなどの外傷だけではなく，重量物を持ち上げる，体をひねる，咳をするなどの動作を契機に発症することも多く，その場合臥床安静時の疼痛は軽度で，体動により痛みが誘発される．多発性椎体骨折に至れば，脊柱後弯（円背）となり，胃食道逆流現象や呼吸機能障害をはじめとする内臓機能障害が引き起こされる．腰部脊柱管狭窄症は，変形性腰椎症の代表的な疾患である．

2 検査

検査は単純X線，MRI，CTのいずれも重要である（図10-1）．単純X線は正面・側面・両側斜位・前屈後屈の6方向で椎体や椎間板の変性，椎間孔狭小化の有無，前後屈位での脊椎不安定性の有無を確認する．CTは靱帯の骨化の有無や骨棘の詳細な局在の確認に重要であり，MRIは脊髄の全体的な形態を把握するのに最も適している．

無症状でも，画像を確認すると変形や脊髄圧迫を来していることはよくあるた

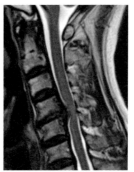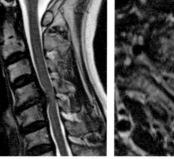

頸椎椎間板ヘルニア術前MRI．突出した椎間板ヘルニアが硬膜管を圧排している．

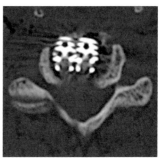

前方除圧固定術後CT．前方侵入により椎間板・ヘルニア切除した後にシリンダーケージを挿入している．

図10-1 ■変形性脊椎症

め，神経症状と画像所見が一致するかどうかを検討することが最も重要である．骨粗鬆症性椎体骨折の急性期は MRI が最も有用であり，脂肪抑制 T2 強調画像で高信号を呈する．

3 治療

症状が軽度で日常生活に支障がなければ，ビタミン剤などの内服と安静でよいが，日常生活に支障を来す運動障害や疼痛がある場合や症状が進行性の場合，手術が選択される．病変が頸椎の場合は，前方からのアプローチと後方からのアプローチがあるが，一般的には脊柱管狭窄が 2 椎間までは前方除圧固定術，3 椎間以上は後方除圧術（椎弓形成術）が選択される．

頸椎不安定性を合併する場合は，後方除圧術に加えてスクリューによる固定術を併用することが多い．病変が胸椎の場合は，前側方には肺や胸膜があり，前方から処置を行うには熟練した手術技術が必要なため，一般的には後方除圧術が選択される．

骨粗鬆症性椎体骨折は骨粗鬆症に対する内服加療を十分に行った上で，コルセットによる外固定や安静で疼痛の改善がみられなければ，経皮的椎体形成術（骨セメント注入）を行う．骨破壊や圧壊が強い場合や不安定性が強い場合には後方固定術を必要とする症例もあるが，背景として骨粗鬆症があるため，固定術を行うかどうかは十分な検討が必要である．

病変が腰椎の場合は，基本的には後方除圧術が第一選択となるが，頸椎と同様に不安定性がある場合には固定術を併用する．しかし，後方固定術は骨や筋肉などの後方支持組織のある程度の侵襲を要するため，近年は前方侵入椎体固定術が注目されている．これは脇腹真側面から侵入し，椎体前側面に到達する手法で，後方支持組織を温存できるが，腹膜や腹部大動脈，神経根の解剖学的な理解を必要とする．

② 変形性脊椎症患者の看護

変形性脊椎症のなかでも変形性腰椎症が進行すると，腰痛や間欠性跛行*，排尿障害などの神経症状を呈することがある．日常生活に支障を来している場合は手術も検討する．手術を行うまでの疼痛の緩和や ADL 低下の予防に関して医師や多職種と連携し，運動療法，温熱療法，薬物療法，装具療法，牽引療法について説明し，指導する．また，歩く際に前かがみの姿勢を心掛けることや，杖やシルバーカー，コルセットの使用についてなど，日常生活上の指導を行う．

手術前の看護として，環境の変化や手術による精神的ストレスの緩和，ストレスによる睡眠障害の除去に向けた支援を行う．手術後は，主に患部の感染と深部静脈血栓などの合併症の予防，全身状態の観察を行う．疼痛のコントロールや正しいコルセットの着用の仕方の指導など，ADL の自立に向けて働きかける．患者や家族の社会復帰に対する自信の喪失へのケアや不安の軽減に対する支援が必要である．

用語解説

間欠性跛行
歩行時の足のしびれや痛みで歩行困難になる状態．

2 後縦靱帯骨化症

ossification of posterior longitudinal ligament：OPLL

1 後縦靱帯骨化症とは

1 疫学・症候

後縦靱帯骨化症は，脊椎椎体の後面の
ほぼ全長を縦走する後縦靱帯が骨化する
ことにより，脊柱管狭窄を来し，脊髄ま
たは神経根の圧迫症状を呈する疾患であ
る．頸椎に最も生じやすい．前縦靱帯，
黄色靱帯，棘上靱帯にも骨化を合併して
いることが多い．中年以降，特に50歳前
後で発症することが多く，男女比は2：1
と男性に多い．諸説はあるが現在のとこ
ろ原因不明で，国の指定難病に登録され
ている．

2 検査・治療

頸椎側面の単純X線像もしくはCTで
視認でき，病巣が原因と考えられる脊髄
症状もしくは神経根症状を来していれば
後縦靱帯骨化症と診断できる（図10-2）．

確立された保存療法はなく，脊髄症状
および神経根症状が進行性もしくは重度
の場合は外科治療の適応となる．脊髄症

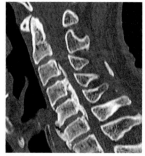

術前CT.

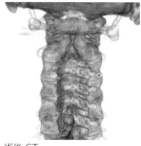
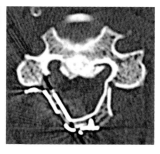

術後CT.

図 10-2 ■頸椎後縦靱帯骨化症
椎弓形成術は頸椎後方の椎弓を削り，脊柱管を拡大する手術法である．
術前に比べ術後では脊柱管が拡大し，脊髄の圧迫が解除されている．

状や神経根症状を呈していない段階での予防的除圧手術や頸部痛に対しての外
科治療の有効性は現在のところ証明されていない．手術法は変形性頸椎症に準
ずるが，病変の広がりにより前方除圧術もしくは後方除圧術を選択する．椎弓
形成術は安定した治療成績が得られるが，頸椎の後弯変性を伴う場合は検討を
必要とする．一方，3椎間以下の骨化・後弯変性がみられる患者や脊柱管占拠
率が高い患者では，前方除圧術が優れている可能性がある．

2 後縦靱帯骨化症患者の看護

後縦靱帯骨化症は，頸部痛，上肢のしびれ，痛みで始まることが多い．進行
すると下肢のしびれ，痛み，知覚鈍麻，筋力低下，上・下肢の腱反射異常，病
的反射などが出現し，痙性麻痺を呈する．麻痺が重度になると横断性脊髄麻痺
となり，膀胱直腸障害も出現する．骨化した後縦靱帯が元の状態に戻ることは
なく，発症した場合は病気の進行を抑え，症状とうまく付き合っていく必要が

ある．転倒などの軽微な外傷によって，急に麻痺の発生や増悪を来すことがある．頸部への負担がなるべく少なくなるよう，過度な前傾姿勢や頸部の後屈などを避けるようにし，頸部に強い外力がかかるスポーツは避け，転倒に注意して生活するように指導する．

　手術を受けた場合，術後の過ごし方にも注意が必要である．術後2週間は安静にし，頸部への負担を極力避ける必要がある．日常生活は術後1カ月を経過したころから可能であるが，コルセットを着用するなど，頸部への外力を避けるよう指導する．手術をして症状が改善されても，生涯にわたって定期的な画像検査が必要であることを説明する．

3 腰部脊柱管狭窄症
lumbar spinal canal stenosis

1 腰部脊柱管狭窄症とは

1 病態・症候

　腰部脊柱管狭窄症とは，脊柱管を構成する骨性要素，椎間版，靱帯の変性により脊柱管が狭窄して，馬尾神経や神経根が絞扼される疾患である．馬尾神経の絞扼に誘発されて間欠性跛行や下肢のしびれ，排尿障害が起こる．神経根の絞扼では痛みが起こることもある．間欠性跛行は下肢の閉塞性動脈硬化症でも起こるため，鑑別が必要である．腰部脊柱管狭窄症の場合，立位を持続することで痛みやしびれが誘発され，前傾姿勢での歩行，自転車での走行，座位では症状は出ない．一方，下肢の閉塞性動脈硬化症の場合，間欠性跛行の出現時に直立で休憩すると症状が軽快する．

2 検査・治療

　診断には，MRIが有用である．黄色靱帯の肥厚や椎間板の膨隆などの変形所見を確認する（図10-3）．

　自然消退は期待できないが，軽症もしくは中等症では自然経過がよい例もある．保存的加療で回復がみられない場合や日常生活に支障を来している場合，下肢麻痺や膀胱直腸障害などの神経症状がみられる場合は手術療法を選択する．内視鏡手術が少しずつ広まって

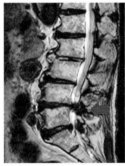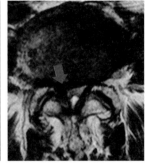

術前 MRI.

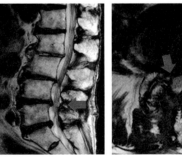

術後 MRI.

図 10-3 ▉腰部脊柱管狭窄症
部分椎弓切除術の術前と術後．肥厚した黄色靱帯により硬膜管が圧排されているが，術後は除圧されている．

はいるが，後方正中切開し，椎弓を部分切除，肥厚した黄色靱帯を切除する開窓術が行われることが多い．

② 腰部脊柱管狭窄症患者の看護

腰部脊柱管狭窄症は，腰痛と腰部から下肢にかけての違和感やしびれ，痛み，間欠性跛行，排尿障害，神経障害，感覚障害などの症状がみられる．脊柱管内には馬尾神経が通っているため，脊柱管狭窄により圧迫されると排尿障害や神経障害，感覚障害を起こす．排尿障害，神経障害，感覚障害を早期に発見するために，下腹部痛，残尿感，頻尿，尿失禁の有無について観察する．

腰部脊柱管狭窄症の患者にADLの低下がみられると，さまざまな身体機能の低下，動けないことによる精神的不安，意欲の低下などのフレイル状態になり，生活の質を落とすだけでなく，いろいろな合併症も引き起こす危険がある．そうした徴候を早期に発見し，治療や予防などの介入を正しく行うことが大切である．

手術適応の患者の場合は，手術後の症状を手術前と比較するために，手術前の鎮痛薬の使用状況，効果の持続時間を把握しておく．手術前後の看護については，変形性脊椎症患者の手術前，手術後の看護に準ずる．

---

4 椎間板ヘルニア
disc herniation

① 椎間板ヘルニアとは

1 病態・症候

椎間板ヘルニアは椎間板線維輪の破綻により髄核の脱出を来した病態である．臨床的には頸椎椎間板ヘルニアは変形性頸椎症と同様である．頸椎椎間板ヘルニアでは巧緻運動障害，痙性歩行，膀胱直腸障害が少しずつ進行するが，腰椎椎間板ヘルニアは急性発症の激しい腰痛や下肢痛が特徴的な症状である．

2 検査・治療

診断には，MRIが有用である．頸椎椎間板ヘルニアについては変形性脊椎症の検査を参照．腰椎椎間板ヘルニアでは，すべり症や側弯といった不安定性の有無を評価することが重要である．

➡変形性脊椎症の検査については p.214 参照.

頸椎椎間板ヘルニアについては変形性脊椎症の治療を参照．腰椎椎間板ヘルニアの場合，80〜85％は自然経過で軽快するため，まずは安静保存的加療となる．保存的加療は鎮痛薬，腰椎コルセットによる外固定，腰椎牽引などの物理療法，腰椎硬膜外ブロックなどが有用である．

➡変形性脊椎症の治療については p.215 参照.

3カ月経過しても日常生活に支障を来すような痛みが残る場合には手術が行われるが，3カ月以内でも重度の殿部・下肢痛があり，日常生活が大きく制限

される場合や，改善しない下肢運動障害を呈する場合は早期に手術の適応となる．後方からのヘルニア摘出術が一般的であるが，腰椎すべり症や側弯を合併する場合では後方固定術が選択されることも多い．近年，経皮的内視鏡下腰椎椎間板摘出術が少しずつ広がっているが，一般的な摘出術より神経根損傷のリスクが高く，高い手術技術を必要とする．

2 椎間板ヘルニア患者の看護

　椎間板ヘルニアが好発する部位は腰椎で，突出した髄核が神経を圧迫することにより腰の痛みや下肢のしびれが起こる．脊椎のどの部分で椎間板ヘルニアが起こっているのかによって，痛みやしびれの部位が異なる．疼痛の部位と程度，筋緊張の程度，知覚異常の部位と程度，運動障害の有無について観察する．

　保存的療法の看護として，疼痛の軽減を促すために臥床時は殿部が沈み込まないような硬めのマットレスを使用し，患者にとって最も安楽な体位にする．疼痛が強いときは硬膜外注射が行われるが，その副作用を観察し，当日の入浴は禁止とする．コルセットや牽引では圧迫による皮膚の損傷が起こる可能性があるため，注意して観察する．手術療法時の看護については，変形性脊椎症の手術時の看護に準ずる．

5 脊髄損傷

spinal cord injury

1 脊髄損傷とは

1 疫学・症候

　脊髄損傷は，転落外傷や高エネルギー外傷*により生じた脊椎骨折や脱臼により，脊髄が障害される病態である．以前は比較的若年者の交通外傷や転落事故によるものが多かったが，近年では高齢者の転倒によるものが増加傾向にある．損傷部位より下の運動機能や感覚機能の完全な，もしくは部分的な障害を呈し，頸髄損傷では四肢麻痺，胸腰髄損傷では対麻痺となる．頸髄損傷では横隔膜・肋間筋麻痺によって呼吸障害を呈し，上中位胸髄損傷では低血圧，徐脈，体温調節の困難を呈する．

2 検査

　診断には，MRIが有用である．MRIによって損傷部位の場所と広がりを評価できるが，高エネルギー外傷では多臓器損傷を合併していることも多く，時間がかかるMRI撮影が困難であることも多い．CTで骨損傷は評価できるが，脊髄評価は困難で，丁寧な神経学的診察が重要となる．

📖*用語解説

高エネルギー外傷
高速スピードでの交通事故や高所からの転落事故など，大きな力が加わり起こった外傷で，目に見える徴候がなくても生命に危険が及ぶ損傷を負っている可能性がある状態とされる．

3 治療

　治療において最も重要なことは，患部の保護と固定である．次に呼吸循環障害に対して適切な治療を施し，全身管理に努める．脊髄損傷に対する急性期治療として大量ステロイド療法があるが，近年は有効性に対する疑問や合併症の報告もあり，2012年のアメリカのガイドラインでは推奨されていない．細胞もしくは組織移植による再生医療の臨床治験が開始されているが，有効性については更なる研究を待つ必要がある．

　現在のところ，完全損傷している場合に対する積極的な手術療法の効果は報告されていない．部分的な損傷の場合で，骨片や椎間板内容物などによる圧迫がある，脊柱不安定性がある場合は早期手術が検討される．脱臼骨折のない脊髄損傷は高齢者に多く，頸椎に生じやすい．

　変形性頸椎症や後縦靱帯骨化症が素因にあることが多く，転倒などによる頸部過伸展が原因となる．救急対応としては頸椎装具での外固定となる．運動麻痺が軽度で脊髄圧迫を認めない場合は，一般的には保存的加療が選択されるが，高度脊髄圧迫があり運動麻痺が重度な場合や症状の増悪時には，外科的手術が検討されることが多い．

2　脊髄損傷患者の看護

　脊髄損傷は，脊髄のどの部位で，どの程度の障害を受けたのかによって症状が変わる．損傷を受けた部位より下の脊髄が麻痺症状を起こすため，部位が脳に近いほど麻痺する部位は広範囲となる．障害部位が頸椎の場合は，呼吸障害，低血圧，徐脈などが生じ，集中治療室（ICU）での管理が必要となる場合がある．挿管や人工換気，酸素療法，脊髄ショックに対応した血管の確保，患部の安静と固定，全身状態の管理が必要となる．

　運動機能障害だけではなく，知覚，反射，尿路，性器，消化管，自律神経，代謝などに幅広く重篤な障害が残り，症状や合併症も多い．自覚症状が乏しい患者の小さな変化を捉え，異常の早期発見と予防に努める．

　脊髄損傷では突然，不可逆的に身体機能が喪失または低下するため，患者や家族の精神的なダメージは大きく，うつ病を発症する患者もいる．障害受容の段階をたどりながら，患者や家族と信頼関係を築いた上で少しでも前向きな気持ちになるように精神的な看護を行う．

　さらに，入院中のケアを通して，退院後も注意が必要な問題を患者や家族が理解し，対処できるよう指導する．医療ソーシャルワーカー（MSW），地域医療連携部門と連携し，退院後の生活についての支援方法を検討する．

6 脊髄炎

myelitis

1 脊髄炎とは

脊髄・髄膜の炎症性疾患としては，表10-1のような疾患がある．代表的な脊髄炎症性疾患としては，多発性硬化症，視神経脊髄炎が挙げられる．ここでは，脊髄空洞症との関連もある**脊髄癒着性くも膜炎**について解説する．

表10-1 ■脊髄・髄膜の炎症性疾患

脊髄炎症性疾患	多発性硬化症 視神経脊髄炎 急性散在性脳脊髄炎 アトピー性脊髄炎 サルコイドーシス 神経ベーチェット病
髄膜炎症性疾患	脊髄癒着性くも膜炎 脊髄肥厚性硬膜炎

脊髄癒着性くも膜炎の病態・原因

脊髄癒着性くも膜炎は脊髄の非特異的炎症であり，くも膜が軟膜や神経組織に癒着し瘢痕形成を起こす．髄膜炎，脊髄外傷，脊髄腫瘍，くも膜下出血，脊椎・脊髄手術，腰椎穿刺，油性造影剤による脊髄造影検査，硬膜外麻酔など，さまざまな原因が報告されているが，家族性や特発性のものもある．

脊髄癒着性くも膜炎の症状

頸胸椎に発生した場合は緩徐進行性に脊髄症状を呈することが多い．腰椎に発生した場合は腰痛と馬尾神経症状を呈することが多く，腰部脊柱管狭窄との鑑別が重要となる．くも膜癒着による髄液循環障害によるものと考えられる脊髄空洞症の合併が生じることがあり，痙性対麻痺，感覚障害，膀胱直腸障害などを認めることもある．

脊髄癒着性くも膜炎の治療

治療は困難であることが多い．疼痛に対しては薬物療法や神経ブロック，脊髄刺激療法などが選択される．外科治療として，くも膜癒着剥離，くも膜下腔シャント手術，硬膜拡大形成手術などが報告されているが，いまだに確実な手術法は定まっていない．

2 脊髄炎患者の看護

急性脊髄炎では，脊髄は横断性（水平面全体）に損なわれ，傷害された脊髄の部位に相当する部分に運動障害と感覚障害がみられ，膀胱直腸障害を生じる．頸髄が損なわれると，四肢に麻痺と感覚異常が生じる．運動障害，感覚障害によって転倒や外傷の危険性があるため，患者の麻痺の状況，しびれの程度，周囲の環境，視覚障害について観察・アセスメントし，安全に生活できるように援助する．視力障害や運動障害によって，ADLが低下するため，その状態を見極めて援助する．家族の介護力，療養環境，社会資源の活用などの在宅療養のサポート体制についてのアセスメントを行い，個別性に合わせた支援を行う．患者や家族の社会復帰への自信の喪失に対するケアや，不安の軽減に対する支援を行う．

7 脊髄腫瘍

spinal cord tumor

1 脊髄腫瘍とは

脊髄腫瘍とは脊髄や神経根およびその周囲組織にできる腫瘍であり，発生頻度は年間 10 万人あたり 1 ～ 2 人とまれな疾患である．脊髄とそれを包む硬膜に対する腫瘍存在部の位置関係から硬膜内髄外腫瘍，髄内腫瘍，硬膜外腫瘍に分類されることが多い（図10-4）．特殊なタイプとして腫瘍が椎間孔を通じて脊柱管内外に進展するものがあり，砂時計型もしくはダンベル型と呼ばれ，神経鞘腫でよくみられる形態である（図10-5）．

硬膜内髄外腫瘍の頻度が最も多く約60％，次いで髄内腫瘍が約25％である．組織学的分類で最も多いのは神経鞘腫（47.8％）であり，次いで髄膜腫（11.7％），上衣腫（7.1％），血管性腫瘍（6.6％），星細胞腫（5.6％）と報告されている．神経鞘腫，髄膜腫は硬膜内髄外腫瘍の代表的なものである．髄内腫瘍では上衣腫が最も多く，次いで海綿状血管腫などの血管性腫瘍，星細胞腫となっている．最も悪性度の高い神経膠芽腫の発生は極めてまれである．

治療の第一選択は外科治療であり，硬膜外腫瘍および硬膜内髄外腫瘍では全

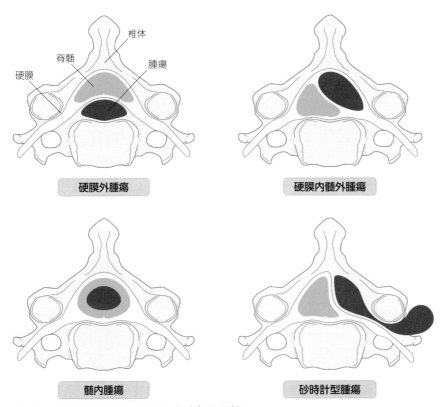

図 10-4 ■腫瘍局在による脊髄腫瘍の分類

222

摘出を目指すが，髄内腫瘍に対しては，全摘出すると後遺症が残る可能性があるため，慎重な適応が求められる.

② 脊髄腫瘍患者の看護

脊髄腫瘍の患者が抱えている問題は，神経症状に伴う身体的苦痛，日常生活や社会生活への不安，予後への不安などである．患者の置かれている生活背景，家族関係や家族の協力度，患者の心理状態をくみ取ることが重要である．患

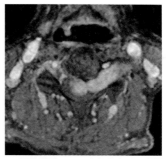
a. 頸椎造影 MRI. 脊柱管内外に進展するダンベル型神経鞘腫を認める.

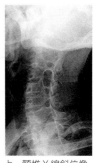
b. 頸椎 X 線斜位像. 椎間孔拡大が認められる.

図 10-5 ▉脊髄腫瘍

者は疼痛を訴えることが多く，運動知覚障害や膀胱直腸障害を主症状とする．よって，歩行状態や筋力低下の有無，手指の巧緻性，筋萎縮，しびれ感や疼痛の部位と程度，尿失禁の有無，排便状態などの観察を行う．術前から神経症状を呈している場合は，外傷の予防，褥瘡の予防，尿路感染症の予防に努める.

脊髄腫瘍と診断されると，多くの場合はできるだけ早期に手術を施行し，脊髄や脊髄神経に対する減圧術を行う．悪性腫瘍の場合には，手術と併用して，あるいは単独で放射線治療や化学療法が選択される．医師は患者および家族に対して検査結果，治療の選択，治療の具体的方法，治療に伴う合併症などについてインフォームドコンセントを行う．看護師は医療チームの一員として立ち会い，患者の病状や治療法を十分に理解し，患者の援助を行うことが大切である.

手術治療が選択された場合，術後一定期間はベッド上での安静を必要とする．術前から深呼吸，痰の喀出，仰臥位での食事，口腔ケア，排泄，体位変換，ベッド上での運動などの指導や練習を行う．術後に装具を使用する場合には，装具使用の目的や装具の構造を理解し，患者に装着の方法や圧迫による皮膚障害の予防，装具の手入れの仕方などを指導する.

脊髄腫瘍による機能障害や症状の進行を止められない患者もいる．このような場合は，患者の不安や葛藤が大きいため，患者やその家族が病気を受け入れて自立できるように援助していく.

8 その他の脊椎・脊髄疾患

① 脊髄空洞症とは

脊髄空洞症とは，脊髄内に脳脊髄液が貯留した空洞が形成される疾患であり，基礎疾患に伴った髄液循環障害により発生することが多い．日本では10万

人あたり1.94人の発生率であり，女性にやや多く22.7％が無症候性と報告されている．原因として**キアリⅠ型奇形**（図10-6）および**キアリⅡ型奇形**，脊髄損傷，くも膜炎，くも膜囊胞，二分脊椎などが挙げられる．脊髄髄内腫瘍に伴った髄内の囊胞は含めない．

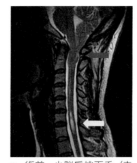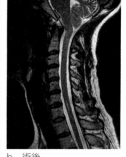

a. 術前. 小脳扁桃下垂（赤矢印）と脊髄空洞（黄矢印）がみられる.　b. 術後

図10-6■キアリⅠ型奇形に伴った脊髄空洞症

症状は温痛覚が障害され深部覚が保たれる解離性感覚障害が左右対称（宙吊り型）に出現するのが典型的だが，非対称に症状が出現することも多い．空洞が拡大すれば運動症状も出現し，空洞のある部位よりも下で筋力低下を来す．側弯症を合併することも多い．

治療は髄液循環障害の原因疾患の改善を図ることが第一である．原因が不明の場合や治療が困難な癒着性くも膜炎などが原因の場合は空洞シャント術を行うが，脊髄の石灰化やシャント閉塞が問題となる．

2 脊髄空洞症患者の看護

脊髄空洞症は片側の腕の感覚障害もしくは脱力で発病することが多く，重苦しい感じや痛み，不快なしびれ感，温痛覚障害といった特徴的な感覚障害を来すことがある．病気が進行して空洞が大きくなると，しびれや筋肉のやせ，手足の脱力，つっぱりがみられる．患者には，専門医を定期的に受診して今後の治療などの助言を得るように説明する．筋力低下や筋萎縮に対しては適度な運動療法を考慮する．咳やくしゃみなどで痛みが誘発されることは空洞が広がる誘因となるため，痛みが起きる動作を避けるように指導する．特に温痛覚障害がみられる場合には，外傷や火傷を受けやすいので注意するように説明する．

3 二分脊椎とは

二分脊椎とは，胎生期の神経管閉鎖障害によって引き起こされ，脊髄，脊椎，皮膚などが癒合不全を起こした病態である．脊髄組織が表皮に覆われずに外表に露出している**開放性二分脊椎**と，露出していない**閉鎖性二分脊椎**に大きく分類される．開放性二分脊椎は脊髄髄膜瘤と同義であり，閉鎖性二分脊椎は主に潜在性二分脊椎であるが，脊髄髄膜瘤以外の囊胞性二分脊椎も含む（表10-2）.

脊髄髄膜瘤は，神経管として閉鎖されず形成不全を起こした脊椎組織が表皮に覆われず露出し，周囲の皮膚組織などと癒合して瘤を形成したものである（図10-7）．日本では出生1,000人あたり0.4～0.6人の発生率で，漸増傾向である．一次神経管の形成は胎生3～4週で行われ，妊娠前からの母体の葉酸摂取により発生率が低下することが知られているが，日本ではこの情報が十分に

表 10-2 ▐ 二分脊椎の分類

皮膚の有無による分類	疾患名	従来の分類
開放性	脊髄髄膜瘤	顕在性（囊胞性）
閉鎖性	脊椎瘤，脊椎囊胞瘤	
	脊椎脂肪腫，先天性皮膚洞 緊縛終糸など	潜在性

浸透していない.

　腰仙部に多く発生し，病変部高位以下に下肢麻痺，膀胱直腸障害などの神経脱落症状を認める．感染防止のため，出生後48時間以内に神経組織の脊柱管内への還納および皮膚の閉鎖を行う．**水頭症，キアリⅡ型奇形**の合併率も高く，シャント手術が必要となることも多い．イギリスの長期観察研究では，死亡率は5歳までで26％，35歳までで61％と報告されている.

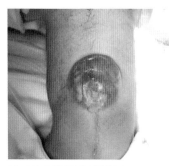

図 10-7 ▐ 脊髄髄膜瘤

④ 二分脊椎患者の看護

　二分脊椎は，脳や脊髄などの中枢神経系のもとである神経管がつくられる時期に起こる先天異常である．水頭症，けいれん，学習障害などの合併症を併発する.

　二分脊椎による運動機能障害は多岐にわたり，特に下肢の麻痺や変形，膀胱直腸障害による排泄障害がみられる．そのため，二分脊椎の治療やケアには脳神経外科，小児外科，泌尿器科，整形外科，リハビリテーション科を中心に多職種の連携が必要とされる．また，障害の程度はさまざまであるため，個別性に合わせた適切な医療，教育，就職などについて切れ目のない支援が求められる.

10

脊椎・脊髄疾患

臨床場面で考えてみよう

Q1 変形性腰椎症と診断され，保存的療養中の患者に対してどのような援助が必要か．

Q2 後縦靱帯骨化症と診断され，運動麻痺のためにADLが著しく損なわれ，手術の適応となった．手術後の看護としてどのような援助が必要か．

Q3 腰部脊柱管狭窄症の患者の排尿障害や神経障害，感覚障害を早期発見するためにどのような観察が必要か．

Q4 脊髄損傷により精神的不安が大きい患者に対してどのような援助が必要か．

Q5 脊髄腫瘍のために脊髄腫瘍摘出術を受けることになった．術前の患者にどのような援助が必要か．

考え方の例

1 疼痛の緩和やADL低下の予防のために医師や多職種と連携し，患部の負担を軽減する姿勢，コルセットや杖の使用，筋力トレーニングなどの運動療法，疼痛コントロールのための薬物療法などの日常生活指導を行う．

2 術後2週間は安静にし，頸部への負担を極力避ける．日常生活は術後1カ月を経過したころから可能であるが，コルセットを着用するなど頸部への外力を避けるよう指導する．退院後も定期的な検査のために受診が必要であることを説明する．なお，後縦靱帯骨化症は，特定疾患治療研究事業による公費対象の特定疾患であるため，医療ソーシャルワーカー（MSW）と連携する．

3 下腹部痛，残尿感，頻尿，尿失禁の有無について観察する．

4 障害受容の段階を考慮しながら患者の訴えを傾聴し，共感的態度で接する．また患者が感情を表出できるよう，コミュニケーションを図り，信頼関係を築く．家族やキーパーソンに対しては，障害受容や対応方法について説明する．必要に応じて，医療ソーシャルワーカー（MSW），地域連携部門と連携し，退院後の生活についての支援方法を検討する．

5 術前から深呼吸，痰の喀出，仰臥位での食事，口腔ケア，排泄，体位変換，ベッド上での運動などの指導や練習を行う．装具を使用する場合には，装具使用の目的や装具の構造を理解し，患者に装着の方法や圧迫による皮膚障害の予防，装具の手入れの仕方などを指導する．

引用・参考文献

1）太田富雄総編集．脳神経外科学．改訂12版，金芳堂，2016．

2）日本整形外科学会ほか監修．頸椎後縦靱帯骨化症診療ガイドライン2011．南江堂，2011．

3）久保田基夫ほか．癒着性くも膜炎の病態と治療．脊椎脊髄ジャーナル．2014，27（5）p.509-515．

4）岩崎喜信ほか編．脊椎・脊髄疾患の外科．三輪書店，2006，p.322-324．

5）田村晃ほか編．EBMに基づく脳神経疾患の基本治療指針．第4版，メジカルビュー社，2016．

11 | 神経変性疾患・不随意運動症

神経変性疾患とは

脳や脊髄にある神経細胞のなかで，ある特定の神経細胞群が徐々に障害を受け脱落してしまう疾患群.
多くの神経変性疾患が，難治性疾患克服研究事業における臨床調査研究分野の対象疾患や，「難病の患者に対する医療等に関する法律」（難病法）に基づく指定難病に指定されている.

主な疾患と症状

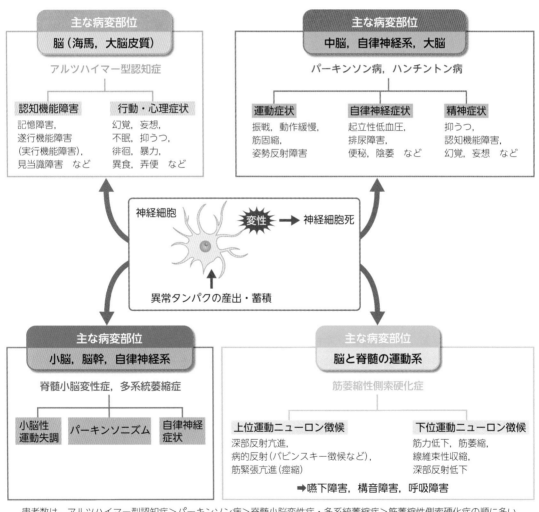

患者数は，アルツハイマー型認知症＞パーキンソン病＞脊髄小脳変性症・多系統萎縮症＞筋萎縮性側索硬化症の順に多い.

1 パーキンソン病

Parkinson disease：PD

1 パーキンソン病とは

1 疫学・症候

パーキンソン病は，臨床的には**無動・寡動**，**筋固縮**，**安静時振戦**からなるパーキンソン症状を呈し，緩徐進行性，かつドパミンの前駆物質であるL-dopaへの良好な反応性を示す神経変性疾患である．加えて，前傾前屈，小刻み歩行，すくみ足，後方への易転倒性を示すことが多い（図11-1）．病理学的には，αシヌクレインからなるレビー小体形成を伴う中脳黒質緻密層のドパミン産生細胞の脱落を特徴とする．人口10万人あたり100～150人程度の有病率とされているが，超高齢社会となるにつれ，その有病率の上昇が懸念され，脳神経内科の臨床における重要度はさらに増すと予想されている．

1817年にジェームズ・パーキンソンが著書にパーキンソン病について記載して以降長年にわたり，運動症状を基盤に疾患概念が醸成されてきた経緯もあり，これまでは運動症状が主に注目されてきたが，近年では非運動症状にもスポットライトが当たりつつある．運動症状が発現する10年以上前から，便秘，嗅覚低下，うつ状態など，多くの非運動症状がみられることがわかっている．特にレム睡眠行動異常症は，パーキンソン病発症のリスク因子として注目されており，同時にレビー小体型認知症や多系統萎縮症のリスク因子でもある．

運動症状がみられるようになってからも，数年間はそれほど多くない内服加療により良好な経過を得ることができ，この期間は早期，あるいはハネムーン期と呼ばれる．その後，運動合併症である薬効の持続時間が短くなってくる**ウェアリングオフ現象***（wearing off現象），不随意運動の一つである**ジスキネジア***が出現し，さらに起立性低血圧，尿路症状，認知症，精神症状などの非運動症状が顕在化する進行期へと移行していく．

2 検査・診断

ドパミン産生細胞の脱落をとらえる検査法として，ドパミントランスポーターシンチグラフィー（DAT SPECT）が日本でも使用可能となった．この検査法では，ドパミントランスポーター*を可視化し，線条体のドパミン産生細胞の神経終末を評価している．正常では線条体全体が勾玉様に強く光っているのが両側に見えるが，パーキンソン病ではドパミン産生細胞が脱落するので，この光が弱くなるとともにその形が丸に近付くか，あるいはほぼ消失する．この異常所見はパーキンソン病では必ず認められるが，特異性の高い所見

📖*用語解説

ウェアリングオフ現象
L-dopaの薬効持続時間が短縮し，次の服用までに効果が切れる．症状の悪化がみられ，症状に日内変動が起こる．L-dopaの服用回数を増やし，他の薬剤の併用・調整が必要になる．

ジスキネジア
不随意運動．自分の意思とは無関係に体が動いてしまう現象．

ドパミントランスポーター
ドパミン産生細胞の神経終末と線条体の中型有棘細胞の樹状突起間のシナプスにおける余剰ドパミンを，シナプス前部に再取り込みする．

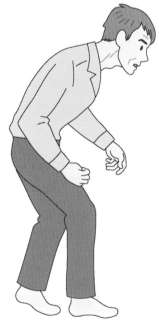

図11-1 ■パーキンソン病患者の歩行姿勢
立位時に前傾前屈姿勢になる．歩幅が狭い小刻み歩行がみられる．

228

ではなく，その他の非典型的パーキンソン症候群でもこのような所見がみられるものがある．

メタヨードベンジルグアニジン（MIBG）心臓シンチグラフィーもパーキンソン症候群の鑑別に用いられる．MIBG は交感神経に親和性があり，心臓交感神経の評価方法として元来循環器領域で用いられていたが，パーキンソン病でも MIBG の心臓への取り込みが低下することが報告されている．パーキンソン症候群の鑑別診断法の一つとして用いられてきたが，パーキンソン病でも MIBG の取り込みが低下しない場合や，パーキンソン病以外のパーキンソン症候群でも MIBG の取り込みが低下する場合があり，DAT SPECT と異なりあくまで参考所見として用いる．パーキンソン病と診断するためには必ず MIBG の低下を認めなければいけないわけではなく，また低下していてもこの所見のみに基づいてパーキンソン病と診断することはできない．

頭部 MRI は，パーキンソン病と非典型的パーキンソン症候群の鑑別の上で必ず行う．パーキンソン病であれば，基本的に頭部 MRI は異常を示さない．

3 治療

内服治療

パーキンソン病の治療は，基本的には早期と進行期に分けて考えられるが，いずれの時期においても重要な方針として，持続的な**ドパミン刺激を与え続ける**ことがある．これが進行期で問題となる運動合併症の予防となり得ると同時に，その症状自体を和らげると考えられている．

早期治療においてまず大切なのは，患者と家族にパーキンソン病に関する説明を適切に行い，正確な理解を患者本人と家族双方から得ることである．これが初期においてなされていないと，内服指示を守らず種々の問題が生じ，治療が難しくなる．患者本人のみに説明しただけでは，理解が十分でない場合の助けが期待できず，また，本人が申告しない症状がある場合や何か重要な変化があった場合に，担当医師へスムーズに連絡する人もおらず，診療に支障を来す．いずれの疾患にも当てはまるが，パーキンソン病診療においては，家族の協力は特に重要である．

治療薬の選択肢は三つあり，**L-dopa，ドパミンアゴニスト，モノアミン酸化酵素 B（MAO-B）阻害薬**から一つを選ぶ．それぞれの薬に一長一短がある．L-dopa は，最も効果が強く副作用も少ないが，一定以上の量を使用すると運動合併症のリスクとなり得る．ドパミンアゴニストは，ドパミン受容体に結合し効果を発揮する薬であり，L-dopa ほどではないがパーキンソン病の症状を改善する．一方で，突発性睡眠，眠気，衝動制御障害，浮腫，嘔気，幻視，姿勢異常など，多様な副作用を示すことが知られている．

MAO-B 阻害薬は，グリア細胞に存在する MAO-B を阻害することによりシナプスにおけるドパミン代謝を妨げ，代謝されるドパミンを減らすことで全体のドパミン量を増やす．内在性のドパミンを生かすことのできる治療法である．

副作用はそれほど多くはないが，その効果は他の二剤と比べると限定的な印象がある．MAO-B 阻害薬には，セレギリンとラサギリンという 2 種類の薬剤がある．

　進行期になると，上記の三剤に加えてイストラデフィリン，ゾニサミド，エンタカポンが使用できるようになる．イストラデフィリンは非ドパミン系薬剤であり，ドパミンを介さずにパーキンソン病の症状を改善する．ゾニサミドはもともと抗てんかん薬であり，ドパミンを介する作用と非ドパミン系作用の両方があるとされている．エンタカポンは血中における L-dopa 分解を阻害する薬剤である．ウェアリングオフによって薬効が減弱するだけであれば，症状が十分に改善するまでこれらの薬剤を増やし続ければよいが，薬が効いているときにジスキネジアがみられたり，非運動症状が強くなったりする場合がほとんどであり，単純な薬剤の増量のみでは対応しきれない．どの時間帯で最も薬を効かせるか，パーキンソン症状自体あるいはジスキネジアのどちらが悪いのか，非運動症状・薬剤の影響も否定しきれない症状が出ているかなどを明確にし，薬のターゲットを絞ってから内服の調整を行う．

▌支援療法

　内服療法のみでは限界となる場合も多く，そのときは医療機器による支援療法が行われる．かつては，支援療法といえば**定位脳手術**による脳深部刺激療法のみであったが，現在はレボドパ・カルビドパ水和物配合剤経腸用液投与法が日本でも認可された．これは，これまで経口かつ断続的にしか投与できなかった L-dopa を，携帯ポンプを用いて起きている間継続的に投与し続ける治療法で，オフ時間の短縮やジスキネジアの改善などの効果が報告されている．その他，L-dopa や，ドパミンアゴニストの一つであるアポモルフィンの持続皮下注方法も考案されており，将来的には日本でも使用可能となることが期待されている．

　定位脳手術は，刺激術のほか，破壊術もある．どちらも標的核は視床，淡蒼球内節，視床下核であり，振戦のみの緩和を目指す場合には視床が，振戦を含む運動症状全般の改善を目指す場合には淡蒼球内節と視床下核が標的となる．淡蒼球内節と視床下核のどちらを優先的な標的核とするかはいまだに議論の余地がある．

　パーキンソン病の非運動症状は多岐にわたるが，それぞれに対する治療法のエビデンスは確立しておらず，最適と考えられる対症療法を非運動症状別に行っているのが現状である．

▌悪性症候群

　パーキンソン病の治療中にみられる可能性があり，生命に関わるものとして，**悪性症候群**がある．悪性症候群は，そもそも抗精神病薬投与時に生じることで認識され，発熱，筋固縮，血清クレアチンキナーゼ（CK）高値を大症状とすると定義された．小症状としては，頻脈，血圧異常，頻呼吸，意識変容，発

汗，白血球増多がある．パーキンソン病では，薬の急な中断のほか，感染症や脱水などを契機として悪性症候群がみられるといわれている．ドパミン刺激の急激な減弱や消失がその誘因となり得るため，患者が勝手に薬の内服を減量したり中止したりしてしまわないよう，患者や家族に十分に説明し，適切に服薬できるよう指導することがその発生を予防するために重要となる．

　意識障害やバイタルサインに問題がある場合には集学的治療が必要となるが，そうでない場合には，補液とドパミン補充療法が中心となり，必要に応じ全身冷却や筋弛緩のためのダントロレン投与を行う．

> **パーキンソン症候群**
>
> 　パーキンソン症候群とは，パーキンソン症状を呈する疾患を広く総称する．パーキンソン症候群の鑑別には，その他合併する神経学的所見，認知症，自律神経障害，転倒の頻度，L-dopaに対する反応性，MRI，核医学検査などが有用であり，各疾患の診断基準を参照しながら診断を行う．

② パーキンソン病患者の看護

1 観察とアセスメント

　パーキンソン病は，**安静時振戦**，**無動**，**筋固縮**，**姿勢反射障害**の四大症状のほか，歩行障害や自律神経障害，精神症状などの症状がある．パーキンソン病に特有な症状について理解し，観察を行う．また，パーキンソン病は50～70代で発症することが多いため，発症年齢や個人の発達段階，社会背景，日常生活動作などを考慮したうえで，アセスメントすることが重要である．

　病期や症状の進行，障害レベルの評価には，**Hoehn & Yahr 重症度分類**＊（**ホーエン・ヤール重症度分類**）や**生活機能障害度**＊を対比させたものを用いることが多い．重症度を評価するときには，将来の症状の進行を考えて悲観するのではなく，現在の患者の状態を冷静に受け止め，少しでもその症状を改善する，あるいは今後出現する可能性のある症状に備えて，住まいの改善や生活上の注意について考えるようにするとよい．

2 検査・治療における看護

▌薬物療法の効果を高めるための看護

　パーキンソン病は根治的治療はないが，内服によってある程度，症状をコントロールできるため，第一に内服治療が行われる．抗パーキンソン病薬は少量から開始し，症状に合わせて調整し最適な薬剤の種類や量を決定していく．そのため，患者が治療に根気よく取り組めるように支援することが重要である．

　内服開始後には，悪心・嘔吐などの副作用が発現しやすいが，継続して内服することでパーキンソン病の症状が軽減することを患者に理解してもらう．また，治療薬のL-dopaは長期に内服することで効果が減弱してくることや，不随意運動（**ジスキネジア**）や**ウェアリングオフ現象**，オンオフ現象（**on-off現**

用語解説

Hoehn & Yahr重症度分類
パーキンソン病の臨床症状の重症度を示したもので，臨床の場でよく使われている．

生活機能障害度
症状や生活レベルに照らし合わせて評価する指標で，パーキンソン病以外の疾患にも用いられる．

➡ Hoehn & Yahr 重症度分類，生活機能障害度については19章 p.332参照．

象）*などの副作用が出現することがある．そのため，いったん薬剤の種類や量などが決まっても，病気や症状の変化に合わせて何度も変更や追加が必要になり，薬の効果や症状の変化の観察が重要になる．さらに，せん妄や幻覚が出現することもあり，特に高齢者には注意が必要である．

また，薬剤の急激な減量や中止により，**悪性症候群**が出現することがある．悪性症候群は，発熱や発汗，意識障害など，そのほかにもさまざまな症状が出現するが，早期に発見して点滴などによる治療を行うと後遺症なく回復できる．しかし，放置すると肺炎や腎不全，心不全などになり，最悪の場合は死亡することもある．薬物療法をいったん開始したら，患者が自己判断で薬の内服を中止せず，処方通りに内服を継続できるように支援する．

パーキンソン病の薬物療法では，内服する薬剤の種類が多くなる．患者や家族が高齢である場合など，内服の度に1種類ずつ薬剤を準備することが難しく，内服薬を間違える可能性のある患者には，薬剤を一包化し，内服しやすくなるよう工夫する．

さらに，薬を内服した時間と症状を記録しておくと，内服してから効果が発現するまでの時間や効果が切れる時間，副作用が出現する時間などがわかり，自己管理しやすいとともに，医師と薬物治療を考慮していく上で活用することができる．パーキンソン病の薬物療法の効果を高めるためには，患者本人だけではなく家族にも，薬物療法における注意点を十分に理解してもらえるような支援が重要である．

定位脳手術時の看護

薬物療法を行ってもコントロールが困難な場合，**脳深部刺激療法**（deep brain stimulation：DBS）として**定位脳手術**が行われる．

手術前は，一般的な脳神経外科の手術と同様に，術前のオリエンテーションを行う．脳深部刺激療法の術前の看護として特徴的な点は，体内に機器が埋め込まれる手術であること，術後に刺激の調整が必要になることなどを踏まえて，術後の注意点を術前から説明し，患者に理解してもらうことである．手術前には医師から手術についての説明が行われるが，患者が手術や術後の経過などについて正しく理解できているのかを確認する．

脳深部刺激療法では，前胸部の皮下に刺激発生装置を埋め込む（図11-2）．刺激装置には非充電式と充電式の2種類がある．非充電式は，一度刺激装置を埋め込んだ後，刺激の程度や頻度などによって個人差はあるが3～5年で交換が必要になるため，入院して交換術を行う．充電式は，非充電式に比べて長持ちするため交換の頻度は少ないが，定期的に刺激装置を埋め込んだ部位の上に専用の充電器を当てて充電しな

📖 *用語解説

オンオフ現象（on-off現象）
L-dopaの服用に関係なく，急に症状がよくなったり（on）悪くなったり（off）すること．

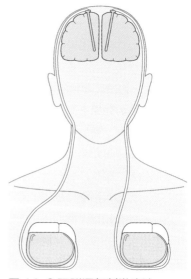

図11-2 ■脳深部刺激療法

けれびならない．そのため，どちらを選択するかは，患者の症状や生活状況などを考慮して，患者に決定してもらうように支援する．

手術後からは医師による刺激の調整が行われるが，日頃から患者の症状や様子をよく観察し，刺激の調整による症状の変化に注意する．必要に応じて医師に患者の症状の変化を報告し，刺激の調整がうまく進むように支援する．また，脳深部刺激療法は，内服治療と併用して患者の症状をコントロールする．刺激の調整と同時に，薬の内服時間や内服量などが変更になることも多いため，患者が間違えずに薬を内服できるように適宜内服指導や内服確認をしていく．

また，脳深部刺激療法では体内に機器を埋め込むため，感染のリスクがある．創部の状態や発熱の有無など，感染徴候に注意して観察する．退院後に感染を起こす可能性もあるため，患者や家族に感染のリスクについて説明し，日頃からの感染予防や感染を疑った場合の対処方法などを伝えておく．

3 生活への看護

日常生活を維持および高めるための運動療法への支援

パーキンソン病では，運動機能障害や精神症状などさまざまな症状が出現し，その症状は進行性である．患者は日常生活全般に介助が必要な状態となり，社会生活において消極的になりやすい．そのため，自己管理能力を高めて日常生活が維持できるような工夫を行いながら，精神的な支援を行い，社会参加を促していくことが重要である．

患者の自己管理能力を高めるために，患者の生活リズムや生活習慣を理解した上で，**パーキンソン病体操**(図11-3)などのリハビリテーションを無理なく生活に取り入れられるような支援や，内服薬の自己管理への支援を行う．さらに，運動機能低下による外傷や転倒を予防することも重要であり，自宅内の段差をなくしたり，浴室に手すりをつけたりといった家屋の改修も必要になってくる．

また，患者自身が症状の変化に気付き，病院を受診するなどの対応をとることができるように支援することも大切である．そして，患者自身に病気や症状に対する理解を深めてもらうと同時に，家族など周囲の人にも同様に理解してもらうことで，患者自身の意欲の増加につなげ，できるだけ社会生活を継続させられるような支援を行っていく．

顔の体操

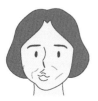
口を左右に
動かす

頬を左右に
膨らませる

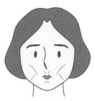
口をすぼめて
息を吐く

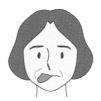
舌を出して左右に
動かす

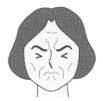
顔をしかめたり
緩めたりする

頭と首の体操

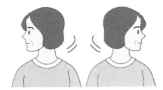
首を左右に動かす

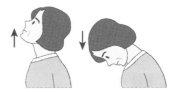
首を前後に倒す

上半身・下半身の体操

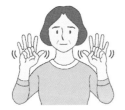
グーパーを繰り返す

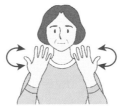
指を広げて手足を回す

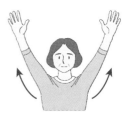
両腕を大きく上げる

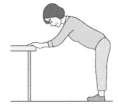
机・椅子を利
用して背筋を
伸ばす

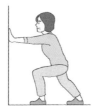
ふくらはぎや
ももの裏を伸
ばす

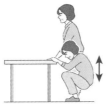
机などで体を支え
て立ったり腰を落
としたりする

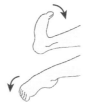
足先を上下に
動かす

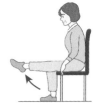
椅子に座り片脚を
上げ，膝下を上下
させる

バランスの練習

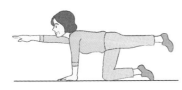
片方の手と反対側の
脚を同時に上げる

歩く時

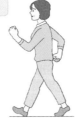
腰を伸ばして手足を大きく
動かし，かかとから着地する

姿勢を直す

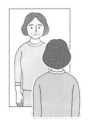
日ごろから鏡を見て
姿勢を直す

図 11-3 ■パーキンソン病体操

2 ジストニア
dystonia

1 ジストニアとは

　ジストニアは**不随意運動**の一種と考えられ，異常かつしばしば反復性の運動や姿勢を引き起こす，持続的あるいは間欠的な筋収縮を特徴とする不随意運動と定義される．不随意運動とは，常に抑制することができないか，部分的にしか抑制できない，本人の意思に反して起こる運動である．種々の疾患を原因として二次的に起こる**後天性ジストニア**，遺伝子レベルでの異常が証明されている**遺伝性ジストニア**，その他原因が不明な**特発性ジストニア**に分類される．頻度として最も多いのは，特発性ジストニアの痙性斜頸，眼瞼けいれん，書痙である．

　罹患範囲により治療の優先順位は変わるが，局所に限局する痙性斜頸や眼瞼けいれんであれば，**ボツリヌス毒素注射**が第一選択となることが多い．ボツリヌス毒素とはボツリヌス菌が作る筋弛緩作用をもつタンパク質であり，不随意に収縮している筋肉を弛緩させ，ジストニア症状を緩和させる．また，発症早期であれば寛解も期待できるが，効果持続は通常 2 〜 3 カ月ほどしか期待できず反復投与が必要である．

　ボツリヌス毒素注射の適応がなければ，手術療法や内服療法が行われる．手術療法としては**脳深部刺激療法**が行われることが多く，全身性であれば淡蒼球内節，難治性の手のジストニアであれば視床が標的核となる．内服療法としては抗コリン薬であるトリヘキシフェニジル，抗精神病薬，GABA 作動系の薬剤などが用いられるが，その効果は限定的である．

2 ジストニア患者の看護

　ジストニア患者は，動けないわけではないが，体の一部が動かしにくく，動きの細かなコントロールができないため，日常生活動作の安全確保とセルフケア能力についての観察とアセスメントが必要である．症状が体のどの部分に，何をしているときに出現しているのか，運動の速さや振動の強さ，規則性があるのか，臥位や座位，立位や歩行時など，さまざまな状態で観察する．

　ジストニア患者は動きをうまくコントロールできないため，日常生活動作が思うようにできず，転倒や外傷を起こす恐れがあるため，それらを防止し，日常生活が少しでも自立できるような支援を行う．ベッドを使用する場合は，ベッド柵を患者の動く部位に合わせて設置し，またベッド柵などで打撲しないようにクッションやクッション性のあるマットで保護する．さらに，歩行が不安定な場合は手すりを設置したり，立位の保持が困難な場合はすぐに座れるように椅子を設置したりするなどの工夫を行う．

ジストニアは，痙性斜頸や眼瞼けいれん，職業性ジストニアなど症状は個々によりさまざまであるが，外見的な変化やセルフケア能力の低下，仕事上での困難などが生じることから，心理面への援助も重要である．

治療としては，内服治療やボツリヌス治療，脳深部刺激療法などが行われる．脳深部刺激療法時の看護については，パーキンソン病患者の看護を参照．

➡パーキンソン病の看護については p.231 参照．

3 筋萎縮性側索硬化症

amyotrophic lateral sclerosis：ALS

1 筋萎縮性側索硬化症とは

1 疫学・症候

筋萎縮性側索硬化症（ALS）とは，上位・下位運動ニューロンの脱落により，顔面筋，嚥下筋，呼吸筋，四肢・体幹筋を含む全身の筋力低下を来す予後不良な疾患である．上位運動ニューロン，下位運動ニューロンの脱落により現れる所見をそれぞれ上位運動ニューロン徴候，下位運動ニューロン徴候と呼び，これらがそろうことが診断において重要である．上位運動ニューロン徴候としては，痙性麻痺，深部腱反射亢進，ホフマン反射・バビンスキー反射などの病的反射がみられる．下位運動ニューロン徴候としては，筋力低下，筋萎縮，線維束性収縮がみられる（図11-4）．有病率は10万人当たり4～10人ほどであり，男性にやや多いとされている．

陰性徴候として，感覚障害，眼球運動障害，膀胱直腸障害，褥瘡が挙げられるが，一部の進行の早い患者では，これらや認知機能障害も認められる場合があり，広汎型筋萎縮性側索硬化症と呼ばれる．下位運動ニューロン徴候しか認められない脊髄性進行性筋萎縮症，球麻痺症状のみが認められる進行性球麻痺，上位運動ニューロン徴候のみが認められる原発性側索硬化症などは運動ニューロン病と呼ばれるが，これらは本来，筋萎縮性側索硬化症と同一の疾患が多様な表現型をとっていると考えられている．

病理学的には，ブニナ小体と呼ばれる好酸性の細胞質内封入体が特異的である．また，TDP-43というタンパク質を含有する，円形や線状の異常凝集物が，神経細胞の細胞質内に認められる．

2 検査・診断

標準的な診断基準では，身体の運動支配領域を脳幹，頸髄，胸髄，腰仙髄の4領域に分け，2領域以上に上位・下位運動ニューロン変性を示す臨床徴候があればほぼ確実に，3領域以上にあれば確実に筋萎縮性側索硬化症と診断できる．特に下位運動ニューロン変

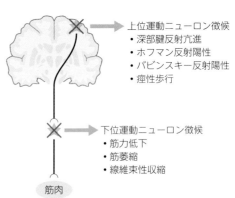

上位運動ニューロン徴候
• 深部腱反射亢進
• ホフマン反射陽性
• バビンスキー反射陽性
• 痙性歩行

下位運動ニューロン徴候
• 筋力低下
• 筋萎縮
• 線維束性収縮

筋肉

図11-4 ■筋萎縮性側索硬化症（ALS）の機序

性を示す臨床症候をとらえる検査方法として，電気生理学的検査の一つである針筋電図がある．針筋電図は，広汎な活動性かつ慢性の脱神経所見と線維束性収縮，つまり下位運動ニューロン障害の検出に有用である．

筋萎縮性側索硬化症は多様な表現型をとる可能性があり，実際の臨床上よくみられる疾患を除外することが大切である．その手段として，針筋電図，神経伝導検査，MRIが用いられ，それらを組み合わせて変形性頸椎症，封入体筋炎，多巣性運動ニューロパチーなどを除外する．

3 治療

現段階において筋萎縮性側索硬化症の根本的治療法はないが，予後を軽度改善する薬剤として，リルゾールとエダラボンがある．筋萎縮性側索硬化症の病因に関する仮説の一つとしてグルタミン興奮毒性があり，リルゾールはNMDA型グルタミン酸受容体阻害薬としてこの機序に介入することにより，有効性を示すと考えられている．エダラボンは，酸化ストレスの元となる物質を除去するフリーラジカルスカベンジャーであり，神経保護作用を示す．この効果により，エダラボンは筋萎縮性側索硬化症の運動機能悪化を和らげるとされている．

筋萎縮性側索硬化症は根本的治療がないため，各症状に対応する対症療法が重要となる．呼吸筋麻痺による呼吸不全が予後に最も影響するため，これに対応することが重要となる．早めに呼吸筋麻痺の徴候をとらえて，患者と家族に十分かつ丁寧な説明を行い方針を決定するためにも，呼吸機能検査と血液ガス検査を定期的に行わなければならない．

人工呼吸療法には，**非侵襲的陽圧換気療法（NPPV）**と**気管切開下陽圧換気療法（TPPV）**の二つの方法がある．NPPVはマスクを用いて気道内圧を陽圧に保ち呼吸を補助する方法である．非侵襲的であるが患者本人の協力が必要であり，必ずしも成功するとは限らない．一方TPPVは，基本的には気管切開を行い人工呼吸器を導入する方法である．その侵襲性のほか，人工呼吸器は一度装着すると外すことは，延命治療の中止を意味するため今の日本では困難であり，使用に際しては患者と家族の十分な理解とそれに基づく同意が必要である．

また，球麻痺による栄養状態の悪化や誤嚥性肺炎も大きな問題であり，胃瘻の造設も一つの選択肢である．誤嚥性肺炎に対しては，気管喉頭分離術により物理的に誤嚥を防ぐことも選択肢となる．

② 筋萎縮性側索硬化症患者の看護

1 観察とアセスメント

筋萎縮性側索硬化症の初期の症状は，ボタンがかけにくくなる，何もないところでつまずく，疲労感などがあるが，頸椎症などの整形外科的な疾患や末梢神経疾患，筋疾患と類似しているため，正しく診断されるまでかなりの時間がかかることもある．そのため，診断されるまでの期間は，患者の訴えをよく聞いて観察すること，診断がなかなかつかないことに対する思いに耳を傾けるこ

とが大切である.

発症後は，筋萎縮や筋力低下に伴い，日常生活に支障を来すようになる．そして，嚥下障害や構音障害が出現し，全身の筋萎縮が起こり，呼吸筋が障害され，人工呼吸器を装着しない場合は発症から3～5年で死亡することが多い．患者により初発症状の部位や進行のばらつきが大きいため，四肢麻痺や嚥下障害，コミュニケーション障害，呼吸障害のうち，どの症状がどの程度出現しているのか，今後出てくるであろう症状にも注意しながら観察およびアセスメントしていく．

呼吸障害については，呼吸筋の低下により，頭痛，不眠，苦痛様顔貌，会話時の息切れ，努力様呼吸，呼吸数の増加，頻脈，痰の喀出困難などがみられるようになるため，これらの症状について観察を行いアセスメントする．呼吸不全の早期症状として，睡眠障害や日常動作時の息切れを見逃さないようにする．

また，一般に感覚障害や運動失調症状，自律神経障害は伴わず，褥瘡になりにくいといわれているが，四肢麻痺によって自分で体を動かすことができないため，皮膚の観察も行う必要がある．

2 検査・治療における看護

筋萎縮性側索硬化症では，確定診断のために針筋電図や筋生検など痛みを伴う検査を行うことがある．そのため，検査前には，検査についての説明を十分に行い，患者が理解し同意した上で検査を行う必要がある．

筋萎縮性側索硬化症は，根治的治療法はないため，病気の進行に合わせた薬物療法やリハビリテーション，緩和ケアなどの対症療法が中心となる．嚥下障害に対しては，**経皮内視鏡的胃瘻造設術（PEG＊）** による栄養管理が行われることが多いため，在宅での PEG の管理や PEG を用いた栄養管理について支援することが重要である．

呼吸障害に対しては，**非侵襲的陽圧換気療法（NPPV）** を行うことがある．NPPV は，マスクやマウスピースなど，非侵襲的な器具を使った人工呼吸の方法で，気管挿管や気管切開などを行わずに陽圧換気が可能である．着脱が可能で，外せば食事や会話もでき，QOL の向上や長期在宅療法が可能などの利点がある．NPPV については，機器の管理も重要であるが，マスク装着部位の皮膚を圧迫することもあるため，皮膚保護剤を活用して皮膚障害などを予防することが重要である．

告知および意思決定への支援

筋萎縮性側索硬化症は根治的治療法がなく，病気の進行が早いことや，将来的に人工呼吸器の装着が必要な状態になることから，確定診断時には，特にインフォームドコンセントが重要となる．実際に告知する際には，医師だけでなく，看護師や医療ソーシャルワーカー（MSW）などの多職種が参加することが望ましい．患者は絶望を感じ，悲観的になりやすいが，疾患について正しく理解し，起こり得る症状や変化する症状についての対応策を考えていくことが，

用語解説

PEG
経皮内視鏡的胃瘻造設術．胃内視鏡を用いて，局所麻酔下で腹部の皮膚から胃にカテーテルを通し，胃瘻を造設する方法．

病気とともに生きる上で重要である.

　気管挿管や気管切開，人工呼吸器などの侵襲的な医療処置を行うことで，生存期間を延長させることが可能となる．人工呼吸器の装着に関しては，延命治療であり，呼吸状態が悪化してから決定するのではなく，できる限り呼吸状態が悪化する前に患者と家族，医療者を含めて十分な話し合いを行い，決定しておくことが重要である．その際には，人工呼吸器を選択することのメリットとデメリット，選択しない場合の対処方法について，十分に情報提供をした上で，患者および家族が意思決定できるように支援する．しかし，あらかじめ人工呼吸器の装着の有無を決定していたとしても，実際に呼吸状態が悪化した患者や，それを目の当たりにした家族は，決定した意思が揺らぐことがあるため，最終決定まで患者と家族の思いに寄り添った支援を行う．また，在宅での支援体制を整えることも必要であり，家族の介護力もアセスメントする．

3 生活への看護

構音障害・コミュニケーション障害に対する看護

　構音障害は，球麻痺症状として嚥下障害とともに出現し，発声によるコミュニケーションが障害される．意思の伝達ができなくなることは，患者本人だけでなく介護者など周囲の人にとってもストレスとなる．そのため，早期から発声以外のコミュニケーション手段を習得しておくことが大切である．

　構音障害や呼吸障害が軽度なうちは，言語聴覚訓練での発声練習が有効で，書字が可能な場合は筆談でコミュニケーションをとることができる．しかし，症状が進行した場合に備えて，文字を入力して音声化できる携帯用コミュニケーション機器や，一つのスイッチで文章作成が可能なパソコンなどのコミュニケーションエイドなどの導入を考慮しておくことも必要である．

嚥下障害・栄養管理

　嚥下障害については，言語聴覚士や栄養士と協働し，嚥下訓練や食事形態の工夫を行いながら，安全に経口摂取できるような支援を行う．しかし，食事に時間がかかる，誤嚥性肺炎を来す，体重減少を認めるなどの症状があれば，経管栄養の導入を考慮する．

　経管栄養には経皮内視鏡的胃瘻造設術（PEG）や**経鼻胃管**などがあるが，嚥下障害の改善は望めないことを踏まえるとPEGが望ましい．しかし，胃瘻の造設が困難な場合や，経管栄養の期間が短期間になることが予測される場合には，経鼻胃管が選択される．PEGや経鼻胃管による栄養管理が開始される場合には，在宅での管理について，介護者が管理できるのか，訪問看護などを活用し管理していくのかなどについても検討が必要となる．

呼吸管理

　呼吸不全症状を認めた場合，補助呼吸の導入が検討される．補助呼吸は，非侵襲的陽圧換気療法（NPPV）から導入されるが，自覚症状の乏しい患者などは，NPPVによりかえって苦痛を感じることもある．そのため，少しずつ慣れ

ていくことができるように日中に数分ずつから試していき，慣れてくれば低換気になりやすい夜間に装着を行うようにする．また，喀痰の喀出が困難な患者には，排痰補助装置を併用することも検討する．

NPPV は延命効果と QOL の改善を認めるが，排痰困難など呼吸補助としては限界があり，患者の状態に応じて，**気管切開下陽圧換気療法（TPPV）**を行うかどうかの検討が必要となる．NPPV，TPPV にかかわらず，肺炎や気胸などの合併症を起こす可能性があることを十分に理解した上で，観察やケアを行う．TPPV を選択した場合は，長期間の生存が可能となるが，長期的な在宅での介護も必要となるため，介護者への吸引の指導や人工呼吸器回路が外れるなどの回路トラブルの予防について，また停電時や災害時などの対応についても指導や支援を行う．

4　多系統萎縮症

multiple system atrophy：MSA

1　多系統萎縮症とは

1 疫学・病態・症候

多系統萎縮症（MSA）は，自律神経症状を中核とし，**パーキンソン症状**を主体とする **MSA-P**，小脳失調を主体とする **MSA-C** の二つのタイプに分類される（図11-5）．パーキンソン症状は，無動・寡動，筋固縮，安静時振戦からなり，小脳失調は，運動麻痺がないにもかかわらず生じる運動の正確さの障害・協調運動障害・運動の変換の障害・バランスの障害などからなる．その歴史をひもとくと，異なる三疾患であった**シャイ・ドレーガー症候群，線条体黒質変性症（SND），オリーブ橋小脳萎縮症（OPCA）**が，臨床的に合併すること，共通の病理学的所見をもつことが決め手となり，三疾患を合わせて MSA として定義された．MSA に特徴的な病理所見として，グリア細胞の一つであるオリゴデンドロサイト内でαシヌクレインを構成要素とするグリア細胞質内封入体（glial cytoplasmic inclusion：GCI）が形成される．

発症から 6 ～ 9 年が生存期間の中央値とされ，予後不良な疾患である．突然死がその予後を決定するが，特に早期かつ重度の自律神経症状が予後不良の予測因子とされている．突然死は，声帯開大障害や中枢性呼吸障害などによる呼吸停止や心臓自律神経障害による不整脈などがその主因と考えられている．

2 検査・診断

MSA の臨床診断には，尿失禁，あるいは重度の起立性低血圧といった自律神経症状と，小脳失調，あるい

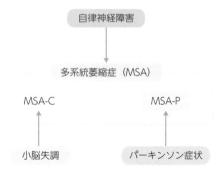

図11-5 ■多系統萎縮症（MSA）の分類

は L-dopa 反応性に乏しいパーキンソン症状が必要である．補助診断として，メタヨードベンジルグアニジン（MIBG）心臓シンチグラフィーと脳 MRI があるが，それぞれ欠点もある．

MIBG 心臓シンチグラフィーはパーキンソン病との鑑別で用いられるが，MSA では心臓への MIBG の取り込みは正常か軽度低下程度であるのに対し，パーキンソン病ではその取り込みが著しく低下することが知られている．しかし，MSA でも著しく低下する症例も少なからず存在し，パーキンソン病においてその逆である場合もある．また，薬剤の影響も受けやすく，その解釈は慎重にしなければならない．

脳 MRI では，T2 強調画像でみられる脳幹部の hot cross bun サイン（橋横走線維の萎縮を反映している）が有名であるが，これは MSA がかなり進行しないと出現しない．橋・小脳の萎縮は，他の脊髄小脳変性症でも認められる所見であり，被殻外側の信号変化は MRI の性能や MSA で起こる病理学的変化の混在具合により，見え方が異なり，診断への貢献は限定的である．他の神経変性疾患においても重要なポイントであるが，特に MSA では，これら画像検査のみで診断することはできず，臨床情報と適切に照らし合わせながら診断することが肝要である．

3 治療

現在に至るまで多くの臨床試験が行われてきたが，根本的な治療薬，経過を変える薬剤の発見・開発には至っていない．したがって，種々の症状に対する対症療法が主体となる．

小脳症状に対しては，甲状腺刺激ホルモン放出ホルモン（TRH）誘導体である**タルチレリン水和物**が用いられる．パーキンソン症状に対しては，パーキンソン病に準じて **L-dopa** の投与を行う．パーキンソン病ほどの効果は望めないが，症状が改善する場合もあるので，一度は試すことが勧められる．

吸気時の喘鳴は声帯開大障害であることを示しており，**気管切開術**の適応となる．ただし，気管切開術は声帯開大障害による突然死の予防にはなり得るが，それ以外の中枢性呼吸障害や心臓などに原因のある突然死に対しては無効である．これに人工呼吸器を併用する方法もあるが，一度導入すると離脱できない場合もあり，その導入に当たっては慎重に決定しなければならない．また，肺炎を繰り返す場合は，胃瘻とともに気管切開術，必要に応じ気管喉頭分離術を行うことにより，肺炎の予防の一助となることもある．

尿失禁に対しては泌尿器科領域の薬剤が用いられるが，その効果はやはり限られる．起立性低血圧に対しては，水分・塩分摂取，弾性ストッキングの使用や昇圧剤の投与を行う．

② 多系統萎縮症患者の看護

多系統萎縮症は，進行するにつれどの病型でも**小脳症状**，**パーキンソン症**

状，**自律神経症状**および**錐体路症状**がみられるようになる．自律神経症状では，特に起立性低血圧が著明で，血圧低下により起立不能となり，寝たきりになることがある．さらに，排尿障害では頻尿から排尿困難となることがある．そのため，起立性低血圧や排尿障害の程度を観察することが重要である．

起立性低血圧に対しては，起き上がる際などの動作開始時には，臥床した状態から一気に立位になるのではなく，ゆっくりと少しずつ起き上がるようにする，手すりや柵などを使用し転倒を予防する，などの工夫を行う．また，自律神経症状の中でも注意すべきなのは，睡眠時の喘鳴や無呼吸などの呼吸障害である．甲高いいびきは窒息や突然死の危険性を示す重要なサインであるため，見逃さないようにする．窒息による突然死を防ぐために，**非侵襲的陽圧換気療法（NPPV）**や気管切開陽圧換気療法（**TPPV**）が行われることがある．

呼吸障害については筋萎縮性側索硬化症患者の看護を，小脳症状に対する看護については脊髄小脳変性症患者の看護を，パーキンソン症状に対する看護についてはパーキンソン病患者の看護を参照．

➡パーキンソン病の看護については p.231 参照.

---

5 ハンチントン病
Huntington disease

① ハンチントン病とは

1 疫学・症候

ハンチントン病は，**舞踏運動**を主とする運動症状，認知機能低下と精神症状を特徴とする常染色体顕性遺伝（優性遺伝）性疾患である．日本では比較的まれな疾患であるが，欧米では10万人当たり4〜10人ほどの有病率である．発症年齢の平均は40歳であるが，若年から高齢まで幅広く発症する可能性がある．

➡顕性遺伝については p.171 plus α 参照.

ハンチントン病は，ハンチンチンというタンパク質をコードする遺伝子の塩基配列であるCAGの繰り返し配列が延長していることが原因となる．この繰り返し配列が長いほど，若年で発症し重篤な経過をたどる傾向があることが知られている．CAGリピートは，父親から受け継がれる場合にさらに延長し若年発症するが，この現象は表現促進現象と呼ばれる．病理学的には，線条体にやや優位な，広範囲の神経細胞脱落が認められる．また，ハンチンチンを含有する核内封入体もみられる．

2 検査・診断

遺伝子検査により，ハンチンチンをコードするCAGリピートの延長がみられるとハンチントン病と診断される．その他，脳MRIでは線条体の萎縮がみられる．

3 治療

根本的な治療法はないが，舞踏運動が日常生活に影響を与えている場合に

は，テトラベナジンを用いることがある．テトラベナジンはシナプスへのドパミン放出を減少させる薬剤であり，その結果，舞踏運動も減らす．ただし，うつ症状を悪化させる可能性があり，ハンチントン病はもともと自殺がその死因の多くを占めることも鑑みると，その使用は慎重に行われなければならない．また，うつ症状に対しては，抗うつ薬を用いることもある．

② ハンチントン病患者の看護

ハンチントン病は，**不随意運動**，**性格変化**，**認知症**が主要症状であり，数年の経過を経て，四肢だけではなく顔や全身にも**舞踏症状**が出現し，易怒性，自発性や集中力の低下，幻覚，妄想などが現れる．末期には，寝たきりとなり，無言無動状態に陥り，発症後 15 ～ 20 年の経過で誤嚥性肺炎などの感染症により死亡することが多い．

多くは 30 ～ 50 歳に発症するため，社会的立場や役割などを果たせなくなっていき，経過中にうつ症状や自殺企図がみられることもあるため，心理面への支援が重要である．また，性格変化や認知症が現れるため，家族や周囲の人に疾患への理解を深めてもらうようにする．末期には，誤嚥性肺炎の予防や栄養管理，褥瘡予防などの看護が必要になる．

6 脊髄小脳変性症

spinocerebellar degeneration：SCD

① 脊髄小脳変性症とは

1 症候

脊髄小脳変性症（SCD）は，小脳・脳幹・脊髄を中心に病変を生じ，小脳失調を主症状とする神経変性疾患である．小脳失調は，運動麻痺がないにもかかわらず生じる運動の正確さの障害・協調運動障害・運動の変換の障害・バランスの障害などからなる．SCD でみられる臨床的な小脳失調症としては，**失調性構音障害**，**体幹失調**，**四肢失調（協調運動障害）**が三主徴であり，SCD の種類により，眼振，眼球運動障害，錐体路・錐体外路徴候，認知機能障害，末梢神経障害，自律神経障害，けいれんなど多様な臨床症候を呈する．SCD は多系統萎縮症（MSA）と皮質性小脳萎縮症（CCA）などからなる**孤発性 SCD** と，**遺伝性脊髄小脳失調症**（SCA）に主に分類される．

SCA は，ほとんどが常染色体顕性遺伝形式をとり，ハンチントン病と同様の CAG リピートの延長により発症する場合も含まれ，その場合は，表現促進現象がみられる．日本で比較的よくみられる SCA として，マカド・ジョゼフ病（Machado-Joseph disease：MJD，SCA3），SCA6，歯状核赤核淡蒼球ルイ体萎縮症（DRPLA）がある．小脳失調に加え，SCA3（MJD）ではびっくり眼，錐

体路徴候，筋萎縮，ジストニアを示す．SCA6 は小脳失調しか示さない．DRPLA は，若年発症では進行性ミオクローヌスてんかんと呼ばれる，身体の一部の電撃的な素早い動きを伴うてんかん発作が主な所見となり，中年以降の発症では認知症と舞踏運動が主体となる．

　孤発性 SCD に含まれる多系統萎縮症は，自律神経障害を中核とし小脳失調を主体とする MSA-C が主に SCD に含まれる．詳細は，多系統萎縮症の項を参照．一方で，皮質性小脳萎縮症は小脳失調しか示さない．

➡多系統萎縮症については
　p.240 参照．

2 検査・診断

　二次性小脳失調を除外するために，甲状腺機能低下症，ビタミン B_1・B_{12}・E，アルコール摂取量，内服薬について調べる．MRI ではいずれの SCD でも共通して小脳の萎縮がみられ，さらに精密に検査するきっかけとなる．特に DRPLA では T2WI，FLAIR においては大脳白質の高信号病変が認められる．

　SCA の診断には，遺伝子検査が必須であり，当該遺伝子における異常を検出する．

　多系統萎縮症では，MRI にて小脳のほかにも中小脳脚・橋の萎縮も認められるが，これらはある種の SCA でも認められることがある．橋の萎縮が重度に進行した状態が hot cross bun サインとして確認される．錐体外路徴候を反映して，被殻外側の信号変化も認められるが，これは MRI の性能や病理学的変化の混在具合により見え方が異なる．

3 治療

　現在は根本的治療法は存在しないが，小脳失調に対して甲状腺刺激ホルモン放出ホルモン（TRH）製剤と TRH 誘導体であるタルチレリン水和物が症状を改善する効果を示し，保険診療上認められている．前者は注射剤，後者は内服薬であり，通常は内服薬が用いられることが多い．その他，錐体外路徴候，自律神経障害などに対しても対症療法を行う．詳細は多系統萎縮症の項を参照．

② 脊髄小脳変性症患者の看護

　脊髄小脳変性症では，小脳が障害されることにより，小脳性運動失調を来し，日常生活全般が障害される．酒に酔った状態のように前後左右によろめき，両脚を左右に広げて両上肢を外転させ，頭部を揺らしながら歩く失調性歩行や，構音障害，強調運動障害，眼振などの症状がみられる．協調運動障害は，**鼻指鼻試験**＊を行うと，異常のある患者は手足がうまく動かせなくなるため見つけやすい．ふらつきが強くなると，転倒予防のために補助器具が必要となるため，杖や歩行器，アーム付き四輪歩行車など，患者の病状や生活に合った器具を選択する．

　遺伝性の脊髄小脳変性症は有効な治療法や予防法がないため，患者だけでなく，患者の子どもも含めた家族への説明や告知について，遺伝カウンセリングなどの心理的なサポートを行う．

📖＊用語解説

鼻指鼻試験
患者に，自分の鼻先と検者の指先との間を，示指を動かして往復させる．障害があると，検者の指先で止めることができない，もしくは検者の指先に到達できない．

！ 臨床場面で考えてみよう

Q1 パーキンソン病の患者から，歩き出す際になかなか一歩が踏み出せずに困っていると相談があった．患者にどのような提案をするとよいか．

Q2 パーキンソン病の患者が，内服治療を開始し症状が改善されたため，内服薬をやめてもいいのではないかと話していた．患者の内服管理についてどのような指導をすべきか．

Q3 脳深部刺激療法を受けて退院した患者から，前胸部の創部に赤みがあり，少し腫れているような気がすると連絡があった．どう対応すべきか．

Q4 筋萎縮性側索硬化症（ALS）患者とその家族が，患者の夜間の不眠を訴え，睡眠薬の内服を希望した．どのように対応すべきか．

Q5 ALS 患者の家族から，自分も ALS にならないか心配だと相談を受けた．なんと答えればよいか．

考え方の例

1 すくみ足に対する支援を行う．パーキンソン病の患者は，何らかの外部刺激（視覚やリズム）があるとすくみ足が改善されて歩行のリズムが整うことが多い．そのため，自分の歩く速さに合った音楽やリズム音を聞きながら歩くようにする，横断歩道や敷石などの目印になるものをまたぐように歩く，自宅の床に自分の歩幅に合わせて太いビニールテープを貼るなどの工夫を提案する．

2 パーキンソン病の初期には，薬がよく効くハネムーン期があり，内服により症状が改善することがあるが，パーキンソン病が治ったわけではない．さらに，L-dopa などの内服薬の急な中断により悪性症候群を引き起こすリスクもあるため，定期的に医師の診察を受け，症状などに合わせて処方された薬剤を継続して内服する重要性を患者に理解してもらう．また，患者だけではなく，家族も内服管理の重要性を理解できるよう指導する．

3 脳深部刺激療法では，体内に刺激装置や電極を埋め込むため，感染のリスクがある．患者は刺激装置を皮下に埋め込んでいる前胸部の創部に発赤や腫脹があり，創部感染の可能性がある．患者には，できるだけ早期に病院に連絡して受診し，医師の診察を受けるように勧める．

4 まずは不眠の原因を考えることが重要であり，不眠だからとすぐに睡眠導入剤を提案してはいけない．体位変換が自由にできないことによる痛みから不眠になっていないか，うつ状態になっていないか，呼吸状態が悪化しているのではないか，などを考慮し，対応した上で不眠が改善しない場合は，呼吸抑制の少ない薬剤の使用について医師に提案する．

5 ALS は多くの場合は遺伝しないが，5 ～ 10％は家族内で発症することがわかっており，家族性 ALS と呼ばれている．そのため，遺伝子検査などに関しては，主治医と相談しながら実施の有無を考え，検査結果の説明に関しても，知りたいかどうかを患者・家族に確認していくことが必要になる．必要に応じて，遺伝カウンセリングも受けるように勧めるなどの対応を行う．

引用・参考文献

1）日本神経学会監修. パーキンソン病診療ガイドライン 2018. 医学書院, 2018.
2）水野美邦編集. パーキンソン病治療薬の選び方と使い方. 南江堂, 2004.
3）佐光亘ほか. 不随意運動の診かた（ジストニアを含めて）. Medical Practice. 2015, 32 (6), p.945-949.
4）辻省次総編集. すべてがわかる ALS（筋萎縮性側索硬化症）・運動ニューロン疾患. 祖父江元専門編集. 中山書店, 2013.
5）Krismer, F. et al. Multiple system atrophy: insights into a rare and debilitating movement disorder. Nat Rev Neurol 2017, 13 (4), p.232-243.
6）Shimohata, T. et al. Mechanisms and prevention of sudden death in multiple system atrophy. Parkinsonism Relat Disord. 2016, 30 (9), p.1-6.
7）Ghosh, R. et al. Huntington disease. Handb Clin Neurol. 2018, 147, p.255-278.
8）池田佳生. 脊髄小脳変性症. Medical Practice. 2015, 32 (6), p.963-969.
9）医療情報科学研究所編集. "神経・筋の異常". 脳・神経. 第1版, メディックメディア, 2015, p.266-299, （病気がみえる vol.7).
10）前掲書9), "症候と検査". p.464-466.
11）丸山博文ほか編著. "神経内科疾患の理解とその看護". 神経内科看護の知識と実際. 松本昌泰監修. 第1版, メディカ出版, 2015, p.71-100.
12）前掲書11), "神経内科看護の実際". p.160-235.
13）田村綾子編. "脳・神経系の主な疾患". 脳・神経機能障害／感覚機能障害. メディカ出版, 2014, p.71-91, （ナーシング・グラフィカ健康の回復と看護4).
14）前掲書13), "脳・神経機能障害とその看護". p.120-123, 129-131, 154-162.
15）日本神経学会監修. 筋萎縮性側索硬化症診療ガイドライン 2013. 南江堂, 2013.

12 | 認知症

認知症とは

いったん正常に発達した知的機能が持続的に低下し，複数の認知機能障害を呈し社会生活に支障を来すようになった病態.
認知機能障害（中核症状）と行動・心理症状（周辺症状）を呈する.

主な認知症疾患

- アルツハイマー型認知症
- レビー小体型認知症
- 前頭側頭型認知症
- 血管性認知症

認知症の症状

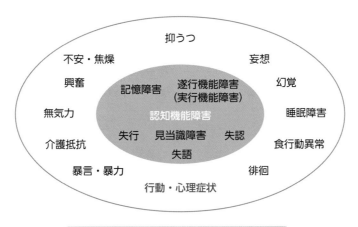

認知機能障害と行動・心理症状（BPSD）

BPSD：behavioral and psychological symptoms of dementia

1 アルツハイマー型認知症

dementia of Alzheimer type：DAT

① アルツハイマー型認知症とは

1 疫学・病態・症候

まず，**認知症**と**軽度認知障害**（mild cognitive impairment：**MCI**）について簡単に述べる．認知症とは，慢性あるいは進行性の脳疾患によって生じ，記憶，思考，見当識，理解，計算，学習，言語，判断など多数の高次脳機能の障害からなる症候群である．日常生活や社会生活に支障を来した状態である．

一方，年齢に比して認知機能が健常とはいえないが，認知症ともいえない場合は，軽度認知障害とされる．軽度認知障害の診断基準では，①本人や家族から認知機能低下の訴えがある，②認知機能は健常とはいえないが認知症の診断基準も満たさない，③基本的な日常生活機能は正常，の3点が基本となる．軽度認知障害は大きくは**健忘型**と**非健忘型**に分けられる．

認知症疾患で代表的な**アルツハイマー病**（Alzheimer disease：**AD**）は進行性の神経変性疾患で，大脳皮質に**アミロイドβ**（**Aβ**）と**タウタンパク**というタンパク質が蓄積する．Aβの蓄積は老人斑，タウタンパクの蓄積は神経原線維変化としてみられる．アルツハイマー病は発症前，軽度認知障害，認知症の段階に分けられ，それぞれ発症前アルツハイマー病（preclinical AD），アルツハイマー型軽度認知障害（MCI due to AD），**アルツハイマー型認知症**と呼ばれる．なお，アルツハイマー型軽度認知障害は一般に健忘型軽度認知障害である．

アルツハイマー型認知症の多くは中高年で発症する．年齢が上がるほど発症率が高くなり，65歳以上で特に上昇する．潜行性に発症し，緩徐に進行する．近時記憶の障害で発症することが多く，遠隔記憶は障害されにくい．進行とともに見当識障害，遂行機能障害，視空間障害が加わる．アパシー*やうつ症状などの精神症状，病識低下，取り繕い反応*といった特徴的な対人行動がみられる．初老期に発症した患者では，記憶以外の認知機能障害が目立ってみられることも多い．一方，初期から著明な局所神経症候を認めることはまれである．また，**行動・心理症状**（behavioral and psychological symptoms of dementia：**BPSD**）として，**無気力**，**易刺激性**，**物盗られ妄想**，**嫉妬妄想**，徘徊がしばしばみられる．

2 検査・診断

頭部CTやMRIで側頭葉内側，特に海馬の萎縮がみられるが（図12-1a），初期には目立たない．脳血流シンチグラフィーでは帯状回後部から楔前部，頭頂葉皮質の血流低下が診断の補助になる（図12-1b）．髄液ではAβ42の低下，総タンパク質あるいはリン酸化タウタンパクの上昇が診断に役立つが，侵襲を伴うため画像検査に比べると施行される頻度は低い．また，保険適用外だが，

📖*用語解説

アパシー
自発性や意欲の低下で，感情がなくなった状態．無感動，無関心，無気力状態．

取り繕い反応
記憶障害が生じているのに，もっともらしく相手に話を合わせ，忘れてしまったことを憶えているかのように振る舞う．

248

アミロイドPETによって前頭葉，後部帯状回，楔前部のアミロイド蓄積を認める（図12-1c）．逆にアミロイドPETが陰性であればアルツハイマー病以外の病態を考慮すべきである．

3 治療

認知機能改善のために，**コリンエステラーゼ阻害薬**（cholinesterase inhibitor：**ChEI**）のドネペジル，ガランタミン，リバスチグミンと，**NMDA** *受容体拮抗薬のメマンチンが用いられる．ガイドラインのアルゴリズムによれば，軽度の患者ではChEIを1剤選択し，効果なしか不十分，副作用がみられるときは他のChEIに変更する．ChEIでは，ドネペジルは1日1回内服，ガランタミンは1日2回内服，リバスチグミンは1日1回貼付というように投与方法に違いがある．

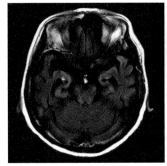
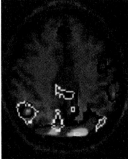

a. 頭部MRI　　　　b. 脳血流シンチグラフィー

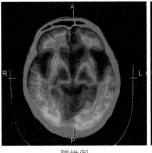
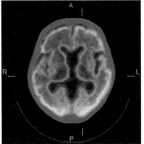

陰性例　　　　　　　　陽性例

c. アミロイドPET

図12-1 ■アルツハイマー病

ChEIは腸管に対するコリン作動性の作用のために食欲不振，悪心や下痢などの消化器症状が生じることがあり，制吐薬を併用する場合もある．また，徐脈や房室ブロックを来し得るので，伝導障害に留意する．貼付薬のリバスチグミンでは皮膚症状がみられることがあり，保湿薬を活用することも多い．中等度以上ではメマンチンの併用が選択肢に加わる．メマンチンの副作用としては浮動性めまい，頭痛が比較的多い．いずれの薬剤も少量で開始して，のちに増量する．

2 アルツハイマー型認知症患者の看護

認知症症状は，大別すると**認知機能障害**と認知症の**行動・心理症状**（behavioral and psychological symptoms of dementia：**BPSD**）の二つからなる．認知機能障害とは，脳細胞の死や機能の低下によって直接起こる機能低下で，記憶障害，見当識障害，遂行機能障害（実行機能障害）などがある．認知症の行動・心理症状（BPSD）は本人の性格や置かれた環境，周囲の人々との関わりの中での反応で出現する症状である．行動・心理症状（BPSD）には抑うつ，徘徊，興奮，焦燥，妄想，睡眠障害などさまざまな症状がある．主な認知症の特徴を表12-1に示す．

ここでは，アルツハイマー型認知症を中心に認知症で出現する認知機能障害および行動・心理症状（BPSD）の看護について述べる．なお，これらの認知機能障害および行動・心理症状（BPSD）は，アルツハイマー型認知症以外の

用語解説

NMDA
N-メチル-D-アスパラギン酸．

認知機能障害
認知症疾患診療ガイドライン2017より，認知症の「中核症状」が変更されて「認知機能障害」の表現が用いられている．

表 12-1 ■主な認知症の特徴

	変性性認知症			血管性認知症
	アルツハイマー型認知症	レビー小体型認知症	前頭側頭型認知症	
原因（未確定なものも含む）	神経原線維変化とアミロイドβタンパクの沈着	αシヌクレインタンパクが集まったレビー小体の蓄積	タウタンパクやTDP-43の蓄積による前頭葉と側頭葉の萎縮	脳梗塞・脳出血による血液循環量の低下
認知症での割合	50〜70%	5〜20%	10%程度	15〜20%程度
障害部位	内側側頭葉・海馬の萎縮	後頭葉・頭頂葉・側頭葉の機能低下や血流低下	前頭葉と側頭葉の萎縮	両側前頭葉などの血流低下
男女比	女性が多い	男性がやや多い	ほぼ同じ	男性が多い
特徴的な症状	近時記憶障害	幻視・妄想，パーキンソン症状，レム睡眠行動障害症状に波がある	脱抑制，易怒性，反社会的行動	まだら認知症手足のしびれや麻痺
好発年齢	70歳以上	70〜80代	40〜60代	60歳以上
経過	記憶障害から始まり，徐々に進行する	徐々に進行し，急激に進行することもある	緩やかに進行	階段状に進行することが多い
人格	徐々に崩壊	早期より崩壊	早期より崩壊	比較的よく保たれる
その他	若年者（40〜50代）でも起こる		指定難病に認定	

他の認知症でも出現する症状である．

アルツハイマー型認知症は，脳の記憶中枢がある側頭葉内側部の海馬の萎縮が原因で起こる．アルツハイマー型認知症による記憶障害では，いろいろな出来事などの記憶であるエピソード記憶が初期から障害されやすく，一般的な知識・情報などの記憶である意味記憶は病状進行後もある程度保たれやすいという特徴がある．

1 認知機能障害のある患者の看護

記憶障害患者の看護

記憶障害は，認知症の中心となる症状である．認知機能のアセスメントとして，日頃の会話などの中から，**短期記憶**（即時記憶），**近時記憶**（数分から数十日前の記憶），**遠隔記憶**（数カ月から数十年にわたる記憶）の状況を確認する．認知症の記憶障害では，出来事自体を忘れる，新しいことが覚えられない，置いた場所がわからなくなり「誰かに盗られた」と訴える，などの症状がみられる．記憶障害のある患者の看護では，例えば日常よく使用するものは置く場所を決め，食事をしたことを忘れる場合は，「食べたじゃない」というような否定する言い方は避け，食べた食器はしばらく片付けない，食べた時に一緒に記録を残すなどの方法をとるとよい．

見当識障害患者の看護

見当識障害は，時間，場所，人物がわからなくなる状態である．アルツハイマー型認知症では，記憶障害と並行して進行する．

アセスメントとして，季節，年月日，時間などについて時計などを見ずに答

えてもらう．場所については，今いる場所，住所などを尋ねてアセスメントする．人物については，子ども，配偶者などの判別が可能かをアセスメントする．

見当識障害のある患者で短期記憶に障害がある場合は，**リアリティ・オリエンテーション**（reality orientation；**現実見当識訓練**）を行うと効果がある場合がある．リアリティ・オリエンテーションは1968年にフォルソン（Folsom）の提唱で始められ，二つの方法がある．

一つは少人数で行うリアリティ・オリエンテーションで，名前，場所，日時，時間などの情報を患者に提供して見当識を高める訓練を行う．もう一つの24時間リアリティ・オリエンテーションは，患者の日常生活の中でのさまざまな機会で，見当識を確認する機会を増やして訓練していく方法である．この方法は，看護師が日常のケアを実施しているときに行うことが可能であり，例えば，患者が桜の花を見て季節を確認したり，カレンダーを見て日にちを確認したりすることを支援し，見当識を補う方法である．看護師は，見当識障害のある患者に対して，尋ねるばかりでなく，意識して情報を与えることが大切である．例えば，「お昼の12時なのでお昼ご飯ですね」「今日は○月○日ですね」など，日常の会話の中に患者の失われている可能性がある情報を取り入れて会話を進めるようにするとよい．

▌遂行機能障害（実行機能障害）患者の看護

遂行機能障害（実行機能障害）は，買い物，入浴，料理などの物事を計画的に段取りよく進めることができない障害である．遂行機能障害が出現すると，行動の修正ができず同じ行動を繰り返したり，状況に合わない行動をしたりすることがある．この障害は前頭側頭型認知症で特徴的に認められるが，特に進行性のアルツハイマー型認知症でも認められる．

アセスメントとしては，料理，買い物，旅行など，段取りを考えて行う日常生活での行動について，生活を共にしている家族から情報を得るとよい．また，薬の管理などについてもできなくなることがあるので，現時点でどの程度できるかを確認する．

看護としては，患者本人はこれまで問題なくできていたことができなくなって強い不安を感じている場合があるため，不安を軽減できるように支援する．また，たくさんの動作を一度にせず，一つのことが完了してから次の動作に移るようにするよう支援する．行動を観察し，困った様子があれば本人が気にしないように一緒に確認したり，次の動作が何かがわかるように声掛けしたりしながら，本人が物事を自分でできるように支援する．患者本人の意向を無視した指示は，本人の能力の低下につながり混乱を招くことがあるので行ってはならない．

2 認知症の行動・心理症状（BPSD）

認知症の行動・心理症状（BPSD）としては，**抑うつ，興奮，徘徊，無為***，**焦燥，睡眠障害，妄想，物盗られ妄想，幻視，幻聴，暴言，暴力**などがみられ

📖*用語解説

無為
何もやる気がなくなり，周囲への関心や感情的な反応が乏しくなる．

251

る．これらの症状は，患者の環境や人間関係などにより増減することがある．これらの症状は，今までできていたことが少しずつできなくなり，不安が増強したり，自信を喪失することで出現するといわれている．この行動・心理症状（BPSD）は，環境や人間関係，ケアの方法などを変更すれば改善することがある．

物盗られ妄想

物盗られ妄想は，記憶障害による強い不安や寂しさが原因で起こるといわれている．「犯人」は身近な家族や主介護者とされることが多い．物盗られ妄想が出現した患者への対応は，まずは，本人の訴えを聴き，否定しない．「盗られた」と思っているものを一緒に探して，本人が見つけられるようにする．ただし，患者本人と「犯人」と思われている人だけで対応するのは難しいため，複数人で関わることが望ましい．原因である本人の不安や寂しさが軽減できるように関わることが大切である．

同じ話をする

行動・心理症状（BPSD）として，患者は繰り返し同じ話をすることがある．患者本人は，「いつもと違う，こんなはずではない」と思い，「思い出せない，何かおかしい」と思っても改善できないことに不安を感じ，混乱していることも多い．このような場合は，否定せずに患者の話を傾聴する．

徘徊

徘徊にはさまざまな原因があるといわれている．「家に帰りたい」「仕事に行きたい」などの願望からくるもの，記憶低下で場所の見当識障害が起こっているもの，幻覚や妄想のために歩き回るもの，時に目的がなく漫然と歩いているものなどがある．

対応としては，まず徘徊の理由をアセスメントする．目的の場所がある場合は，その場に誘導する．トイレや自分の部屋など，目的の場所に目印をつけ，安全を確保した上で一緒に歩き，見守ることが必要となる．普段過ごす場所が安心できる居場所になるように環境を整える．また，戸外に頻回に出て徘徊する場合は，GPS を活用するとよい．

攻撃性・暴力

攻撃性の症状が出る場合は，自分の意思や意図がうまく伝わらない，状況判断ができないなどが原因となることが多い．本来は断りたいことでも拒否できずにささいなことで暴力を振るったり，攻撃的な言葉を発したり，興奮したりすることがある．驚いたときに，防御反応として攻撃する場合もある．

この場合は，ゆっくりと穏やかな態度で関わり，患者を驚かせないことが大切である．嫌がることを無理強いしてはならない．本人が行おうとしていることを中断しないようにタイミングを計ることが重要である．また，暴力や興奮の原因になっていることから注意をそらすようにする．日頃から患者が興味のあることを見つけておいて，気をそらすようにするとよい．

■ 帰宅願望

帰宅願望とは，「家に帰る」と頻回に希望したり，帰宅しようと外に出て行ったりすることである．この帰宅願望の原因は，強い不安やストレス，居心地の悪さ，何もすることがないという無為感，恐怖感などといわれている．「帰りたい」と思う原因や理由を知り，原因に合わせた対応を行う．

3 認知症のアセスメントツール

認知症状のアセスメントツール[1]で主なものを以下に示す．

■ 知的機能検査

▶ 改訂長谷川式簡易知能評価スケール（HDS-R）

長谷川式簡易知能評価スケールは，1974年に開発され，1991年に改訂されて**改訂長谷川式簡易知能評価スケール（HDS-R）**となった．この検査は，見当識，記銘，計算など，9項目からなる．21カットオフポイントで，20点以下の場合は認知症の疑いがあるといわれているが，重症度の分類は行われず，認知症のスクリーニングの目的で行われている．短時間で実施可能で，被験者に負担が少なく，教育歴の影響を受けにくい特徴がある．

▶ MMSE（Mini-Mental State Examination）

MMSEは，1975年に精神疾患をもつ認知症患者の認知障害の測定を目的に開発された．所要時間は10分程度で，認知症スクリーニングおよび認知症の診断に使用されている．見当識，記銘力，注意力，計算再生力など，11項目からなる．

■ 観察式評価スケール（行動観察尺度）

▶ 臨床的認知尺度（Clinical Dementia Rating：CDR）

臨床的認知尺度（CDR）は，認知症の重症度を評価するスケールである．記憶，見当識，判断力と問題解決，社会適応，家庭状況および趣味・関心，介護状況の6項目からなる．各項目で健康（CDR 0），認知症の疑い（CDR 0.5），軽度認知症（CDR 1），中等度認知症（CDR 2），重度認知症（CDR 3）の5段階で評価する．

▶ FAST（Functional Assessment Staging of Alzheimer's Disease）

FASTは，アルツハイマー型認知症の重症度を評価するスケールである．「認知機能の障害なし」から「高度の認知機能低下」まで，7段階で評価する．

4 薬物療法

認知症の患者が薬物療法を受ける場合は，医師・薬剤師，介護者と連携をとり，一包化，あるいは食前，食後などの服薬方法の混在を避けるようにしてどちらか一方のみとする．抗認知症薬には，錠剤，細粒剤，口腔内崩壊錠，内服ゼリー薬，内用液剤，貼付剤（経皮吸収型製剤）などの剤型があるので，患者に応じた剤型を選ぶ．また，自力で内服可能な場合は，服薬カレンダーやお薬ケースを活用し，飲み忘れないような工夫を行う．

認知機能が低下している場合は，一連の動作の中で，何かできていないのか，何ができているのかを明らかにする必要がある．次のような言動は，患者の自尊心を傷つけ，症状の悪化につながることがあるため避ける．相手を試すような質問，叱る・非難する，間違いを指摘したり訂正したりする，指示，命令，説得，理由を問う，恩着せがましい言動，過剰にアドバイスするなどである．

本来，認知症のケアついては病型や症状に合わせて行うべきであるが，現在のところは認知症に対して症状を把握した上で，全人的ケアを展開するために包括ケアメソッドを取り入れてケアを行っている場合が多い．認知症ケアの包括ケアメソッドには，**ユマニチュード**®，**バリデーション**，**パーソン・センタード・ケア**などがある．

▶ ユマニチュード®

ユマニチュード®は，イブ・ジネスト，ロゼット・マレスコッティが提唱したメソッドで，知覚，感情，言語による包括的コミュニケーションに基づいたケア技法である．この技法は，「人とは何か」「ケアする人とは何か」を問い，「**見つめること**」「**話しかけること**」「**触れること**」「**立つこと**」の四つを柱とし，認知症患者との接し方について 150 以上の具体的な技術で構成されている[2]．

▶ バリデーション

バリデーションは，尊厳と共感をもって関わることを基本とし，尊厳を回復し，引きこもりに陥らないように援助するコミュニケーション方法である．真心をこめたアイコンタクトを行う，本人の使った言葉を繰り返す，体に触れる，思い出話をする，などのことを行う．5 〜 10 分の間繰り返し実施することで，認知症の患者の問題行動が軽減する効果があるといわれている．

▶ パーソン・センタード・ケア

パーソン・センタード・ケアとは，1980 年代にイギリスのトム・キットウッドが提唱したケア方法で，「個人の患者を尊重し，その人の視点に立って寄り添って理解しながらケアを行う」ということを大切にしている．認知症の人を理解する手がかりとして，「**脳の障害**」「**性格**」「**生活歴**」「**健康状態**」「**社会心理**」の五つの要素を挙げている．

①脳の障害：脳神経のどの部分の障害でどのような症状が出ているか，など．

②性格：気質，能力，性格傾向，対処スタイル，心理的防衛機制，こだわりなど．

③生活歴：成育歴，ライフスタイル，趣味，職歴，最近経験した人生の転機となる出来事など．

④健康状態：既往歴，内服薬の有無，体調，視力・聴力などの感覚機能など．

⑤社会心理：その人を取り囲む環境や周囲の人の認識，本人の人間関係の傾向など．

これらの五つの要素を考慮し，その人にとって最善のケアを目指すという考え

方である.

6 認知症の予防

　アルツハイマー型認知症やレビー小体型認知症などの神経変性疾患においては，現在のところ原因が確定されておらず，発症予防である一次予防の方法はまだ解明されていないのが現状である．しかし，症状の発症や進行を遅らせる二次予防については，有酸素運動などの効果が報告されている．

　血管性認知症では，脳血管障害の予防に準ずるために，一次予防では高血圧や脂質異常のコントロール，糖尿病の血糖値のコントロールなどが大変重要になってくる．

　看護師は医療チームで協力しながら，認知症の予防に努める必要がある．

2 レビー小体型認知症

dementia with Lewy bodies：DLB

① レビー小体型認知症とは

1 病態・症候

　レビー小体型認知症（DLB）はパーキンソン病と同じスペクトラムにあり，認知症を主な症状とする疾患である．パーキンソン病でみられるレビー小体が大脳皮質，脳幹にみられる．また，大脳に老人斑や神経原線維変化といったアルツハイマー病型病変を伴うことが多いが，これらが生理的範囲内にとどまる場合もある．通常，老年期に発症する．

　認知機能障害に加えて，三つの中核的特徴がある．一つ目は，注意や覚醒レベルの顕著な変動を伴う動揺性の認知機能である．覚醒レベルの変動は，日内変動から数カ月に及ぶ変動まであり，日中の**傾眠傾向**，**幻覚**，**せん妄**などが現れることがある．二つ目は，具体的で詳細な内容が繰り返し出現する**幻視**である．幻視は，典型的には人，虫，小動物が多い．三つ目は，誘引なく発症する**パーキンソニズム**である．

2 検査・診断

　CT，MRIによってみられる大脳の萎縮は，比較的軽度である．脳血流SPECTでは，後頭葉の血流低下がみられる．以下の検査は，レビー小体型認知症の診断基準において指標的バイオマーカーとされる．まず，パーキンソン病と同様に，ドパミントランスポーターイメージングによって基底核で取り込みの低下がみられ（図12-2a），MIBG心筋シンチグラフィーによって取り込みの低下（心臓／縦隔比の低下）がみられる（図12-2b）．これらはアルツハイマー型認知症では正常であり，鑑別に有用である．また，睡眠ポリグラフ検査における筋活動低下を伴わないレム睡眠は，レム睡眠行動障害であることを示している．

255

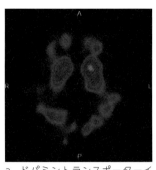

a. ドパミントランスポーターイ
メージング

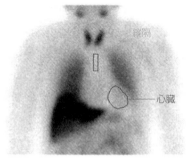

b. MIBG心筋シンチグラフィー

図12-2 ■レビー小体型認知症

3 治療

コリンエステラーゼ阻害薬（ChEI）のドネペジルを用いる．その際の注意は
アルツハイマー型認知症の治療を参照．幻視などの精神症状にも効果がみられ
ることがある．同様に，保険適用外だが，漢方薬の抑肝散が精神症状に効果が
ある場合がある．それらでも幻視などの精神症状のコントロールが困難な場合
は，保険適用外のクエチアピンなどの**非定型抗精神病薬**を用いる．ただし抗精
神病薬に対する過敏性がしばしばみられるため，投薬の際は十分な注意を要す
る．少量から使用し，パーキンソニズムの悪化や過鎮静に注意する．パーキン
ソニズムに対してはレボドパを用い，ゾニサミドを併用することもできる．

➡アルツハイマー型認知症
の治療については p.249
参照.

② レビー小体型認知症患者の看護

1 レビー小体型認知症の主な症状

レビー小体型認知症は，認知症全体の20％を占める．症状は，初期から現実
的で詳細な内容の幻視が繰り返しみられ，記憶障害は軽度であるが，症状が急
激に変動する．認知機能の変動は，調子が良いときと悪いときの差がみられ，
日内変動や，週や月単位での変動がみられる場合がある．症状の変動は個人差
が大きく，一定しない．

記憶障害よりも見当識障害の症状のほうが強いという特徴がある．注意力，
前頭葉皮質機能，視空間失認が強く出ることもある．また，意識障害や失神が
起こることもある．その他の症状として，静止時振戦，筋固縮，姿勢反射障害，
小刻み歩行などのパーキンソン様の症状，レム睡眠行動障害などがみられる．

2 幻視に対する看護

レビー小体型認知症で起こる**幻視**の特徴は，鮮明で色彩があり，具体的なも
のが繰り返し出現することである．例えば，「壁に虫がはっている」「子どもが
ベッドの上に立っている」などの幻視がある．幻視については，否定も肯定も
しないのが原則である．否定すると症状がひどくなることがあるため，患者が
見えていることはその通りに受け止めるようにする．環境により幻視が出現す

る場合があるため，照明の明るさを一定にしたり，壁紙の模様をシンプルなものにしたり，環境の調整が大切である.

3 パーキンソン様の症状に対する看護

レビー小体型認知症では，静止時振戦，筋固縮，姿勢反射障害，小刻み歩行などの**パーキンソン様の症状**が出現・悪化していくため，転倒予防や誤嚥予防などの日常生活の支援が必要となる.

3 前頭側頭型認知症

frontotemporal dementia：FTD

1 前頭側頭型認知症とは

1 疫学

前頭側頭葉変性症（frontotemporal lobar degeneration：**FTLD**）は，前頭葉や側頭葉優位の萎縮が進行する疾患であり，著明な精神症状，行動障害，言語障害などが初期から目立つ点が特徴的である[3]．前頭側頭葉変性症という用語は病理学的もしくは遺伝的に確定診断がついた症例に対して使われ，臨床診断名としては一般に**前頭側頭型認知症**（**FTD**）が使われるようになりつつある.前頭側頭型認知症は主に若年期（40 ～ 64 歳）に発症し，日本における認知症の頻度調査ではアルツハイマー型認知症，血管性認知症に次いで 3 ～ 4 番目とされている[4]．

2 症候・診断

前頭側頭型認知症は臨床的に，前頭前野の萎縮を主体とする**行動障害型前頭側頭型認知症**（behavioral variant frontotemporal dementia：**bvFTD**），**意味性認知症**（semantic dementia：**SD**），失語症状が目立ってみられる**進行性非流 暢 性失語**（progressive non-fluent aphasia：**PNFA**）の三つの病型に分類される（図12-3）.

前頭側頭型認知症で認められる行動障害は**行動的脱抑制，無関心・無気力，思いやりまたは共感の欠如，保続的・常同的または強迫的・儀礼的な行動，口唇傾向や食行動の変化**などである[5]．言語症状について，bvFTD では**換語困難**（語想起障害）が初期からみられる.SD では**語義失語**を呈し，獲得した単語の知識が崩壊していくため，例えば鉛筆を使うことはできても鉛筆という言葉が出てこず，「鉛筆って何ですか？」といった質問をすることが特徴的である.PNFA では，**発語失行**と**失文法**が主要症状となる.そのほか，経過中に**パーキンソニズム**や**運動ニューロン症状**

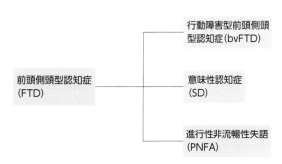

図 12-3 ■前頭側頭型認知症の臨床的分類

などの運動症状を認める場合もある．診断には臨床症状，神経心理学的検査，画像検査[6]を組み合わせた診断基準が広く用いられている．

　病理学的には前頭葉や側頭葉に限局した神経細胞の脱落がみられ，神経細胞やグリア細胞にタウタンパク，TDP-43，FUSなどの特定のタンパクの凝集が認められる．前頭側頭型認知症の原型となったピック病は，微小管結合領域の繰り返し数が3回のタウタンパク（3リピートタウタンパク）が蓄積するものと定義され，現在では前頭側頭葉変性症の一病理学的分類名の位置付けである．前頭側頭型認知症は欧米では30〜50%と高い家族歴が認められるが，日本ではほとんどが孤発性である[4]．

3 治療

　現時点では前頭側頭型認知症の認知機能障害に対する根治的な治療法はない．行動障害を改善する目的で**選択的セロトニン再取り込み阻害薬**（Selective Serotonin Reuptake Inhibitors：**SSRI**）の使用，非薬物療法として前頭側頭型認知症の症候学を踏まえたケア，行動療法，介護者教育などが推奨されている[3]．

2 前頭側頭型認知症患者の看護

　前頭側頭型認知症は，前頭葉および側頭葉に比較的限局した萎縮がみられることが特徴である．

　初期の症状として，病識が乏しく，生活異常や言語障害で始まることがある．主な症状は，**行動異常**，**感情障害**，**言語障害**などが初期の段階からみられる．**行動障害**もみられ，経過は緩やかである．前頭葉の障害のために，発症初期から**脱抑制**[*]，**非社会的行動**（社会的なルールを無視した行動），毎日同じ道を通って散歩に行き同じ行動をとるなどの**常同行動**，拒食・過食などの**食行動異常**などの症状がひどくなる．また，清潔さ，整容，社会性に対する関心がなくなる．ほかの認知症でみられる記憶障害，視覚構成障害，幻覚・妄想，抑うつ，気分などの症状は少ない．記憶障害が出現する場合は，初期は意味記憶の障害が出現し，道具の使い方や運動などの手続き記憶には困らないケースが多い．性格変化や言語障害で始まることもある．

　看護はアルツハイマー型認知症に準するが，行動異常や感情障害などの症状がみられるため，アルツハイマー型認知症の介護よりも全過程を通じて負担が大きいといわれている．そのため，看護師を含めて医療チームで，家族に対して「なぜこのような症状が起こっていると考えられるのか」「どのような接し方をすればよいのか」などの個別の対応の指導や支援が必要となる．

用語解説

脱抑制
不適切な場面での笑い，大声で叫ぶ，罵るなど，場にそぐわない行動をとる．感情や衝動を抑えられなくなった状態．

4 血管性認知症

vascular dementia

1 血管性認知症とは

1 病態

脳血管障害によって起こる認知症を**血管性認知症**という．脳血管障害により，軽度認知機能障害から認知症まで，重症度の異なる認知機能障害が生じ，それらは**血管性認知障害**（vascular cognitive impairment：**VCI**）と総称される（図12-4）．その背景は，大血管病変に伴う認知症（多発梗塞性認知症），小血管病変に伴う認知症（ビンスワンガー型や多発小梗塞性認知症），遺伝性血管性認知症（CADASIL），脳血管障害を伴うアルツハイマー病まで多岐にわたり，アルツハイマー病でも，血管リスクの管理を行うことが認知機能障害の進展予防につながるとされている．

2 臨床病型

血管性認知症には，以下のような臨床病型がみられる．

▍多発梗塞性認知症

主幹動脈の本幹や分枝の閉塞・狭窄によって多発性皮質梗塞を生じる広範虚血型で（図12-4a），認知症を呈する（図12-5a）．

▍局在病変型梗塞性認知症

Papez回路やYakovlev回路などの記憶に関わる限局した領域に血管障害を生じて発症するもの（図12-5b）．代表的な部位は海馬，角回，帯状回，視床，脳弓，尾状核，淡蒼球，内包膝部などである（図12-4d）．

▍皮質下血管性認知症

微小動脈病変が背景となったものである（図12-5c）．代表的なものにビンスワンガー型，多発微小血管閉塞型（ラクナ）がある．ビンスワンガー型は白質の障害で（図12-4b），多発微小血管閉塞型は穿通枝領域の小梗塞が原因である（図12-4c）．ただし，両者は混在している場合が多く，同じ病態をもっていることが多い．

▍CADASIL

cerebral autosomal dominant arteriopathy with subcortical infarcts and leukoencephalopathy. 皮質下梗塞および白質脳症を伴う常染色体顕性

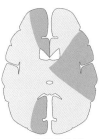
a. 広範虚血型

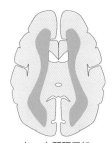
b. 白質限局性（ビンスワンガー型）

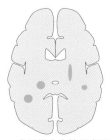
c. 多発微小血管閉塞型

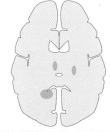
d. 認知機能に関連する重要な部位の梗塞（海馬，視床，内包膝部など）

図12-4 ▍血管性認知症の原因・病態

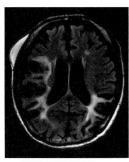
a. 多発梗塞性認知症
62歳男性. 何度か脳塞栓症を発症し, 失行などを伴う認知機能低下を認めるようになった.

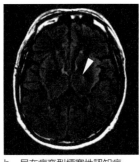
b. 局在病変型梗塞性認知症
68歳男性. 内包膝部に梗塞を認め (矢頭), 記銘力低下, 自発性の低下がみられるようになった.

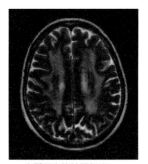
c. 皮質下血管性認知症
72歳女性. 高血圧, 糖尿病を合併しており, 緩徐進行性に歩行障害や認知機能低下がみられるようになった.

図12-5 ▓血管性認知症

（優性）脳動脈症.

Notch3遺伝子変異に伴う常染色体顕性遺伝形式をとる疾患で, 血管平滑筋の変性が認められる. 40歳ごろから発症する皮質下梗塞で, 認知機能障害を認める. 片頭痛発作を認め, その後ラクナ症候群といわれる脳梗塞を繰り返す. それに伴い, パーキンソン症候群や仮性球麻痺, 歩行障害などを呈する.

➡顕性遺伝については p.171 plus α参照.

▓ **低酸素や低灌流による認知症**

心停止や中毒, 低酸素による脳虚血に起因する.

▓ **アルツハイマー病の合併**

アルツハイマー病を合併することもある.

3 診断

血管性認知症の診断基準はさまざまであり, 一致率は高くないが, 臨床診断としては①認知症が存在すること, ②脳血管障害があること, ③両者の因果関係があること, 以上を満たすことが重要である.

4 治療

血管性認知症の予防には, 脳卒中危険因子の管理が重要である. 特に血圧管理が重要で, 老年期の認知機能に影響すると考えられている. 発症している患者については, **コリンエステラーゼ阻害薬（ChEI）**や, **NMDA受容体阻害薬**のメマンチンが推奨されているが, 日本では未承認である. また, 脳梗塞後には意欲低下などのうつ症状を伴うことが多く, それに対しては抗うつ薬の使用も推奨されている.

② 血管性認知症患者の看護

血管性認知症は, 脳血管障害が原因で起こる認知症で, 約3分の2が多発性脳梗塞による認知症（multi-infarct dementia）といわれている. 脳血管障害（脳卒中）が原因となるため, 突然発症することに対する本人や家族への精神的

な支援も必要となる.

血管性認知症の主な症状

血管性認知症の症状は，脳の血行障害を受けた部位により異なる．急性，または階段状に悪化する特徴がある．主な症状は，**記憶障害，意欲低下，自発性の低下**などさまざまである．判断力や理解力は比較的保たれていることが多く，一部は認知障害が強いのに対し，一部は正常な記憶が保てている場合があり，正常な部分と異常な部分が**まだらな状態**となる．

認知障害以外の合併症の出現

血管性認知症は脳血管障害が原因となるため，認知症以外の症状を併発していることが多い．認知症以外の症状としては，上下肢の麻痺，言語障害，知覚障害などがある．

血管性認知症の予防

血管性認知症の原因疾患は，脳梗塞・脳出血・くも膜下出血などの脳血管障害である．そのため，血管性認知症の予防のために，これらの脳血管障害を起こさないよう，生活習慣を整えることが重要である．高血圧，糖尿病，脂質異常症などを起こさないために，塩分・脂質の制限や血糖値・カロリーのコントロールなどの食事管理，ウオーキングや水泳などの適度な有酸素運動，禁煙などに取り組む．

5 その他の認知症疾患

1 その他の認知症疾患とは

認知症を生じる疾患は多岐にわたり100以上の疾患が原因となり得る．頻度が高いアルツハイマー型認知症，血管性認知症，レビー小体型認知症，前頭側頭型認知症は四大認知症疾患といわれる．ここでは，それ以外の認知症について簡単に述べる．

治療可能な認知症

認知症の診断に最も重要なのは問診であるが，血液検査や，CT，MRI，SPECTなどの頭部画像検査も行う．それらを実施する目的の一つは，**治療可能な認知症**（treatable dementia）を鑑別することである．血液検査によって**ビタミン B_{12} 欠乏症**や**甲状腺機能低下症**などを鑑別し，頭部画像検査によって**正常圧水頭症，慢性硬膜下血腫，脳腫瘍**などを鑑別する．ビタミン B_{12} 欠乏症や甲状腺機能低下症は，ビタミン B_{12} や甲状腺ホルモン薬の内服により，また正常圧水頭症，慢性硬膜下血腫，脳腫瘍は手術により認知症症状が改善することから治療可能な認知症に位置付けられる．治療可能な認知症は，四大認知症疾患に合併していることも少なくない．

若年性認知症とは，65歳未満で発症する認知症のことをいい，疾患名ではない．その原因も多岐にわたるが，血管性認知症が最も多く，アルツハイマー型認知症がそれに次ぐとされている．

▌ 遺伝性疾患による認知症

アルツハイマー型認知症や前頭側頭型認知症の多くは遺伝しないが，一部は遺伝により発症する．一方，遺伝によってのみ発症する認知症疾患もある．ハンチントン病やDRPLA*は家族性に発症し，遺伝子診断によって確定診断できる．これらは，**舞踏運動**や**小脳性運動失調**などの身体症状が目立つが認知症を来す．若年性認知症の原因として注目されているHDLS*や，脳血管障害の危険因子がないにもかかわらず脳卒中を繰り返し認知症も生じるCADASILも遺伝によって発症する．ハンチントン病，DRPLA，HDLS，CADASILは指定難病である．

▌ 高齢で発症する認知症

アルツハイマー型認知症は70歳前後に発症することが多い疾患であり，認知症の原因疾患として最も多い．近年，アルツハイマー型認知症よりも高齢で発症し緩徐に進行する，嗜銀顆粒性認知症と神経原線維変化型老年期認知症が注目されている．

▌ 感染症による認知症

各種の髄膜炎，脳炎の後遺症として，認知症を呈することがある．近年，再び増加している**梅毒**は，進行期に認知症を来すことがある（進行麻痺）．また，**進行性多巣性白質脳症**（PML）は，HIV感染や免疫抑制薬投与により免疫力が低下している状態で発症しやすく，認知症を来す．非常にまれな認知症疾患として**クロイツフェルト・ヤコブ病**（CJD）がある．人口100万人当たり年間に1.5人程度しか発症しないが，極めて急速な進行をたどる．家族性に発症することもある．クロイツフェルト・ヤコブ病は感染症法により届け出なければならないが，通常の診察行為によって感染することはない．進行性多巣性白質脳症，クロイツフェルト・ヤコブ病は指定難病である．

▌ 高齢者てんかん

てんかんの発症のピークは小児と高齢者と二つある．高齢者では**部分発作**を生じることが多く，けいれん発作ではなく認知機能低下が目立つこともあり，認知症と間違われることがある．このような場合は，てんかんの治療によって認知機能も改善する．一方，アルツハイマー型認知症など，ほかの認知症疾患にてんかんが合併することがある．この場合も，てんかんの治療をしなければ認知機能がさらに悪化する．

▌ 薬物の影響

向精神病薬，抗うつ薬，抗パーキンソン病薬などの薬物を投与することによって認知症のような症状を呈し，その薬物の使用を中止することによって症状が

📖*用語解説

DRPLA
dentatorubral-pallidoluysian atrophy. 歯状核赤核淡蒼球ルイ体萎縮症．指定難病である脊髄小脳変性症の一型としてDRPLAがある．

HDLS
hereditary diffuse leukoencephalopathy with spheroid. 神経軸索スフェロイド形成を伴う遺伝性びまん性白質脳症．

➡ CADASILについてはp.259参照．

➡部分発作についてはp.300参照．

改善する場合がある．そのような薬物は多数ある．また，多くの薬物がせん妄の原因となり，急激に認知症が生じたようにみえる場合がある．高齢者においては薬物の影響が大きく，副作用が出やすいことを十分に認識する必要がある．

2 その他の認知症患者の看護

1 軽度認知障害患者の看護

軽度認知障害（MCI）とは，物忘れが主な症状だが，日常生活への影響はほとんどなく，認知症とは診断できない状態をいう．軽度認知障害は，日常生活動作（ADL）や，全般的な認知機能は正常範囲内であるが，本人あるいは家族が記憶障害に気付いていて，認知症と診断される前の状態である．放置すると数年後に認知症になる可能性がある．軽度認知障害の看護では，この段階で，認知症の進行を抑えるような予防行動の推進が非常に大切である．予防行動として，生活習慣の改善，低栄養予防，運動習慣の改善，高血圧や糖尿病のコントロール，禁煙，良質な睡眠をとること，社会との関わりをもつこと，趣味などの知的な刺激を得ることなどが挙げられる．

2 加齢による認知症の看護

加齢による認知症状と病的な認知症の違いを，表12-2 に示す．

3 若年性認知症の看護

若年性認知症は，65歳未満で発症した認知症の総称である．血管性認知症が一番多い．若年性認知症は初期症状がわかりにくいため，発症してから診断されるまで時間がかかる場合が多い．そのため，最も支援が必要な時期に確定診断がされない状況がある．若年性認知症の場合は，推定発症年齢は 50 歳前後であるため，就労の困難や経済的な損失が問題となる．症状として，判断力，実行力，協調性，高度な状況認識力の低下が生じるため，職場の上司や同僚が異常に気付く場合も多い．また，ストレスや過労，更年期障害，うつ病との鑑別も必要になる．

plus α

特発性正常圧水頭症
特発性正常圧水頭症は，原因不明で，頭蓋内圧は正常であるが脳室などに脳脊髄液がたまるものである．水頭症によっても認知機能の障害が生じる．特発性正常圧水頭症の三大症状は認知機能低下，失禁，歩行障害で，手術はシャント術が行われる．

慢性硬膜下血腫
慢性硬膜下血腫は頭部外傷を受けた約 1～2 カ月後に，頭蓋内の硬膜の下に血がたまる疾患である．血腫が脳を圧迫することで認知機能の低下が起こるが，血腫除去術により改善する．

表 12-2 ■認知症と加齢（老化）による物忘れの違い

	認知症	加齢（老化）による物忘れ
原因	脳の神経細胞の死滅や機能低下	脳の生理的な老化
忘れる内容	自分が体験したことすべてを忘れる 例：食べたこと自体忘れる	自分が体験したことの一部を忘れる 例：何を食べたか思い出せない
忘れている自覚の有無	自覚なし（初期はあいまい）	自覚あり
感情や意欲	障害あり	保たれている
進行・悪化	だんだん進行・悪化する	あまり進行しない
判断力	低下する	低下しない
日常生活への影響	支障を来す	支障なし

病名の告知の際には，本人や家族の動揺や不安が大きいことが予測されるため，発症早期からの症状に対する看護とともに，就労支援や家族への適切な情報提供などの支援が必要となる．なお，若年性認知症と診断を受けた場合，障害者総合支援法に基づき，自立支援医療制度による医療費公費負担や傷病手当などの支援の対象となっている．

！ 臨床場面で考えてみよう

Q1 アルツハイマー型認知症の患者が，食事の直後に「ご飯を食べさせてもらっていない」と騒いでいる．どのように対応するとよいか．

Q2 レビー小体型認知症の患者が，睡眠中（夢を見ているとき）に突然歩き出したり大声をあげたりすることが多くなってきた．どのような看護が必要か．

Q3 前頭側頭型認知症の患者が，入浴や清拭，更衣などを嫌がって行わない．どのように対応したらよいか．

Q4 血管性認知症の患者で，まだらな記憶障害（一部は認知障害が強く，一部は記憶が正常）がある場合，悪化の予防にはどのような支援が必要か．

考え方の例

1 「ご飯を食べさせてもらっていない」と騒ぐのは，認知症の進行による記憶力や判断力の低下などによって起こる場合が多い．本人に対しては，できるだけ否定しないように，「今，準備をしています」「お茶でも飲んで待っていてください」と気をそらすようにする．「今，食べたでしょ」などと叱るような発言は避ける．

2 レム睡眠行動障害への対応を行う．レム睡眠行動障害は，夢に合わせて実際に行動してしまう行動障害である．しっかり覚醒すると行動障害は消失し，しばらくすると再び入眠することが多い．対応方法としては，日中の活動量を増やし，昼間はしっかり覚醒するように支援する．また，日中に環境を整え，転落や転倒，損傷の危険がないように安全確保を行う．

3 まず，なぜ清拭や更衣を嫌がっているのかを本人に確認する．嫌な理由がある場合は，改善する．入浴を拒否する場合には，「恥ずかしい」「面倒くさい」「入浴や更衣の必要性がわからない」などの原因が考えられるため，原因に応じた対応を行う．

4 血管性認知症患者の悪化，再発予防を行う．血管性認知症で，まだらな記憶障害がある場合は脳梗塞でラクナ梗塞が起こっていることが多い．そのため，脳梗塞の悪化を防ぐために，血圧のコントロール，禁煙，水分補給，適度な運動などの日常生活の支援が必要となる．また記憶障害以外にも，言語障害や知覚障害が悪化した場合は，早急に治療が必要となる．

引用・参考文献

1）中島紀惠子編. 認知症の人びとの看護. 第3版, 医歯薬出版, 2017.
2）伊東美緒ほか. ユマニチュードのケアメソッド. 看護管理. 2013, 23（11）, p.914-921.
3）日本神経学会編. 認知症疾患診療ガイドライン2017. 医学書院, 2017.
4）日本神経病理学会. 前頭側頭型認知症. http://www.jsnp.jp/cerebral_17.htm,（参照 2024-01-23）.
5）池田学. 前頭側頭型認知症の症候学. 老年期認知症研究会誌. 2017, 21（8）, p.73-79.
6）Meeter, L.H. et al. Imaging and fluid biomarkers in frontotemporal dementia. Nat Rev Neurol. 2017, 13（7）, p.406-419.
7）水野美邦ほか. 神経内科ハンドブック：鑑別診断と治療. 第5版, 医学書院, 2016.
8）宇高不可思編. 認知症診療ハンドブック. 医薬ジャーナル社, 2012.
9）日本神経学会編. "認知症疾患". 認知症疾患診療ガイドライン2017. 医学書院, 2017.
10）日本看護協会編. 認知症ケアガイドブック. 照林社, 2016.
11）NPO法人地域ケア政策ネットワーク, 全国キャラバン・メイト連絡協議会. 認知症サポーター上級者育成「ステップアップ講座」指導者養成研修テキスト「認知症の理解を深める」. 2016.
12）坂井信幸ほか編. 脳神経ナース必携 新版 脳卒中看護実践マニュアル. 田村綾子責任編集. メディカ出版, 2015.
13）医療情報科学研究所編集. 脳・神経. メディックメディア, 2015,（病気がみえる vol.7）.

13 | 末梢神経疾患

末梢神経障害とは

末梢神経である運動神経，感覚神経，自律神経が単独または複合的に侵される病態．

有髄神経では神経細胞体を侵すもの，髄鞘を侵すもの，軸索を侵すものに分類される．

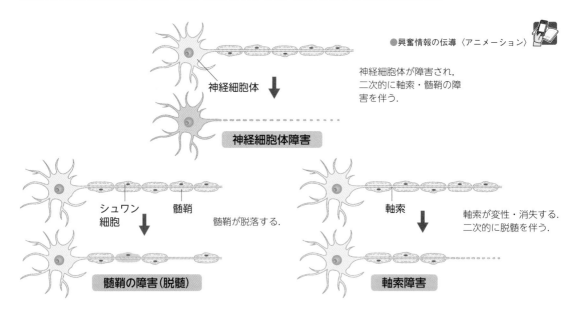

●興奮情報の伝導〈アニメーション〉

神経細胞体
神経細胞体が障害され，
二次的に軸索・髄鞘の障害を伴う．

神経細胞体障害

シュワン細胞　髄鞘
髄鞘が脱落する．
髄鞘の障害（脱髄）

軸索
軸索が変性・消失する．
二次的に脱髄を伴う．
軸索障害

主な疾患

単ニューロパチー

●手根管症候群　●肘部管症候群　●ラムゼイハント症候群　など

多発性単ニューロパチー

●多巣性運動ニューロパチー　●遺伝性圧脆弱性ニューロパチー　●血管炎性ニューロパチー
●ハンセン病　●HIV関連ニューロパチー　●ライム病　など

多発ニューロパチー

●糖尿病性多発ニューロパチー　●ギラン・バレー症候群　●シャルコー・マリー・トゥース病
●中毒性ニューロパチー　●アルコール性ニューロパチー　●ビタミン欠乏性ニューロパチー
●慢性炎症性脱髄性多発ニューロパチー　●重症疾患多発ニューロパチー　など

代表的な機能の障害・症状

●感覚障害：温痛覚の低下，深部感覚の低下など
●自律神経障害：起立性低血圧，失神，発汗障害，腸蠕動運動障害，膀胱直腸障害など
●運動神経障害：筋力低下，線維束攣縮，ミオキミア，テタニー，クランプなど
●深部反射の低下・消失

1 末梢神経障害（ニューロパチー）

peripheral neuropathy

1 末梢神経障害（ニューロパチー）とは

末梢神経の機能異常により，脱力，しびれ，痛みなどを生じることを**末梢神経障害（ニューロパチー）**という．その原因は非常に多く，症状を来す部位により分類する（図13-1）．

1 糖尿病神経障害

糖尿病神経障害とは，網膜症，腎症と並ぶ糖尿病の三大合併症の一つであり，糖尿病に罹患してから5年程度で症状を自覚すると考えられている．発症初期には陽性症状と呼ばれる痛み，じんじんする感じを中心とした症状であるが，進行期には陰性症状と呼ばれる感覚鈍麻，歩行困難，筋萎縮を来す．症状の分布は靴下・手袋型と呼ばれる左右対称パターンをとり，両足裏から始まり徐々に上行し，両膝周辺まで症状を自覚する時期には両手にも症状を認めることが多い．

糖尿病神経障害が進行すると生命予後は不良である．バランスが悪くなることにより転倒リスクが高まり，骨折したり，寝たきりに移行したりする可能性が出てくる．また，足病変は神経障害と血管障害の両者により発症する．神経障害が進行すると痛覚低下を来し，軽微な外傷を負っても気付かず放置してし

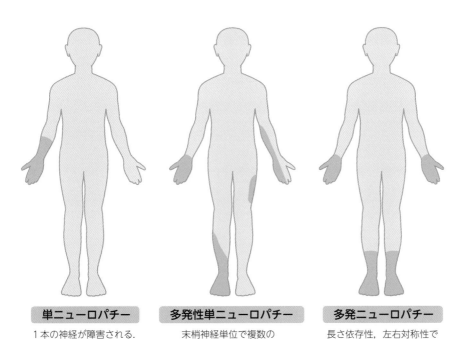

単ニューロパチー	多発性単ニューロパチー	多発ニューロパチー
1本の神経が障害される．	末梢神経単位で複数の神経が障害される．	長さ依存性，左右対称性で複数の神経が障害される．

図 13-1 ■末梢神経障害

まう．それを繰り返すことで，感染症のリスクが高まるため，フットケアが重要になる．進行期になると自律神経障害を併発し，著明な QOL の低下につながる．例として，起立性低血圧に伴う失神，腸管蠕動不全に伴う便秘や満腹感，排尿困難などが起こり得る．

糖尿病神経障害の根本的な治療法はなく，糖尿病のコントロールが治療の基本である．ただし，糖尿病患者であっても，糖尿病以外を原因とする神経障害との鑑別を適切に行う必要がある．食事療法を厳密に守る患者であれば，過度の食事制限によるビタミン欠乏に気を付ける．また，コントロール不良患者であれば，アルコール性ニューロパチーの併発を考える．

② 単ニューロパチー

▌手根管症候群

手根管症候群は，手首部の手根管内で正中神経が圧迫されて生じる．第 1 ～ 4 指の掌側にしびれ感を訴えるが，第 1 ～ 4 指のうち指 1 本のみの症状や第 5 指を含む症状を訴えることもある．進行に伴って母指球筋の萎縮が生じ，つまみ動作の困難を訴えるようになる．コンピューター操作など手をよく使う作業で症状が誘発される．甲状腺機能低下症や先端肥大症で発症のリスクが高まる．神経伝導検査で正中神経手首部での伝導遅延を認めれば，診断はほぼ確定される．神経エコーで手根管部の神経腫脹を認める場合もある．治療は手の使用制限や装具の装着などの保存的治療から始め，難治例や高度障害の患者に対しては除圧術を選択する．

▌肘部管症候群

肘部管症候群は，尺骨神経が肘部で圧迫されることにより発症する．第 4，5 指のしびれ感，第 5 指の外転困難，鷲手（わして）などを認める．長時間の肘をついた姿勢や，肘部骨折の既往などがリスクとなる．神経伝導検査で尺骨神経肘部の伝導遅延を認めれば，診断が確定される．軽症の場合ではサポーター装着などによる圧迫回避を試みるが，筋萎縮が強く重症である場合は骨棘切除や前方移動術などの外科的治療を選択する．

▌ラムゼイハント症候群

ラムゼイハント症候群は，**水痘・帯状疱疹ウイルス**（varicella-zoster virus：**VZV**）によって生じる顔面神経麻痺を主徴とする疾患である．顔面の半側に表情筋の運動障害が生じ，閉眼困難や口角低下に加え，周囲の脳神経に波及すれば耳介の発赤・水疱形成，めまい，難聴を伴うことがある．治療はステロイドと抗ウイルス薬の投与が中心であり，予後不良の場合はリハビリテーションや手術を行う．

③ 多発性単ニューロパチー

▌多巣性運動ニューロパチー（MMN）

多巣性運動ニューロパチー（multifocal motor neuropathy：**MMN**）は，左右非対称の，上肢の体幹から遠いほうからの筋力低下と筋萎縮を中心とする後天

性の慢性脱髄性末梢神経疾患である．慢性炎症性脱髄性多発ニューロパチー（CIDP）の一亜型と考えられていたが，CIDP で有効なステロイド療法が MMN では無効，あるいはむしろ増悪する場合もあることから，両者を異なる疾患と考える見方が主流である．平均発症年齢は 40 代で男性に多い．MMN 患者の約半数にガングリオシド GM1 に対する IgM 自己抗体を認める．神経伝導検査では伝導ブロックを認め，広範な軸索障害を併発することが多い．治療の中心は免疫グロブリン大量静注療法（IVIg 療法）であるが，筋萎縮や脱力は徐々に増悪することが多い．生命予後は比較的良好であり，下肢筋力は保たれることが多い．

▌遺伝性圧脆弱性ニューロパチー

遺伝性圧脆弱性ニューロパチーは，**遺伝性ニューロパチー**の一型であり，シャルコー・マリー・トゥース病 1A 型と同一の PMP22 遺伝子を責任遺伝子とし，遺伝子欠損により本疾患が発症する．髄鞘形成不全があるため，絞扼性ニューロパチーのリスクが高まり，手根管症候群や肘部管症候群などを併発する．根本的な治療はなく，絞扼部位の機械的な圧迫を避ける生活指導を行ったり，除圧術を考慮する．

▌血管炎性ニューロパチー

血管炎性ニューロパチーでは，全身血管炎により，微熱，体重減少，全身倦怠感，血尿，タンパク尿などが生じる．末梢神経の栄養血管が閉塞すると虚血性ニューロパチーを発症するが，不規則に症状が現れるため，多発ニューロパチーとは異なり左右差が著明である．早期に診断を行い，速やかにステロイド薬などの免疫治療を行うことが重要である．いったん発症した虚血性ニューロパチーの予後は不良であるが，リハビリテーションなどを根気強く行う．

▌ハンセン病

ハンセン病は抗酸菌の一種であるらい菌による慢性細菌感染症で，主に皮膚と末梢神経に症状がみられる．感染時期は免疫系が十分に機能していない乳幼児期で，発症まで数年から数十年を要する．日本での新規発症は 1 年に数名であるが，熱帯諸国を中心として発症は多く，特にブラジル，インド，インドネシアでは毎年多くの新規発症があるため，外国人患者の場合は出身国の問診が重要である．末梢神経障害はまだらな分布の知覚低下を来すことが多く，神経腫脹が特徴的な所見である．臨床所見に加え，**らい菌**検出や病理所見があれば診断できる．治療は，抗ハンセン病薬を用いた多剤併用療法を原則にする．

▌HIV 関連ニューロパチー

HIV 関連ニューロパチーは，HIV 感染のステージによりさまざまな末梢神経障害が生じる．左右対称性に手足のしびれや脱力を来したり，肋間神経や顔面神経などの単ニューロパチーを認めることもある．また，HIV 治療薬の副作用で末梢神経障害を認めることもある．エイズ治療拠点病院など，HIV 診療の経験が豊富な医療機関での治療が必要となることが多い．

ライム病

ライム病は，野ネズミや小鳥などを保菌動物とし，野生のマダニによって媒介される人獣共通の細菌であるスピロヘータによる感染症である．感染初期には遊走性紅斑*やインフルエンザ様症状を示すことが多く，病原体が全身性に拡散すると心疾患，眼症状，関節炎，筋肉痛などに加え神経障害を来す．神経症状としては，髄膜炎，顔面神経などの脳神経炎，神経根炎などが多い．治療には，ドキシサイクリン，もしくはテトラサイクリンが有効とされている．

4 多発ニューロパチー

ギラン・バレー症候群

ギラン・バレー症候群は，急性発症し，入院を必要とする末梢神経疾患の代表格である．小児から高齢者まで広い年齢層に発症し，既往歴のない健康な人でも罹患することがある．下痢や上気道炎などの先行感染があり，1〜2週間後に徐々に進行する上下肢のしびれ，ふらつき，脱力，歩行困難が生じるのが典型的である．カンピロバクター胃腸炎や，サイトメガロウイルス感染が多いが，まれにワクチン接種によっても発症し得る．神経診察所見では腱反射の広範な低下または消失を認めることが多く，末梢神経系が広く障害されていることを示している．

症状は4週間以内にピークを迎え，以降は徐々に改善することが多いが，重症の場合は死亡することもある．重症者では四肢や顔面の脱力，感覚障害に加え，嚥下障害や呼吸障害を来し，集中治療室での人工呼吸管理を必要とすることがある．自律神経障害を併発すると，血圧の激しい変動や膀胱直腸障害を来すこともある．予後が良好な疾患と考えられていたが，重症者や高齢者を中心に後遺障害を引き起こし，呼吸筋障害や自律神経障害により死亡する例もある．

検査所見としては，髄液検査でタンパク細胞解離（タンパクの上昇は認めるが細胞数は正常）を認める．また，神経伝導検査では，伝導速度の低下や伝導ブロックなどの脱髄所見があれば脱髄性の一型である**急性炎症性脱髄性多発ニューロパチー**（acute inflammatory demyelinating polyneuropathy：**AIDP**）と診断され，また伝導速度が正常かつ，運動神経伝導検査で複合筋活動電位の振幅低下の所見をもつ軸索変性の所見を認めれば**急性運動性軸索型ニューロパチー**（acute motor sensory axonal neuropathy：**AMAN**）と診断できる．病期によっては明らかな検査異常を認めないこともあり，反復検査を必要とすることがある．自己抗体である抗ガングリオシド抗体が感染によって誘発され，神経障害を来すと考えられているため，抗体が陽性であれば診断が確定される．

治療には免疫グロブリン大量静注療法（IVIg療法）や単純血漿交換療法があり，効果は同等とされる．また，現時点ではAIDPとAMANの治療方針に差はないが，病態解明や新規薬剤の開発が進めば，それぞれ個別の治療が行われる可能性がある．ステロイド療法は無効と考えられている．

用語解説

遊走性紅斑
真皮の血管の拡張，充血により，皮膚色が紅色を呈する発疹．

シャルコー・マリー・トゥース病（CMT）

シャルコー・マリー・トゥース病（Charcot-Marie-Tooth disease：**CMT**）は，**遺伝性ニューロパチー**の代表格であるが，家系内で重症度が異なることがあるため，一見して遺伝歴がない場合もある．生まれたときには明らかな異常を認めないが，乳幼児期に歩行開始の遅れや，運動が苦手であることなどから気付かれることが多い．軽症の場合では，成年になり筋力低下に気付くこともある．神経学的には手足の筋萎縮や変形，四肢で広範な腱反射の減弱または消失，感覚低下を認めることが多いが，知能は保たれる例が多い．

神経伝導検査では，神経伝導速度の低下を示す脱髄型と，運動・感覚電位の振幅低下を示す軸索型に分けられる．確定診断は遺伝子検査によってなされるが，原因と考えられる遺伝子の数が多いため診断できない例も少なくない．根本的な治療法はないが，装具を着用する，オーダーメイドの靴を使用するなどリハビリテーションが有用である．また，足の変形に伴って胼胝（たこ）が形成されることも多く，形成外科などへの紹介が必要な場合もある．

中毒性ニューロパチー

薬剤や毒物によるニューロパチーを**中毒性ニューロパチー**という．副作用として末梢神経障害を来す薬剤は多く，シスプラチン，ビンクリスチン，パクリタキセル，ボルテゾミブなどの抗がん薬が代表的であるが，抗結核薬のイソニアジドや痛風治療薬のコルヒチンなども原因薬物として知られている．また，がんの新規治療薬である免疫チェックポイント阻害薬の副作用で，種々の免疫性末梢神経障害を認めることがある．

また，中毒性ニューロパチーの原因としてヒ素，鉛，タリウムなどの重金属，有機溶媒などがあるため，職歴や薬物の乱用歴の聴取が診断に必要な場合がある．症状は原因物質を問わず，下肢中心の左右対称のしびれや脱力を来すことが多い．がん化学療法のためのオキサリプラチン投与後，数日以内に四肢の疼痛が生じることがあり，特に寒冷で増悪するため四肢の保温に留意する．原因物質の除去が根本的な治療であるが，がん治療薬が原因の場合は原疾患の治療を優先せざるを得ないことがあり，しびれや痛みなどの症状への対症療法を行う．

アルコール性ニューロパチー

アルコール性ニューロパチーとは，アルコールの慢性大量摂取により末梢神経障害を来し，四肢遠位部の疼痛，しびれなどの症状を来す．偏食があると，ビタミン欠乏性ニューロパチーを合併することがある．アルコールの摂取で一時的に感覚症状が寛解するため，禁酒に至らない場合があり，薬物などによる鎮痛治療を行いながら飲酒量の減少，栄養指導を行っていく．アルコール性筋疾患を合併すると四肢の筋萎縮や脱力が重度となり，ADL の低下を伴う．

ビタミン欠乏性ニューロパチー

ビタミン欠乏性ニューロパチーでは，ビタミン B 群を中心とするビタミンの欠乏により，末梢神経障害を引き起こす．ビタミン B_1 が欠乏すると，心不全や

中枢神経障害（ウェルニッケ脳症）を併発することがある．ビタミン B_6 欠乏は摂取低下で生じる場合や，抗結核薬のイソニアジド投与時に競合して吸収が阻害されることにより生じる場合があり，イソニアジド内服時にはビタミン B_6 製剤を併用する．ビタミン B_{12} 欠乏症は末梢神経障害に加え，亜急性連合性脊髄症と大球性貧血を生じることがある．胃切除後の患者では胃粘膜からの内因子分泌が低下するため，ビタミン吸収不全が発生する．ビタミン B_{12} を内服しても血中濃度が上昇しなければ，月一回程度のビタミン B_{12} 筋肉注射を終生行う．

▌慢性炎症性脱髄性多発ニューロパチー（CIDP）

慢性炎症性脱髄性多発ニューロパチー（chronic inflammatory demyelinating polyneuropathy：CIDP）は，ギラン・バレー症候群に類似した症状を呈し，四肢の脱力，筋萎縮，感覚低下などが数カ月から数年の経過で増悪するが，嚥下障害や呼吸不全を来すことはまれである．腱反射は広範に減弱または消失し，髄液タンパクの増加や神経伝導検査での伝導遅延，伝導ブロックなどの所見が診断に有用である．治療には免疫グロブリン大量静注療法（IVIg 療法）や単純血漿交換療法があり，効果は同等とされている．ステロイド療法や免疫抑制薬も併用される．

▌重症疾患多発ニューロパチー

重症疾患多発ニューロパチーは，敗血症や多臓器不全など神経系以外の重症疾患により集中治療を必要とする患者が，気管挿管の抜管が難しく，ベッドから起き上がれずに，寝たきりとなって左右対称性に筋力低下を示すものをいう．広範な末梢神経障害や筋障害が原因と考えられているが，病態に不明なところが大きく，リハビリテーションを中心とした保存的治療法を行う．

② 末梢神経障害（ニューロパチー）患者の看護

末梢神経障害は，疾患の種類や程度により症状が異なる．最も多いのが糖尿病神経障害で，罹患期間が長く，血糖コントロールが不良であるほどしびれや痛みの感覚障害を起こしやすい．潰瘍や壊疽などの足病変の予防のため，皮膚の清潔を保ち，自分の目で観察するように指導する．良好な血糖コントロールが合併症の進行を防ぐ一番の方法であることを，患者に理解してもらう．

免疫性神経障害であるギラン・バレー症候群は，四肢の脱力やしびれなどの症状がみられ，比較的予後のよい疾患である．しかし，呼吸筋麻痺や，自律神経障害による血圧の変動や不整脈で，死亡することや後遺症が残ることもある．重症化の観察と急激な進行に対する患者や家族への精神的な援助が必要である．

看護のポイントとしては，症状が日や週の単位で推移しやすい疾患であるので，定期的な筋力評価，呼吸や嚥下状態の評価，血圧測定などを行い，必要な介入を行う．重症例では誤嚥性肺炎や褥瘡のリスクがあるため，予防のためのプランを立てる必要がある．IVIg 療法を行う場合には，投与直後のアナフィラキシーや，頭痛，血栓症，皮疹などの副作用の発現にも注意を要する．

2 その他の神経疾患・神経症状

① その他の神経疾患・神経症状とは

1 自律神経障害

更年期障害やメンタルヘルス領域を指すいわゆる**自律神経障害**では神経学的な異常を来さないが，真の自律神経障害では生理的な自律神経機能が障害されるため，さまざまな徴候を示す．起立性低血圧による立ちくらみや失神，徐頻脈，性機能異常，排尿排便障害などが代表的である．感覚神経障害を来し得る末梢神経障害に合併することが多く，原因はさまざまであるが，自己免疫性自律神経障害の場合は運動・感覚神経に異常を認めない．原因疾患の治療を行い，緩下剤など対症療法を行う．

2 神経痛

坐骨神経痛

いわゆる「**坐骨神経痛**」は多くの場合，変形性腰椎症による神経根症であり，本来の意味での坐骨神経痛は，坐骨神経が坐骨結節付近を通過する部位での**圧迫性神経障害**によることが多い．原因として多いのは，硬い椅子に長時間座っていることであり，大殿筋の萎縮した高齢者に多い．殿部から大腿後面，さらに下腿後面へびりびりとする痛みが走ることが多く，重症の場合では下腿三頭筋の萎縮，足首底屈の筋力低下を来すため，つま先立ちが困難となる．変形性腰椎症との鑑別が困難な場合は，画像所見を参考にすることもある．圧迫性神経障害であれば，クッションの使用などの生活改善や大殿筋の筋力トレーニングを指導する．

三叉神経痛

三叉神経痛は，50代以降，やや女性に多く発症する突然の顔面痛のことである．三叉神経第2枝領域の障害によるものが最も多く，痛みの持続時間は通常1〜2分である．脳腫瘍や末梢神経腫瘍が原因の症候性三叉神経痛と，明らかな原因を認めない特発性三叉神経痛がある．治療には，カルバマゼピンが有効なことが多いが，時に皮疹が重症化することがあるため，慎重に経過を観察する．薬物で効果が不十分であれば，神経ブロックや外科的療法を選択する．

肋間神経痛

肋間神経痛は，胸椎から肋骨にかけての痛みを生じることが多く，背部から腋窩部，胸腹部に放散する痛みが主である．体幹のひねりや深呼吸，咳で誘発されることが多い．原因はさまざまであるが，帯状疱疹，胸椎疾患，肋骨骨折などによる．治療には，まず消炎鎮痛薬や神経障害性疼痛治療薬を用いるが，これらに反応しない場合はペインクリニックなどで神経ブロックなどの治療を考慮する．

plus α

甲状腺機能低下症
血液検査により早期に甲状腺機能の異常を検出することが可能となった現代では，甲状腺機能障害による末梢神経障害は比較的まれである．しかし，糖尿病患者など末梢神経障害の明らかな原因がある場合は，他疾患の関与を疑わず発見が遅れる場合がある．甲状腺機能低下症により，多発ニューロパチーを来し四肢遠位部のしびれが生じることや，手根管症候群などの絞扼性ニューロパチーを来すことがある．甲状腺機能の治療により症状は寛解する．

③ 神経障害性疼痛

神経障害性疼痛は「体性感覚神経系の病変や疾患によって引き起こされる疼痛」と定義され，末梢神経から大脳に至るまでの侵害情報伝達経路のどこかに病変があることが多く，神経系の異常興奮が背景にある．原因疾患はさまざまであるが，自発痛，痛覚過敏やアロディニア*が特徴的である．消炎鎮痛薬の効果は乏しく，通常，プレガバリン，ガバペンチン，三環系抗うつ薬（TCA），セロトニン・ノルアドレナリン再取り込み阻害薬（SNRI）が第一選択薬として推奨される．薬剤による治療で効果がみられない場合には，ペインクリニックなどでリハビリテーション，認知行動療法などを併用するチーム医療を考慮する．

📖*用語解説

アロディニア
軽微な接触で痛みが生じるなど，与えた刺激と異なる感覚が生じること．

④ 神経ベーチェット病

神経ベーチェット病は，口腔粘膜のアフタ性潰瘍，皮膚症状，眼のぶどう膜炎，外陰部潰瘍を主症状とし，急性炎症性発作を繰り返すことを特徴とする原因不明の疾患であるが，HLA-B51抗原と相互に関係することから，遺伝素因と関連すると考えられている．主症状以外に髄膜炎や脳幹脳炎を急性に発症したり，小脳症状や認知症が慢性に進行したりする神経ベーチェット病が知られている．治療には，副腎皮質ステロイドや免疫抑制療法を行う．

⑤ 周期性四肢麻痺

周期性四肢麻痺は，発作性に骨格筋の脱力を来す遺伝子疾患で，発作時には血清カリウム値の異常を伴うことが多く，低カリウム性と高カリウム性に大別される．骨格筋に存在するカルシウムやナトリウムなどのイオンチャネルの遺伝子変異が原因となる．脱力発作の誘因には，低カリウム性では高炭水化物食や運動後の安静や寒冷，高カリウム性では運動後の安静がある．脱力発作の持続は1時間から数日までで，程度や頻度に幅があるため，心因性と誤診されることもまれではない．根本的な治療はないが，カリウムの経口投与などを考慮する．

② その他の神経疾患・神経症状患者の看護

自律神経障害は，起立性低血圧による症状や身体的・精神的な苦痛の緩和，ふらつきによる転倒防止，排尿障害や便秘，下痢に対する排尿・排便コントロール，社会的支援が必要とされる．神経痛や神経障害疼痛は，強い痛みが慢性的に続き日常生活にも影響を与えるため，鎮痛薬の投与や神経ブロックと精神的な援助が求められる．

甲状腺機能低下症や神経ベーチェット病，周期性四肢麻痺は，原疾患の治療を行う．また，神経ベーチェット病の慢性型では，禁煙指導が重要であり，さらに認知症症状が重症化しやすく日常生活が障害されるため，家族への社会的なサポートを行う．周期性四肢麻痺では，電解質異常を予防する服薬指導，食事を含めた日常生活指導を要する．

！ 臨床場面で考えてみよう

Q1 ギラン・バレー症候群で入院した患者の急性期の観察ポイントは何か．また，下肢のしびれと運動麻痺などの後遺症が残存した患者の日常生活への援助には何が必要か．

Q2 糖尿病の教育入院患者が，足のしびれを訴えている．この患者にはどのような指導が必要か．

Q3 抗がん薬治療中の患者に四肢のしびれ，脱力，起立性低血圧，便秘や下痢，排尿障害などの症状がみられた．医師に報告し，どのような提案が必要か．

考え方の例

1 急性期のポイントは，呼吸筋麻痺や血圧変動，不整脈などの重症化の有無を考慮した観察を行うことである．後遺症残存時は，感覚異常による外傷や運動麻痺による転倒防止，早期リハビリテーションによる合併症の予防，不安の軽減などの心理面への配慮が必要である．

2 糖尿病の血糖コントロールを行うとともに，下肢の神経障害や血流障害による糖尿病性足病変の予防として，毎日足を観察する，清潔を保持する，深爪や巻き爪に注意する，足に合った靴を選択する，素足を避け靴下を履いて足を保護する，やけどに注意するなどのフットケアを指導することが大切である．

3 薬剤性の末梢神経障害の可能性があるため，対症療法のための薬剤の処方を検討することを医師に提案する．さらに症状が増強するときは，抗がん薬の減量または中止を提案する．

14 | 脱髄性疾患

脱髄性疾患とは

神経細胞の軸索を包んでいる髄鞘（ミエリン）が障害されることを脱髄という.

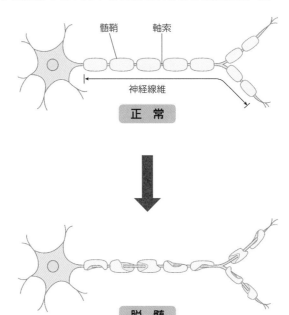

主な疾患

- 多発性硬化症
- 視神経脊髄炎

代表的な機能の障害・症状

多発性硬化症	視力・視野障害，運動障害，感覚障害，構音障害，膀胱直腸障害，ふらつき
視神経脊髄炎	視力・視野障害，感覚障害，対麻痺，四肢麻痺，膀胱直腸障害，しゃっくり，吐き気

1 多発性硬化症

multiple sclerosis：MS

1 多発性硬化症とは

1 疫学

　多発性硬化症（**MS**）は，一般に若年成人が罹患しやすく女性の比率が高い．多発性硬化症の有病率は北米や欧州において非常に高く，10万人当たり100人を超える．一方，日本における有病率はその10分の1であるが，日本でも多発性硬化症の患者数は年々増加していることが確認されている．世界的な傾向と同じく，日本でも高緯度地域に有病率が高い．日本で2004年に行われた厚生労働省研究班による第4回全国疫学調査では，患者数は9,900人，有病率は10万人あたり7.7人，男女比は1：2.9，発症年齢のピークは20代と報告されている．

　多発性硬化症は遺伝的素因と環境的要因が関与する多因子疾患と考えられており，患者ごとにいくつかの要因があると考えられている．多発性硬化症は遺伝性疾患ではないが，家族内発症例や双子の研究，人種によって発症率に明らかに差があることなどから遺伝的素因も影響するとされている．環境的要因に関しては，血清ビタミンD濃度，EBウイルス感染，喫煙など，さまざまな要因が想定されている．

2 病態・症候

　多発性硬化症は，中枢神経系の炎症性脱髄性疾患であり，自己免疫的な機序が病態に関与していると考えられている．

　多発性硬化症では脳や視神経，脊髄などの中枢神経系に広く病変が認められるため，多様な症状がみられる．視神経炎は片側性であることが多く，視力低下や視野狭窄を生じ，特に視野の中心部が見えにくくなる**中心暗点**が特徴である．脳幹・小脳症状としては，複視，眼振，三叉神経痛，顔面神経麻痺，めまい，構音障害，嚥下障害，小脳性運動失調などがみられる．脊髄障害は左右非対称性に生じ，不完全であることが多い．四肢の運動障害や痙縮，四肢の異常感覚や感覚低下，体幹の感覚障害，膀胱直腸障害などを呈する．男女ともに，性機能障害を来すこともある．

　明らかな認知症がみられる患者は少ないが，情報処理速度の低下やワーキングメモリー（作業記憶）の低下などの認知機能障害を認めることがある．また，うつや疲労がみられることも多い．付随症状として，**ウートフ現象***や**レルミット徴候***などがあり，診断の一助となることがある．

3 検査・診断

　多発性硬化症の診断基準としては，MRIの所見を組み入れたマクドナルド（McDonald）の診断基準が広く使われている．

📖*用語解説

ウートフ現象
体温の上昇により発作性に神経症状が増悪し，体温の低下により改善する現象．

レルミット徴候
頭部を他動的に前屈させると，頸部から背中にかけて電撃痛が下方に放散する現象．多発性硬化症に特異的なものではなく，視神経脊髄炎（NMO）や脊髄腫瘍などでも起こる．

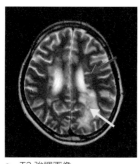
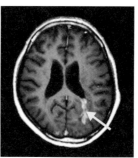

a. T2 強調画像   b. FLAIR 画像   c. ガドリニウム造影画像

図 14-1 ■多発性硬化症の頭部 MRI
卵円形病変（赤矢印）や後頭葉領域の白質に広がる高信号病変を認め，一部造影効果を伴っている（黄矢印）.

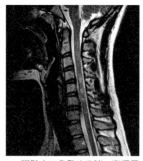
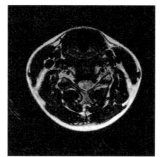

a. 脊髄内に多発する淡い高信号   b. C4/5 レベルの軸位像では脊髄の
域を認める.   辺縁寄りに淡い高信号域を認める.

図 14-2 ■多発性硬化症の頸椎 MRI T2 強調画像

　MRI は多発性硬化症の診断において最も重要な検査で，白質を中心に多巣性の病変を認める（図14-1）. 脳 MRI では，病変は深部白質や皮質下白質だけでなく，皮質や視床，基底核などの灰白質にも出現することが多い. 多発性硬化症に比較的特徴的な MRI 所見として，側脳室壁に垂直に伸びる卵円形病変（ovoid lesion, 図14-1a），脳梁下部またはそこから脳梁内を脳室と垂直方向に広がる病巣（callosal-septal interface lesion），造影効果の一部が途切れるopen-ring sign などがある.

　脊髄 MRI では 1 椎体以下の病変が多く，2 椎体を超えることは少ない（図14-2）. また横断像では側索ならびに後索領域に病変を認めることが多く，全面積の半分以下のことが多い.

　髄液検査では，オリゴクローナルバンド（oligoclonal band：OB）や IgG index 上昇を認めることが多い. 急性期には，髄液のミエリン塩基性タンパク（myelin basic protein：MBP）が上昇することが多い.

4 治療・予後

　多発性硬化症の治療は大きく三つに分けられる. 急性増悪期の治療，再発予防・進行抑制の治療，対症療法である.

急性増悪期の治療には**ステロイドパルス療法**（intravenous methyl-prednisolone：IVMP）や**血漿交換療法**（plasma exchange：PE）がある．根本的治療は現在のところないが，**疾患修飾薬**（disease-modifying drug：DMD）を中心に薬剤の開発が進められている．現在，日本においては，インターフェロンβ（interferon-β：IFN-β）-1b皮下注射薬，IFNβ-1a筋肉注射薬，フィンゴリモド，ナタリズマブ，グラチラマー酢酸塩，フマル酸ジメチルの6種類の疾患修飾薬が使用可能で，今後もさらに増えることが予想される．

対症療法は残った神経症状を和らげるために行う（表14-1）．

多発性硬化症は自然経過によって再発と寛解を繰り返す**再発寛解型**（relapsing-remitting MS：RRMS）と，発病当初から慢性進行性の経過をたどる**一次進行型**（primary progressive MS：PPMS）に大別される．欧米白人では再発寛解型が80〜90％，一次進行型が10〜20％を占め，日本人では一次進行型は5％前後とやや少ない．再発寛解型の約半数は15〜20年の経過で再発がなくても次第に障害が進行するようになり，**二次進行型**（secondary progressive MS：SPMS）と呼ばれる（図14-3）．このため，早期からの疾患修飾薬による治療の介入が必要性がとされている．

C o l u m n

自己免疫疾患

免疫とは細菌やウイルスなどの外敵から身を守るしくみである．免疫は作用を発揮する際，白血球や抗体などの「道具」を使って外敵を「退治」している．「免疫がある」というのは，以前出合ったことのある外敵と同じ敵が体内に入ってきた際，より早くて強い反応を起こせるようになった状態のことである．この免疫が誤って自身を攻撃してしまうのが自己免疫疾患である．多発性硬化症はリンパ球が，視神経脊髄炎は抗体が主に関与していると考えられている．

2 多発性硬化症患者の看護

多発性硬化症は，運動麻痺，感覚障害，運動失調などのさまざまな神経症状を引き起こす．経過によって症状が軽快・消失したり，再発したりする時間的変化を繰り返す．

多発性硬化症は思春期から若年成人の患者が多い．この時期の患者は，いら立ち・反抗・不安などの精神の動揺が激しいことに加え，疾患の発症により身体的負担が加わり，精神的負担が増強する．さらに，就学や就労を伴う時期であるため，多発性硬化症の発症は身体的・精神的に大きな問題となり，悩みとなる．そのため，患者の身体的・精神的なストレスを十分理解し接するように心掛ける．患者は自分の思いを周囲に伝えないこともあるため，悩んでいると感じても無理に聞き出そうとはせず，患者から話してくるのを待つ姿勢で接する．

表 14-1 ■多発性硬化症の症状を和らげる方法

症状	治療薬など
足のつっぱり感	バクロフェン，ダントロレン，チザニジン，ベンゾジアゼピン，ガバペンチン，メキシレチン
ふるえ	β遮断薬，クロナゼパム
けいれん	カルバマゼピン，フェニトイン
痛み	アミトリプチリン，ガバペンチン，カルバマゼピン，フェニトイン，メキシレチン
疲労感	アマンタジン，抗うつ薬
うつ症状	抗うつ薬
頻尿	オキシブチニン，ソリフェナシン，プロピベリン
尿閉	タムスロシン，ウラピジル（尿道括約筋をゆるめる） ベサネコール，ジスチグミン（膀胱収縮を促進する） 導尿
便秘	酸化マグネシウム（腸管内容を軟化し，腸管を刺激する） センノシド，センナ，ピコスルファートナトリウム（大腸の蠕動運動を促進する） グリセリン浣腸
勃起障害	シルデナフィル

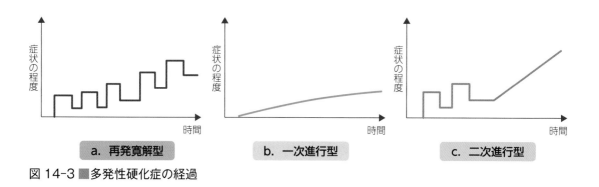

図 14-3 ■多発性硬化症の経過

---

2 視神経脊髄炎

neuromyelitis optica：NMO

① 視神経脊髄炎とは

1 疫学

　視神経脊髄炎（NMO）の世界における有病率は 10 万人当たり 1 人程度である．視神経脊髄炎は多発性硬化症とは逆に欧米白人には少なく，アジアなどの有色人種に多い．2012 年に日本で行われた厚生労働省研究班による視神経脊髄炎臨床疫学調査では，視神経脊髄炎の患者数は 4,290 人と推計され，有病率は 10 万人当たり 3.36 人であった．抗アクアポリン 4（aquaporin-4：AQP4）抗体が陽性となる患者の約 9 割が女性であり，発症年齢は平均で 40 歳である．

視神経脊髄炎には主に血清の抗AQP4抗体が関与しているといわれていて，自己免疫機序によりアストロサイトと呼ばれる中枢神経系に存在するグリア細胞が主に傷害される疾患と認識されている．

2 病態・症候

視神経脊髄炎は重度の**視神経炎**と**横断性脊髄炎**を特徴とする中枢神経の炎症性疾患である．多くは再発性で，慢性進行はまれである．視神経炎は重症で不可逆性のことが多く，両側性視力障害となったり失明したりすることも多い．

脊髄病変は脊髄長軸方向に長く，脊髄中心部によくみられる．横断性脊髄炎を起こすと，病変部より下の全感覚障害，対麻痺または四肢麻痺，膀胱直腸障害を呈する．脊髄炎の後遺症として，有痛性強直性けいれん，しびれなどがみられる．有痛性強直性けいれんは多発性硬化症や視神経脊髄炎の回復期以降によくみられ，痛みを伴う数十秒ほどの筋けいれん発作で難治性に経過することがある．脳病変がみられる患者では，難治性吃逆，嘔吐を呈する最後野*症候群などが起こる．視神経脊髄炎ではしばしば，シェーグレン症候群，橋本甲状腺炎（自己免疫性甲状腺炎），全身性エリテマトーデス，重症筋無力症など，他の自己免疫疾患を合併する．

3 検査・診断

視神経脊髄炎の診断には抗AQP4抗体測定と主要な臨床像の把握が重要である．抗AQP4抗体が陽性となる症例が多いが，陰性となることもある．髄液検査では急性期に細胞増多，タンパク濃度上昇がみられるが，オリゴクローナルバンド（OB）は陰性のことが多い．

MRI検査では，一側視神経の長い視神経病変や視交叉病変，3椎体以上の長大で脊髄中央部を占めるT2高信号病変がみられ（図14-4），一部は造影される．脳病変がみられることもある．

4 治療・予後

視神経脊髄炎の急性増悪期の治療は**ステロイドパルス療法**（IVMP）や**血漿交換療法**（PE）であり，再発予防の治療はステロイドを中心とした**免疫抑制療法**が基本である．多発性硬化症の治療で用いられる疾患修飾薬（DMD）は視神経脊髄炎では無効か症状を増悪させるため，多発性硬化症との鑑別が重要である．無治療では症状が再発し機能予後が不良である．早期に視神経脊髄炎と診断し，適切な再発予防薬による治療を速やかに開始する必要がある．

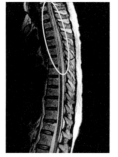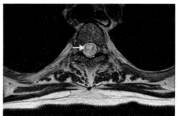

a. 下位頸椎から胸椎にかけて7-8椎体長の高信号病変を認める．

b. 軸位像では脊髄の中心部に高信号域を認める．

図14-4 ■視神経脊髄炎の頸胸椎MRI

plus α

アクアポリン4（AQP4）
アクアポリンとは「水の通り道」という意味で，1992年にピーター・アグレ教授が発見した．視神経脊髄炎に関係しているアクアポリン4は，脳・脊髄・視神経などの中枢神経系や腎臓，骨格筋などに存在している．抗AQP4抗体はアストロサイトの足突起上のAQP4を攻撃する．

用語解説

最後野
第四脳室底部に位置し，体内の有害物質に直接刺激されると嘔吐を誘発する化学受容器引金帯（CTZ）が存在する．

② 視神経脊髄炎患者の看護

　視神経脊髄炎の視神経炎では，重度の視力低下や視野欠損を生じ，失明することもある．視力・視野障害のある患者では，その程度を把握する．日常生活において影響がどの程度あるのか観察し，患者が障害をどのように受け止めているかを理解する．それらの状況によって，看護介入を考慮する．身体損傷のリスクがある場合は，患者の周囲や室内，廊下の整理整頓を行い，転倒や衝突がないようにする．

　セルフケア不足がある場合は，過度な介入はせず，できる限り自立した生活が送れるように患者と話し合いながら援助を行う．患者が障害を現実的な状況として受け入れることができていない場合は，保護的に見守る姿勢で接する．

！ 臨床場面で考えてみよう

Q1 多発性硬化症を再発し，入院となった患者がいる．今まで睡眠は十分とれていたが，最近不眠がみられている．また，友人や同僚の面会を拒むようになっており，笑顔もなく，会話も少なくなっている．患者にどのように接すればよいか．

Q2 多発性硬化症の症状である便秘の薬を処方されているが，便秘症状が持続している．患者にどのような提案をするとよいか．

Q3 多発性硬化症のために入院している思春期の患者がいる．疾患の発症により精神的ストレスがあり，いら立ちや反抗がみられた．家族から，患者にどのように接していけばよいかわからないと相談を受けた．何と答えればよいか．

考え方の例

1　多発性硬化症患者の心理状態に関する情報収集を行う．患者の入院生活の状況を観察し，今回の入院に対する患者の思いをじっくり聴く．また，家族から患者の心理状態などの情報を収集する．うつ症状がみられた場合は，医師に患者の状況を報告し，抗うつ薬の投与を検討することを提案する．

2　便秘症状に対する生活指導を行う．食物繊維の多い食事（きのこ類・こんにゃく・海藻・果物・穀物など）をとる，水分を十分にとる（1日にコップ7〜8杯以上），排便の習慣をつける（朝食後などに便意の有無にかかわらずトイレに行く）などの提案をする．

3　患者のいら立ちや反抗は，今までできていた生活ができないという苦痛や，今後に対する不安などからくるものであることを説明し，見守る姿勢で関わること，時期がくれば精神状態が落ち着いてくることを説明する．

引用・参考文献

1）日本神経学会監修. 多発性硬化症・視神経脊髄炎診療ガイドライン 2017. 医学書院, 2017.
2）"免疫性神経疾患". 日本臨牀. 73（増刊号7）.
3）武田景敏. "脱髄性疾患". メディカルスタッフのための神経内科学. 河村満編著. 医歯薬出版, 2012, p.215-221.
4）中根俊成. "免疫性神経疾患とその治療". 脳神経・感覚機能障害. 田村綾子編. メディカ出版, 2013, p.183-190,（ナーシング・グラフィカ　健康の回復と看護4）.
5）本田真也ほか. "多発性硬化症，視神経脊髄炎". 神経内科看護の知識と実際. 松本昌泰監修. メディカ出版, 2015, p.101-110.
6）山村隆. "脱髄疾患". 神経内科学テキスト. 江藤文夫ほか編. 改訂第4版, 南江堂, 2017, p.202-209.
7）生駒一憲. "多発性硬化症". 臨床につながる神経・筋疾患. 花山耕三編. 医歯薬出版株式会社, 2018, p.35-44.

15 筋疾患

筋疾患とは

筋疾患は，筋細胞に異常があるものと，神経筋接合部に異常があるものに分けられる．

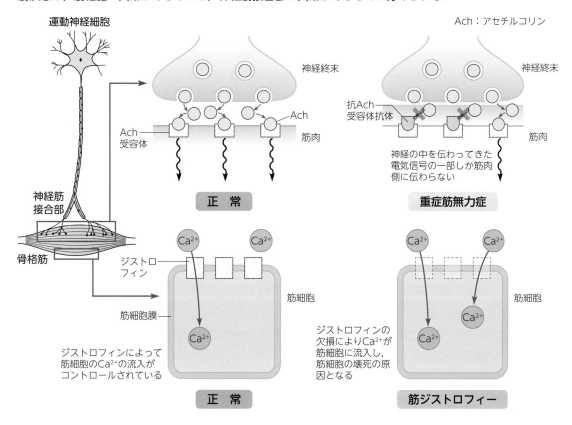

ジストロフィンによって筋細胞のCa²⁺の流入がコントロールされている

ジストロフィンの欠損によりCa²⁺が筋細胞に流入し，筋細胞の壊死の原因となる

主な疾患

● 重症筋無力症　● 筋ジストロフィー　● ランバート・イートン症候群　● 筋萎縮症
● 多発性筋炎／皮膚筋炎　● ステロイドミオパチー

代表的な機能の障害・症状

重症筋無力症	眼症状，四肢筋力低下，球症状，呼吸障害
筋ジストロフィー	歩行障害，呼吸障害，循環器障害，消化管障害，筋力低下

1 重症筋無力症

myasthenia gravis：MG

① 重症筋無力症とは

1 疫学・症候

重症筋無力症（**MG**）は，神経と筋肉のつなぎ目である神経筋接合部に異常が生じる疾患である．神経の中を伝わってきた電気信号は神経筋接合部でアセチルコリン（acetylcholine：ACh）という物質に変換され，それが筋肉側のACh受容体に届くと筋肉が収縮する．重症筋無力症ではこのACh受容体に対する抗体（抗ACh受容体抗体）が体内でつくられており，受容体の一部が破壊され，筋肉側には電気信号の一部しか届かなくなる．このために「朝は調子が良いが夕方になるとしんどくなる」「同じ筋肉に力を入れ続けると力が入らなくなる」といった筋無力症状が出現する．

重症筋無力症は全国的に増加傾向で，2013年の時点で患者数は全国で2万人以上であるとされている．男女比は1：1.7と女性にやや多い．50歳以上で発症する重症筋無力症を**後期発症重症筋無力症***というが，近年はその中でも65歳以上で初めて発症する患者が増加している．

「朝は調子が良いが夕方になると調子が悪くなる」という状態は症状の**日内変動**と呼ばれており，重症筋無力症に特徴的である．**眼瞼下垂**や**複視**といった眼症状を来すことが最も多く，四肢筋力低下，球症状，顔面筋力低下，呼吸困難を認めることもある．眼症状が初発症状としてみられる眼筋型が多いが，そのうちの20%は経過中に全身型に移行することが知られている．

2 診断・合併症

日内変動を伴う眼・全身症状から重症筋無力症を疑った場合は，①抗ACh受容体抗体や抗筋特異的受容体型チロシンキナーゼ（muscle specific kinase：MuSK）抗体*の測定，②眼瞼の易疲労試験，③眼瞼を冷やすアイスパック試験，④塩酸エドロホニウムを用いて症状の改善をみるテンシロン試験（図15-1），⑤筋肉を3-10Hzの頻度で刺激する反復刺激試験（図15-2），⑥単一筋線維筋電図でのジッターの増大，を確認し総合的に診断する．特徴的な神経症状に加えて自己抗体が陽性であれば診断は容易だが，抗体が陰性であった場合は診断までに時間がかかることがある．診断に必須ではないが胸腺病変の有無を確認するために胸部CTやMRIをすべての患者に実施する（図15-3）．

重症筋無力症では自己免疫疾患の合併が8〜15%に認められ，バセドウ病，橋本病（慢性甲状腺炎）などの甲状腺疾患，関節リウマチや全身性エリテマトーデスなどの膠原病を合併することが多い．また，患者の約20%は胸腺腫を合併する．

📖*用語解説

後期発症重症筋無力症
50歳以上で発症する重症筋無力症を後期発症重症筋無力症という．近年増加傾向にある．50歳未満で発症する早期発症重症筋無力症，胸腺腫を伴う胸腺腫関連性重症筋無力症と比べて眼筋型の頻度が高い．全身型である場合は免疫療法に対する反応が良好である．胸腺摘除は必須ではないため，適応の判断は慎重に行う必要がある．

抗MuSK抗体
MuSKは神経筋接合部の構成要素の一つ．抗MuSK抗体陽性の重症筋無力症は他の重症筋無力症よりも嚥下障害，咀嚼障害，顔面・頸部筋力低下を来しやすい．胸腺摘除の効果は抗ACh受容体抗体陽性の重症筋無力症ほど高くなく，抗コリンエステラーゼ阻害薬も効きづらい．

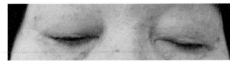

a. 試験前

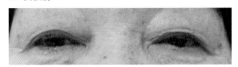

b. 試験後

図 15-1 ■テンシロン試験
両側の眼瞼下垂の改善を認める.

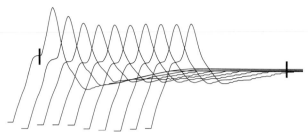

図 15-2 ■反復刺激試験
4，5発目にかけて振幅の低下（waning）を認める.

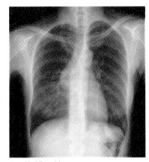

a. 胸部X線

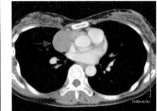

b. 胸部CT

図 15-3 ■胸部画像検査
矢印部に胸腺腫を認める.

3 治療

　胸腺腫を合併している場合は，原則として拡大胸腺摘出術を最初に行う．胸腺腫を合併していない場合でも，全身型，罹病期間が5年以内，抗ACh受容体抗体が陽性，65歳未満である場合は胸腺摘出術を検討する.

　必要に応じて以下の治療を行う.

▶ **抗コリンエステラーゼ薬**　病型にかかわらず重症筋無力症の治療の第一選択であり，ほとんどの患者に有効である．神経終末から放出されるAChの分解を抑制することで神経筋接合部のACh濃度を高め，筋収縮力を高める．腹痛，下痢，嘔吐，流涎，流涙，発汗などの副作用を引き起こすことがあり，過剰に投与するとコリン作動性クリーゼの原因となるので注意が必要である.

▶ **ステロイド**　副腎皮質ホルモンの合成薬であるプレドニゾロンが用いられる．導入時に一時的に神経症状が悪化する初期増悪がみられることがある．増量することで症状の改善が見込めるが，ステロイドは易感染性，消化管潰瘍，糖尿病，高血圧，脂質異常症，骨粗鬆症，大腿骨頭壊死，精神症状，血栓形成，白内障，緑内障を引き起こすため，他の治療薬を併用してステロイドの使用量を抑えることが重要である.

▶ **カルシニューリン阻害薬**　シクロスポリンもしくはタクロリムスが用いられる.

plus α

カルシニューリン
カルシニューリンはT細胞系の免疫反応に関与する脱リン酸化酵素で，カルシニューリンを阻害することで免疫反応を抑える効果が期待できる．臨床ではカルシニューリンの阻害薬としてシクロスポリン，タクロリムスが用いられる.

重症筋無力症の症状を改善する作用があるほか，ステロイドの投与量を減らすことができるため，神経症状のコントロールとステロイド治療による副作用の軽減に役立つ．

▶ 免疫ガンマグロブリン大量静注療法（Intravenous Immunoglobulin：IVIg）
IVIg は免疫介在性の神経筋疾患に用いられる治療である．中等症以上の重症筋無力症に有効で，重症筋無力症の急性増悪を改善する効果もある．数パーセントに頭痛，発熱，悪寒，嘔気などの副作用が認められるが，多くは一過性で，重篤な副作用は少ない．

▶ 血液浄化療法　ほかの治療法と併用して行われ，急性増悪の治療としてはIVIgと同等の効果がある．副作用・合併症として血栓，出血，血圧低下，頻脈，徐脈，呼吸困難，感染などが知られている．

▌ クリーゼ

　重症筋無力症患者が呼吸困難を来して急激に症状が悪化し，呼吸不全に陥って気管内挿管や人工呼吸器管理が必要になった状態を**クリーゼ**という．感染症，手術，外傷，妊娠，出産，精神的ストレス，不十分な治療，一部の抗菌薬などの薬剤の投与は重症筋無力症の症状を悪化させ，クリーゼを引き起こすことがある．クリーゼを起こした場合は素早く症状を改善させる必要があるため，血液浄化療法もしくはIVIgがまず行われる．人工呼吸器から離脱できれば引き続きステロイドや免疫抑制薬などの治療を行う．

② 重症筋無力症患者の看護

　重症筋無力症は，神経筋接合部の伝達が障害されて起こり，筋収縮の反復や持続によって骨格筋の筋力低下が生じる．休息によって回復し，症状に日内変動がみられ，夕方に症状が悪化する．日によって症状の変動がみられることが特徴である．

　患者には，疲労を感じたときは休息をとることで改善すること，反復動作で疲労を感じやすくなることを伝え，十分に休息をとり，できるだけ反復動作は避けるように説明する．反復動作以外に症状を悪化させる要因としては，精神的ストレス，感染症，月経周期，妊娠，薬剤，高熱などがあるため，それらには十分注意する．患者のみならず，家族や患者の周りの人にも症状について説明し，疾患についての理解を得る．

2 筋ジストロフィー
muscular dystrophy

　筋ジストロフィーとは，骨格筋の壊死と再生を主病変とする遺伝性筋疾患の総称である．筋ジストロフィーは臨床症状や遺伝子形式に基づいて，ジストロフィン異常症（デュシェンヌ型，ベッカー型），肢体型，先天性，顔面肩甲上腕

型，筋強直性，エメリー・ドライフス型，眼咽頭筋型に分類されている．ここでは比較的頻度の高い，デュシェンヌ型，ベッカー型，筋強直性について解説する．

1 デュシェンヌ型筋ジストロフィー

1 疫学

デュシェンヌ型（Duchenne 型）の発生率は，出生男児 5,200 人につき約 1 人である．ベッカー型を含む，ジストロフィン異常によって起こる筋ジストロフィーの日本での有病率は人口 10 万人あたり 3 ～ 5 人程度である．

デュシェンヌ型筋ジストロフィーは X 染色体にあるジストロフィン遺伝子に変異があることで発症する．X 連鎖潜性遺伝（劣性遺伝）をとるため，患者は男児に限られる．

女性保因者（女性で遺伝子の異常をもっている人）も，まれではあるが，血清のクレアチンキナーゼ（creatine kinase：CK）値が高かったり，軽度の筋力低下を呈したりすることがある．

➡潜性遺伝については p.171 plus α参照.

2 病態・症候

出生時にすでに発症しているが，3 ～ 5 歳ごろに症状が明らかになる．患児は転倒しやすく，遊んでいるときに友達の動きについていくのが困難である．走ったり，跳んだりする動作に異常がみられる．立ち上がるときに，床に手を着き，お尻を高く上げ，膝に手を当てて立つ登攀性起立（ガワーズ徴候）がみられるようになる（図15-4）．ふくらはぎが異常に太い仮性肥大を呈する．

筋力低下は進行性で，12 歳前までに歩行不能となり，車椅子生活となる．経過とともに関節拘縮がみられるようになる．20 歳前後で呼吸筋の力が弱くなるため，人工呼吸器の助けが必要となる．ほとんどの患者に心筋症がみられるが，心臓の障害が死亡原因となることはまれであり，肺感染症や誤嚥などのほうが死因となることが多い．

3 検査・診断・治療

走れない，階段の昇降が困難，ふくらはぎの肥大などの臨床症状がみられ，血清 CK 値が高値となることが多い．血液検査による遺伝子診断法があり，約 80％の患者がこの方法で異常が見つかる．この方法で異常が見つからないときはジストロフィン遺伝子をシークエンスするか，筋生検を行う．

現在のところ，根本的な治療法は見つかっていないが，病気の進行を遅らせる方法の一つとして，ステロイド投与が行われている．そのほか，呼吸機能低下

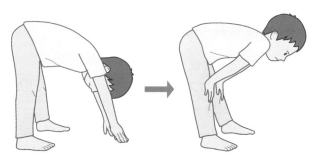

図 15-4 ■登攀性起立
床に手を着き，お尻を高く上げ，膝に手を当てて立ち上がることを登攀性起立という．

や関節拘縮の予防のためのリハビリテーションも大切である.

② ベッカー型筋ジストロフィー

1 疫学

ベッカー型（Becker型）の頻度はデュシェンヌ型の10分の1以下である.

ベッカー型筋ジストロフィーもデュシェンヌ型と同様に，X染色体にあるジストロフィン遺伝子に変異がある．X連鎖潜性遺伝をとるため，患者は男児に限られる.

2 病態・症候

大部分の患者は5～15歳で発症するが，20～30代，あるいはさらに遅くに発症する場合もある．筋症状のパターンはデュシェンヌ型によく似ている．体幹に近い筋が侵されやすく，歩行や起立に関する異常，階段の昇降が困難であることで気付かれることが多い．15歳を過ぎても歩行可能である．早期に始まるふくらはぎの仮性肥大が顕著である（図15-5）．心肥大や心不全を来すことがある.

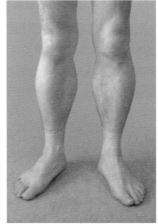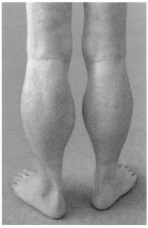

図15-5 ■仮性肥大（ベッカー型筋ジストロフィー患者）

3 検査・診断・治療

血清CK値の上昇，筋電図で筋原性変化を認める．筋生検では筋線維の大小不同，壊死・再生像などの所見を認める．筋組織をジストロフィン染色すると筋線維膜がまだらで薄く染まる．ウエスタンブロット法でジストロフィンタンパクの発現量の減少もしくは分子サイズの異常を認める．遺伝子検査では65％にジストロフィン遺伝子の欠失または重複が認められる.

デュシェンヌ型と同様に根本的治療法は見つかっていない．定期的な心機能検査を行い，心不全や不整脈がみられるときは治療を行う.

③ 筋強直性ジストロフィー

1 疫学・病態・症候

筋強直性ジストロフィーの有病率は人口10万人当たり9～10人程度で，常染色体顕性（優性）の遺伝性筋疾患である.

筋力低下と筋のこわばり（筋強直，ミオトニア）が主な症状である．筋強直とは筋肉を弛緩させにくい現象であり，例えば患者がドアノブや電車のつり革を握りしめたあと，ぱっと手を離しにくくなることを訴えることが多い.

筋力低下のパターンが特徴的で，顔面筋，下顎の筋，頸部の筋，手や下腿な

➡顕性遺伝については p.171 plus α参照

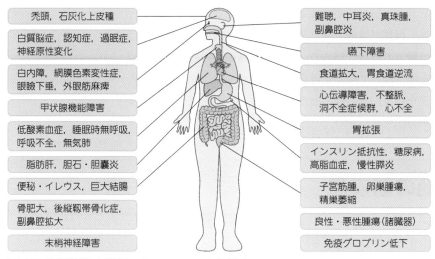

図 15-6 ■筋強直性ジストロフィーの合併症

難病情報センター. https://www.nanbyou.or.jp/entry/4522.（参照 2022-11-16）. をもとに作成.

どの四肢遠位筋が障害されやすい. 斧様顔貌*や前頭部禿頭も特徴的である. 筋肉だけの病気ではなく, 体のほかのところにも問題が生じる（図15-6）.

2 検査・診断・治療

診断は臨床所見に基づいて行う. 筋電図で細い針を筋肉の中に刺しながらスピーカーで音を聴くと, 急降下爆撃音がする. 筋生検では筋線維の大小不同や内在核（筋線維の中に核がみられる）などの所見がみられるが, 診断に必須ではない.

診断に際してもっとも重要なのは, 血液検査による遺伝子検査である. 筋強直性ジストロフィーには **DM1 型**と **DM2 型**の二つの型があり, 日本ではほとんどが常染色体顕性遺伝によって起こる DM1 であり, 19 番染色体に存在するミオトニンプロテインキナーゼ（DMPK）遺伝子の CTG 反復配列の異常な伸長を認める.

現在のところ, 根本的な治療法は存在せず, 対症療法にとどまる. 筋力低下や拘縮予防のためのリハビリテーションを行う. 不整脈についてはペースメーカーや植え込み型除細動器の適応となることもある. 呼吸障害に対しては非侵襲的人工呼吸方法が用いられる.

④ 筋ジストロフィー患者の看護

筋ジストロフィーは, 骨格筋の壊死と再生を繰り返すことで, 筋力低下と筋萎縮を来す遺伝性疾患である. 根本的な治療法はなく, 対症療法として, 機能訓練, 関節拘縮・脊椎の変形予防のための関節可動域訓練や転倒予防対策を行う. また, 進行に伴い生活範囲の維持拡大のための装具や電動車椅子などを使用する.

用語解説

斧様顔貌
側頭筋や咬筋の萎縮により, 頬がこけて顔の幅が狭くなった顔貌. 先端の形が対称である西洋斧に似ていることから名付けられた.

看護としては，リハビリテーションが継続できるように患者と目標を立て，達成できるように関わる．目標が達成できたときは称賛し，次の目標につなげてリハビリテーションの意欲の維持に努める．また，病状の進行とともに日常生活動作に支障が生じる場合は，できるだけ患者が自立して生活できるように患者とともに生活の工夫を行う．その際，セラピストなどと意見交換を行いながら，患者にとってよい方法を検討する．

3 その他の筋疾患

① ランバート・イートン症候群とは

1 疫学・病態・症候

ランバート・イートン症候群（Lambert-Eaton syndrome：**LEMS**）は重症筋無力症と似た疾患である．重症筋無力症は女性に多い疾患で胸腺腫を合併しやすく，抗 ACh 受容体抗体が出現し，テンシロン試験が陽性で反復刺激試験で CMAP が徐々に低下する waning を認める．ランバート・イートン症候群は男性に多い疾患で肺小細胞癌を合併することが多く，抗 VGCC（voltage gated Ca^{2+} channel，電位依存性カルシウムチャネル）抗体が陽性でテンシロン試験は陰性，反復刺激試験では CMAP が徐々に増大する waxing を認める（図15-7）．治療は重症筋無力症と同じく免疫療法を行うがあまり効果がない．肺小細胞癌を合併している際はそちらの治療が優先される．保険適用はないが，3,4-ジアミノピリジンがランバート・イートン症候群の治療に有効である．

上肢よりも下肢に強い筋力低下と筋の易疲労性がみられる．重症筋無力症とは違い，眼球運動障害や眼瞼下垂の頻度は低く，口腔の乾燥や膀胱直腸障害などの自律神経症状，小脳症状を伴うことがある．重症筋無力症では繰り返し筋肉に力を入れると筋力低下がみられるが，ランバート・イートン症候群では徐々に筋力が増強する．握力計を用いて5回繰り返し握力を測定すると，重症筋無力症では徐々に低下し，ランバート・イートン症候群では徐々に増加することが確認できる．

2 検査・治療

誘発筋電図で，①安静時の単発の刺激で電位の低下，②低頻度刺激で漸減 waning，③高頻度刺激で漸増 waxing がみられる．

50～70％に肺小細胞癌を合併するため，胸部 CT などで肺癌を調べる必要がある．また，胃癌や胸腺腫，白血病，他の自己免疫性疾患を合併することもある．約85％に抗 P/Q 型 VGCC 抗体を認める．

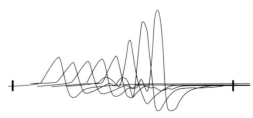

図 15-7 ■反復刺激試験
振幅の漸増を認める．

悪性腫瘍を合併している場合は，まずそちらの治療を優先する．原疾患の治療により神経症状の改善がみられる．重症筋無力症と同じく免疫療法が行われるが，免疫抑制薬は腫瘍の合併がないことを確認してから投与する．抗コリンエステラーゼ阻害薬が有効な場合がある．また，電位依存性カリウムチャネル阻害薬の 3,4- ジアミノピリジンが症状の改善に有効である．

② 筋萎縮症とは

筋萎縮症（muscular atrophy）は，全身，特に四肢の骨格筋が萎縮し，筋力が低下する種々の疾患の総称で，それ自体が独立した疾患ではなく通称として用いられる用語である．また，筋萎縮症には有効な治療法のない疾患も多く，その場合には筋力低下の症状は経過とともに進行することから進行性筋萎縮症と呼ばれる．ただし，この呼称も慣用的に用いられるものであり，その概念は明確に規定されていない．

進行性筋萎縮症は，通常では運動ニューロンの変性疾患（運動ニューロン疾患）である脊髄性進行性筋萎縮症，球脊髄性筋萎縮症および筋萎縮性側索硬化症を指すことが多いが，筋疾患である進行性筋ジストロフィーを含めることもある．いずれの疾患も厚生労働省の指定難病に含まれている．

筋萎縮症は原因別に以下の 3 種類に分けられる．

骨格筋自体の異常（筋原性筋萎縮）

骨格筋に異常がある疾患は筋症（ミオパチー）と総称される．この中には，進行性筋ジストロフィーや多発性筋炎など多種多様な疾患が含まれる．ほとんどの筋症は四肢の近位筋や体幹筋が優位に障害される．

神経原性筋萎縮

脊髄前角細胞から骨格筋に至る下位運動ニューロンの異常で起こるもので，運動ニューロン疾患や種々の末梢神経疾患（ニューロパチー）が含まれる．

不動性筋萎縮（廃用性筋萎縮）

脳血管障害などの上位運動ニューロンが障害された場合には，筋力低下はみられるものの，筋萎縮は最初はみられない．しかし，運動麻痺が持続した時には次第に筋萎縮が出現する．このように，筋収縮が一定期間停止あるいは減少した場合に該当の筋群が萎縮する現象は不動性筋萎縮（廃用性筋萎縮）と呼ばれる．この筋萎縮は健常人においてもみられるものであり，例えばギプス固定により不動化を余儀なくされていた筋群や，無重力下で一定期間生活した宇宙飛行士に必発することはよく知られている．

③ 多発性筋炎／皮膚筋炎とは

1 疫学

多発性筋炎（polymyositis：**PM**）は自己免疫性の炎症性筋疾患で，主に体幹や四肢近位筋，頸部・咽頭筋などの筋力低下を来す．これらの筋症状に加えて

皮膚に特徴的な皮疹を伴うものは**皮膚筋炎**（dermatomyositis：**DM**）と呼ばれる.

　厚生労働省の指定難病であり，臨床調査個人票の統計結果から，多発性筋炎と皮膚筋炎の推定患者数はほぼ同数で，男女比は 1：3，発症年齢は若年（5 ～ 9 歳）と中年（50 代）の二峰性のピークを示す. 患者数は現在約 2 万人以上と考えられている.

2 原因・病態

　多発性筋炎・皮膚筋炎の原因は不明であるが，自己免疫機序が筋組織および皮膚に起こることで発症すると考えられている. 骨格筋には，筋炎像すなわち単核球の浸潤と，筋線維の変性，壊死，再生が認められる（図15-8）. また，血管周囲に血管炎の所見として単核球細胞の浸潤を伴うこともある. 皮疹を呈した皮膚組織にも血管炎が認められる. 浸潤細胞は，T リンパ球，B リンパ球およびマクロファージである. 筋細胞の障害には細胞性免疫が，血管炎には液性免疫が関与していると考えられている.

　多発性筋炎と皮膚筋炎は，以前は異なった自己免疫機序で発症すると考えられていたが，現在では両疾患は，筋炎と皮膚炎を発症する自己免疫性炎症性筋疾患という連続的なスペクトラムで捉えられている（図15-9）.

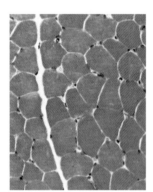 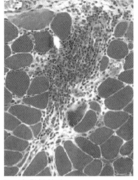

a. 正常　　　　　　　　　b. 多発性筋炎

図 15-8 ■多発性筋炎の生検筋組織
生検筋組織の横断像では，正常の筋細胞は少し丸みを帯びた多角形である. 多発性筋炎では筋線維内に単核球細胞の浸潤がみられ，同部の筋細胞は変性・壊死性変化を来すとともに，代償性の反応として幼弱な再生筋細胞も発生している. 筋細胞の間隙（間質）は膠原線維の増生（線維化）がみられる. ヘマトキシリン・エオジン（HE）染色による.

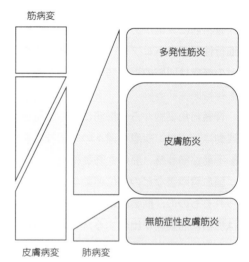

筋病変

多発性筋炎

皮膚筋炎

無筋症性皮膚筋炎

皮膚病変　　肺病変

図 15-9 ■自己免疫性炎症性筋疾患スペクトラム
多発性筋炎と皮膚筋炎の病変の広がりを示す. 多発性筋炎は，筋組織には炎症性変化があるが皮膚病変は伴わない. 皮膚筋炎は，筋炎とともに特徴的な皮疹が共存し，症例によって筋炎像は著明なものからほとんど目立たないものまでさまざまであり，筋病変を伴わないタイプ（無筋症性皮膚筋炎）も存在する. 肺病変は間質性肺炎を呈し，多発性筋炎と皮膚筋炎の両方，特に皮膚筋炎に高率に合併する. 治療抵抗性の間質性肺炎は予後に大きな影響を与える.

3 症候

多発性筋炎，皮膚筋炎では以下の症状がみられる．

▶ 全身症状

炎症性疾患として非特異的な症状である発熱，全身倦怠感，易疲労感などが出現し，これが初発症状であることも多い．

▶ 筋症状

筋力低下が数日から数週間単位で緩徐に発症し，次第に進行する．好発部位は四肢近位筋および体幹筋である頸筋や咽頭筋が多い．日常生活では，階段の昇降や腕の挙上，しゃがみ立ち，仰臥位での頭部挙上などが障害される．罹患筋は若干緊満する傾向があり，把握痛を伴うことが多い．進行すると筋萎縮が出現する．嚥下に関わる筋群が罹患した場合には，誤嚥や窒息死の原因となり得る．

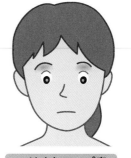
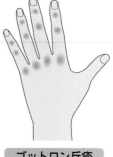

ヘリオトロープ疹　　**ゴットロン丘疹**

図 15-10 ■皮膚筋炎に特徴的な皮膚病変
ヘリオトロープ疹は上眼瞼にみられる浮腫性紅斑で，実際にはさらに眉毛上部にも発赤が及ぶことが多い．ゴットロン丘疹は，手指関節背側面（手の甲側）の角質増殖，落屑や皮膚萎縮を伴う紫紅色の角化性紅斑である．

▶ 皮膚症状

皮膚筋炎では特徴的な皮疹がみられる（図15-10）．ヘリオトロープ疹は上眼瞼の紫紅色の浮腫性紅斑である．ゴットロン徴候は手指関節背側および肘頭，膝蓋などの四肢関節背面の落屑を伴う角化性紅斑であり，特に手指の指節間関節や中手指節関節背側で丘疹となったものをゴットロン丘疹と呼ぶ．日本人では鼻唇溝（法令線）に脂漏部位紅斑がみられることが多い．その他に頸部から上胸部に紅斑が現れることがあり，V徴候またはショール徴候と呼ばれる．また，皮膚は潰瘍を伴うこともあるが強皮症のような指壊疽に進行することは少ない．小児ではしばしば石灰化を伴う．30%が手指足趾にレイノー現象を合併する．

▶ 肺病変

肺病変として最も重要なものは間質性肺炎であり，発症時期は筋症発症に先行することもあれば，経過中に遅れて発症することもある．間質性肺炎の発症は大部分が緩徐進行性であるが，この重症度ならびに治療に対する反応性が生命予後を左右するといえる．まれに，極めて急速に進行し治療抵抗性で死の転帰をとる（劇症型）こともある．無筋症性皮膚筋炎においても，約10%に間質性肺炎を合併し，まれに劇症型が発症する（図15-11）．

▶ 心病変

高頻度に，心房性不整脈，伝導ブロック，脚ブロックなど，種々の不整脈を合併する．これは特殊心筋に炎症が及んだことによるものと考えられている．さらに，心筋細胞に病変が及んだ場合には拡張型心筋症様所見を呈し，24%に心不全を，6.5%に心膜炎（心外膜炎）を合併する．

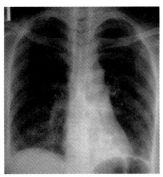
a. 入院時胸部 X 線像

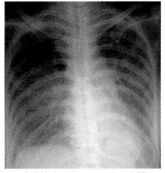
b. 肺症状出現後 10 日目の胸部
　X 線像

図 15-11 ■無筋症性皮膚筋炎に合併した劇症型間質性肺炎
40 歳, 女性. 入院時胸部 X 線像 (a) には, ほとんど異常はみられなかったが,
入院して 1 週間後から呼吸障害が出現し, 急速に進行した. 肺症状出現後 10
日目の胸部 X 線像 (b) には全肺野に肺炎像が進展し, あらゆる治療に反応
せず, 同日に死亡した. 全経過を通じ, 筋力低下はみられなかった.

▶ 悪性腫瘍

　悪性腫瘍の合併が, 一般人口と比して多発性筋炎で 2 倍, 皮膚筋炎で 3 倍程
度の頻度で認められる. 合併する悪性腫瘍の種類に一定の傾向はない.

4 検査・診断

　医師による診察と, 血液検査や生理検査, 画像検査, 病理検査などを組み合
わせて総合的に診断する. 他の筋疾患, 特にウイルスなどの感染に伴う筋炎や,
紅斑を伴う皮膚疾患などと鑑別する必要がある.

　血液検査では, CPK やアルドラーゼなどの筋原性酵素が上昇し, 抗 Jo-1 抗
体, 抗 ARS 抗体, 抗 MDA5 抗体などの自己抗体が認められることもある. 筋
炎の診断確定のためには針筋電図や筋生検が必要となり, 筋炎の評価のため
MRI も補助的に用いられる. 表15-1 に厚生労働省による診断基準を示す. 無
筋症性皮膚筋炎の場合は, 筋原性酵素の上昇はほとんどみられず, 皮膚生検を
含めた皮膚病変の診断が中心になる. また, 多発性筋炎・皮膚筋炎の診断が確
定した場合には, 間質性肺炎や心臓病変, 悪性腫瘍の合併についても, それぞ
れ速やかにスクリーニング検査をする必要がある.

5 治療

　副腎皮質ステロイドによる薬物治療が基本となる. しかし, 約30％は副腎皮
質ステロイド単独での治療は難しい. このような場合やステロイドの使用量を
減らしたい場合には, シクロホスファミドやアザチオプリン, タクロリムス,
メトトレキサート, シクロスポリンのような免疫抑制薬, および免疫グロブリ
ン静注療法が併用される. 嚥下障害, 急速進行性間質性肺炎がみられる場合
は, 救命のため, 強力かつ速やかに効果が期待できる全ての治療を病初期から
開始することを考慮する. 筋萎縮の予防のため治療開始後にはリハビリテーショ
ンが行われる. 皮疹に対しては, 遮光および外用薬が用いられる.

表 15-1 ■多発性筋炎／皮膚筋炎の診断基準

1. 診断基準項目
(1) 皮膚症状
 (a) ヘリオトロープ疹：両側または片側の眼瞼部の紫紅色浮腫性紅斑
 (b) ゴットロン丘疹：手指関節背面の紫紅色丘疹
 (c) ゴットロン徴候：手指関節背面および四肢関節背面の紅斑
(2) 上肢または下肢の近位筋の筋力低下
(3) 筋肉の自発痛または把握痛
(4) 血清中筋原性酵素（クレアチンキナーゼまたはアルドラーゼ）の上昇
(5) 筋炎を示す筋電図変化（随意収縮時の低振幅電位，安静時自発電位など）
(6) 骨破壊を伴わない関節炎または関節痛
(7) 全身性炎症所見（発熱，CRP上昇，または赤沈亢進）
(8) 抗アミノアシル tRNA 合成酵素抗体（抗 Jo-1 抗体を含む）陽性
(9) 筋生検で筋炎の病理所見：筋線維の変性及び細胞浸潤

2. 診断
多発性筋炎
(2) ～ (9) の項目中 4 項目以上を満たすもの
皮膚筋炎
(1) の皮膚症状の (a) ～ (c) の 1 項目以上を満たし，かつ経過中に (2) ～ (9) の項目中 4 項目以上を満たすもの．なお，皮膚症状のみで皮膚病理学的所見が皮膚筋炎に合致するものは無筋症性皮膚筋炎とする．

3. 鑑別診断を要する疾患
感染による筋炎，薬剤誘発性ミオパチー，内分泌異常に基づくミオパチー，筋ジストロフィーその他の先天性筋疾患，湿疹・皮膚炎群を含むその他の皮膚疾患．

6 予後

　急速進行性間質性肺炎や悪性腫瘍を合併する症例は予後が悪く，多発性筋炎・皮膚筋炎の初発患者のうち約10％は死の転帰を迎える．全症例の5年生存率は，80％前後とされる．筋炎は副腎皮質ステロイドの減量で再燃しやすく，また，筋力回復には長期間かかる場合も多い．また，長期にわたる副腎皮質ステロイド治療による副作用として，糖尿病，感染症や骨粗鬆症などの発症が問題となることが多い．

④ ステロイドミオパチーとは

1 病態

　ステロイドミオパチー（steroid myopathy）とは，狭義には副腎皮質ステロイドである糖質コルチコイド（グルココルチコイド）によって誘発されるミオパチー（筋疾患）で，グルココルチコイド療法において発生し得る副作用である．広義にはクッシング症候群のような内分泌疾患によるグルココルチコイド過剰状態で起こるミオパチーを含める．一般的には，自己免疫疾患のように長期の副腎皮質ステロイド（以下ステロイドと略す）治療を受ける患者に四肢の近位筋に筋力低下が起こることが初期の症状としてみられる．このため，椅子からの立ち上がりや階段の昇降が困難になるなどの症状を訴える．筋萎縮を伴うが筋痛はまれである．

ステロイドミオパチーの発生頻度は，報告により 2 ～ 60％とばらつきが大きい．またステロイドの用量や使用期間についても一定の基準はなく，発症には個人差が大きいが，多くはプレドニゾロン 40mg/ 日以上を 2 週間以上服用する場合に起こる．

2 診断・治療

最も確実な診断は，投与ステロイドの減量または中止で筋力が回復することである．これを治療的診断と呼ぶ．また，他の筋疾患を除外することも必要である．検査上は特異的な所見はなく，血液生化学検査では通常 CK などの筋系酵素は上昇しない．％クレアチン尿*が上昇することが多いが，これも本疾患に特異的な所見ではない．筋電図も正常所見を呈する．筋生検では非特異的な筋線維の萎縮がみられる．

治療はステロイドの減量が重要であるものの，原疾患の治療を優先する必要があるため，それは必ずしも容易ではない．リハビリテーションは有効である．

📖*用語解説

％クレアチン尿
24時間蓄尿でクレアチン／クレアチン＋クレアチニン×100．正常は10％以下．

近位筋
殿部や腰部の筋肉，肩の筋肉などの体幹に近い筋肉．

⑤ その他の筋疾患患者の看護

ランバート・イートン症候群（筋無力症候群），筋萎縮症，多発性筋炎・皮膚筋炎，ステロイドミオパチーでは，近位筋*優位の筋力低下や筋萎縮を来すことが多い．それにより，「椅子から立ち上がれない」「高い場所に荷物を上げることができない」などの症状が現れる．進行すると，歩行がふらつく，転倒しやすくなる，歩行ができなくなるなどの症状がみられる．そのため，疾患の進行状態や症状の観察を行い，それに応じた援助を行う．症状の悪化とともに転倒や外傷を起こしやすくなるため，予防に努める．症状が悪化すると日常生活に支障が生じる．患者だけではなく，家族にも不安や悲嘆が現れてくるため，患者や家族の話を傾聴し，不安があるときは睡眠状態や食事摂取量を確認し，状態の把握に努める．

臨床場面で考えてみよう

Q1 重症筋無力症で入院している患者がいる．「朝は調子がよいが夕方になると調子が悪くなる」と話している．患者にどのような提案をするとよいか．

Q2 筋ジストロフィーで検査のため，入院している患者がいる．患者は，今までできていたスプーンを持つという動作ができなくなっており，家族の協力で食事を摂取している．患者から自分で食事を摂取したいと相談を受けたが，何と答えればよいか．

Q3 筋萎縮症で検査のため，入院している患者がいる．症状の進行がみられ，歩行時のふらつきが強く，転倒を何回か繰り返している．患者にどのような提案をするとよいか．

考え方の例

1 重症筋無力症患者に対する生活指導を行う．症状に日内変動がみられるため，疲労を感じたときは休息をとることで改善すること，反復動作で疲労を感じやすくなることを伝え，できるだけ反復動作は避けるように説明する．また，家族や患者の周りの人にも症状について説明し，疾患についての理解を得ることを提案する．

2 患者の食事状況を観察し，できることとできないことを見極める．そして作業療法士などのセラピストとともに，補助具の使用など，食事を摂取する方法を検討し，提案する．

3 筋萎縮症患者に対する，転倒予防に関する生活指導を行う．症状の進行にともない歩行時のふらつきが強く，転倒に至っているため，転倒には十分注意することを説明する．転倒予防のため，履き物を考慮したり，周囲のつまずきやすい物品を除去したりすることなどを提案する．

引用・参考文献

1）松井尚子訳．"筋ジストロフィおよびその他の筋疾患"．ハリソン内科学．福井次矢ほか監訳．第5版，メディカル・サイエンス・インターナショナル，2017，p.2768.

2）日本神経学会ほか監修．デュシェンヌ型筋ジストロフィー診療ガイドライン2014．南江堂，2014.

3）中根俊成．"免疫性神経疾患とその治療"．脳神経・感覚機能障害．田村綾子編．メディカ出版，2013，p.183-190，（ナーシング・グラフィカ　健康の回復と看護4）.

4）越智一秀．"その他の免疫性疾患"．神経内科看護の知識と実際．松本昌泰監修．メディカ出版，2015，p.111-119.

5）鎌倉惠子．"神経筋接合部疾患"．神経内科学テキスト．江藤文夫ほか編．改訂第4版，南江堂，2017，p.236-243.

6）佐藤佳渚子．"その他の疾患－末梢神経疾患・筋原性疾患・先天異常・代謝性疾患－"．メディカルスタッフのための神経内科学．河村満編著．医歯薬出版，2012，p.232-236.

7）花山耕三．"重症筋無力症"．臨床につながる神経・筋疾患．花山耕三編．医歯薬出版株式会社，2018，p.76-77.

8）砂田芳秀．"筋疾患"．前掲書4），p.132-140.

9）林由起子．"筋ジストロフィー"．神経内科ハンドブック：鑑別診断と治療．水野美邦編．第5版，医学書院，2016，p.1211-1228.

10）砂田芳秀．"筋ジストロフィー"．内科．矢﨑義雄総編集．第11版，朝倉書店，2017，p.2311-2318.

11）砂田芳秀．"ミオトニア症候群"．前掲書10），p.2318-2320.

12）村川裕二．"進行性筋ジストロフィー"．神経内科学の講義がそのまま本になりました．村川裕二監修．医学教育出版社，2017，p.245-252.

13）村川裕二．"多発性筋炎／皮膚筋炎"．前掲書12），p.252-253.

14）村川裕二．"薬剤性ミオパチー"．前掲書12），p.259.

15）砂田芳秀．"多発性筋炎・皮膚筋炎"．前掲書4），p.132-133.

16）鈴木裕ほか．"Lambert-Eaton筋無力症候群"．前掲書9），p.1211-1228.

17）横山和正．"筋無力症候群（Lambert-Eaton症候群）"．前掲書9），p.1194-1196.

16 | てんかん

てんかんとは

大脳の神経細胞の異常な電気的興奮によって起こる反復性の発作のこと．慢性脳疾患である．
原因不明のものを特発性てんかん，原因が明らかなものを症候性てんかんという．
てんかん発作は部分発作と全般発作に分けられる．

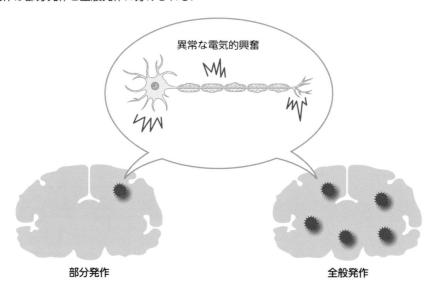

異常な電気的興奮

部分発作　　　　　　　　　　　　　　全般発作

てんかんの種類と症状

部分発作

脳の部分的異常活動により生じる．異常活動が起こる部位により症状が異なる．

単純部分発作	けいれん，一過性の麻痺（トッド麻痺），しびれなどの異常感覚，自律神経症状（めまい，嘔気・嘔吐など）．意識障害は伴わない．
複雑部分発作	側頭葉てんかんが代表的．意識障害を伴う．

全般発作

発作発生時から両側大脳半球の異常興奮が生じたもの．

全般強直性間代性発作	眼球偏位，四肢の屈曲・伸展，頸部・体幹の過剰伸展 筋をこわばらせる強直性発作と屈曲・伸展を繰り返す間代性発作を伴う．
欠神発作	10秒前後の意識消失発作，脱力発作，強直発作，間代発作，ミオクロニー発作，自動症（無意識にいろいろな動作をすること）や自律神経症状の要素を伴う場合がある．
ミオクロニー発作	突然起こる短時間の衝撃様の筋収縮 全般性のことも，顔面・体幹や上肢・下肢などに限局することもある．
脱力発作	突然の筋緊張の減弱．

1 てんかん
epilepsy

1 てんかんとは

1 疫学・病態・症候

てんかんとは，種々の病因によってもたらされる慢性の脳の疾患で，大脳の神経細胞が過剰に放電することによって起こる発作（てんかん発作，seizure）を反復する疾患である．発作は突然に起こり，普通とは異なる身体症状や，意識，運動および感覚の変化が生じる．国際抗てんかん連盟（ILAE）は 2014 年にてんかんの実用的新定義を以下のように発表した [1]．

① 24 時間以上の間隔で 2 回以上の非誘発性発作が生じる．

② 1 回の非誘発性発作が生じ，その後 10 年間にわたる発作再発率が，2 回の非誘発性発作が生じた後の一般的な再発リスク（60%以上）と同程度である．

つまり，1 回の発作であっても，2 回目の発作が起きる確率が高い場合．

③てんかん症候群と診断されている．

非誘発性発作とは，明らかな誘因がない慢性疾患としての自発発作である．これに対し誘発性発作とは，急性症候性発作，状況関連発作とも呼ばれ，脳炎，外傷，脳血管障害，代謝障害などの急性の脳への侵襲に対する反応として発症する発作である．

てんかんは，人口の 0.4 ～ 0.9%に起こる慢性の神経疾患の一つである．てんかんの発症は 3 歳以下の乳幼児と 60 歳以上の高齢者で多いが，どの年齢層でも発症する可能性がある．

てんかんはさまざまな原因で発症するが，原因が特定できるのは半数以下である．てんかんの原因としては，胎児仮死・低酸素・分娩外傷などの周産期異常，先天奇形，皮質形成異常症，頭部外傷，脳腫瘍，脳炎・髄膜炎，脳血管障害，代謝異常，結節性硬化症，スタージ・ウェーバー症候群 *，アルツハイマー病などの神経変性疾患などが挙げられる．

患者が発作を起こした場合，診断を下すのにいくつかの重要なステップを経る．診断の際に発作を分類するが，その前にその発作性事象が本当にてんかん発作なのかどうかを判断しなければならず，その際には数多くの鑑別診断が必要になる．鑑別が必要な症状には，失神発作，けいれん性失神，睡眠時随伴症，心因性非てんかん発作，運動異常症などの非てんかん性事象がある．

2 てんかん発作

これまでは，てんかん発作の分類については ILAE によって 1981 年に示された分類 [2]（2010 年改訂）が，てんかんの分類については ILAE によって 1989 年に示された分類 [3] が用いられてきたが，2017 年に ILAE はてんかん発作とてんかん分類に関する新たな提言を行った [4-6]．

📖＊用語解説

スタージ・ウェーバー症候群
Sturge-Weber syndrome.
三叉神経第 1 枝領域にみられる顔面の血管腫と，大脳皮質の限局性萎縮と石灰化を特徴とする．脳軟膜にも血管腫を認める．てんかんや精神発達遅滞，障害皮質部位の巣症状を呈する．

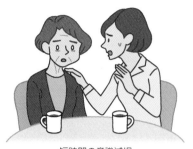
短時間の意識減損

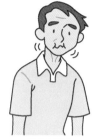
口の自動症

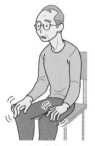
手の自動症

図16-1 ■複雑部分発作

　てんかん発作とは，大脳の神経細胞が過剰あるいは過同期した状態による症状と徴候が，一過性に出現したものである．1981年に，てんかん発作は脳波所見をほぼ唯一の基軸として，症状と脳波所見の関連を中心に分類された．過剰な電気的興奮が脳の一部から始まる発作を**部分発作**と呼び，意識がはっきりしている**単純部分発作**，意識障害が伴う**複雑部分発作**，発作の始まりが部分発作でその後全身がけいれんする**二次性全般化発作**に分けられる．電気的興奮が初めから起きる発作を**全般発作**と呼ぶ．

部分発作

▶ 単純部分発作

　単純部分発作では，患者は意識がはっきりしているため，発作の始まりから終わりまで，症状をすべて覚えている．

●**運動発作**：身体の一部に強直けいれんまたは間代けいれんを起こしたり，頭部あるいは眼球が左右いずれかに向くなどの症状がみられたりする．

●**感覚発作**：身体の一部がしびれる，視野の一部に色や光が見える，単純な音が聞こえる，においがするなどの症状がみられる．

●**自律神経発作**：胃のあたりから気持ち悪い感じがこみ上げてくる感覚や，頭痛などがみられる．

●**精神症状を呈する発作**：**失語**，**既視感***・**未視感***，**恐怖感**などがみられる．

▶ 複雑部分発作

　複雑部分発作では，意識の減損（急に動作を止め顔をぼーっとさせるような発作）を伴う．側頭葉てんかんが代表的である（図16-1）．

●**側頭葉起源の発作**：側頭葉てんかんの症状としては，上腹部の不快感や恐怖感などの前兆の後に，意識が遠のき，一点を凝視する．意識減損の際には口をモグモグさせたり，舌なめずりをしたり，衣服をまさぐったりするなどの**自動症**を伴うことがある．発作の後はもうろう状態となり，ウロウロと歩き回ることがある．

●**前頭葉起源の発作**：前頭葉てんかんの症状としては，身体の一部がけいれんしたり，身体をバタバタさせたり，自転車をこぐような動きをすることがある．

plus α

ジャクソン発作
一次運動感覚野から始まったてんかん発作が，連続して伝播し，けいれんする身体の部位が移り変わることもある．

用語解説

既視感
実際には一度も見たはずもないのに，すでにどこかで見ていると感じる現象．デジャヴュ．

未視感
見慣れたはずのものが未知のものに感じられる現象．

発作の持続時間は，側頭葉てんかんに比べると数秒から数十秒程度と短く，発作後のもうろう状態は少ない．

▶ 二次性全般化発作

　単純部分発作あるいは複雑部分発作から，電気的興奮が脳全体に広がって全身のけいれんにつながる発作を二次性全般化発作と呼ぶ．全般発作が強直間代発作と違う点は，前兆を伴っていたり，けいれんに左右差があったり，発作後に左右どちらかの半身の麻痺が一時的に出現したりすることである．

▍全般発作

　全般発作では，両側の大脳半球が同時に過剰放電する．ミオクロニー発作以外は前兆なく意識消失を来す．

●欠神発作：突然意識を失い，動作が停止する．数秒から十数秒で突然意識が回復し，元の動作に戻る．あまり短いと周囲の人も気付かないことがある．眼球が上転し，まぶたがピクピクすることがある．脳波は 3Hz 棘徐波複合*がみられ，過呼吸により発作が誘発される．

●非定型欠神発作：欠神発作のように意識を失いボーッとするが，発作の始まりと終わりがはっきりしないことがある．レノックス・ガストー症候群*などで認められる発作．

●ミオクロニー発作：一瞬，筋肉がピクッと動く発作．持っているものを落とすことがある．光によって誘発されることもあり，寝起きや寝入りに起こりやすい傾向がある．

●脱力発作：全身の筋肉の緊張が低下・消失し，崩れるように倒れる発作．転倒による外傷の危険性が高い．レノックス・ガストー症候群などで認められる発作．

●強直発作：意識を失い，筋が強直する発作．

●間代発作：筋が収縮・弛緩を繰り返すことで，体がガクンガクンと震える発作．

●強直間代発作（大発作）：前兆なく突然意識を失い，強直けいれんが先行し，間代けいれんがそれに続く．発作後は弛緩し，睡眠あるいはもうろう状態となる．しばしば舌や口の中を噛むことや，失禁，呼吸停止を伴う．

plus α

トッド麻痺
発作後に発作に関連した部位で一過性に麻痺がみられるもの．

📖用語解説

棘徐波複合
棘波（とがった波形）のあとに高振幅のゆるやかな波を伴った波形．

レノックス・ガストー症候群
小児期に発症し，難治性てんかんを主症状とする．知的障害や失調症状，睡眠障害などを合併する．

16
てんかん

S t u d y

てんかん重積状態

　てんかん発作の大部分は，通常は数分以内に自然に終わる．しかし，けいれん発作が5分以上続くか，または短い発作でも反復し，その間に意識が回復しないまま30分以上続く状態をてんかん重積といい，速やかに治療を開始すべきである．第一段階での治療薬はジアゼパムの静脈注射である．そのほか，ホスフェニトインまたはフェニトインの静脈注射を行う．難治てんかん重積に対してはミダゾラム，プロポフォール，チオペンタール，チアミラールによる全身麻酔療法を行う．

表 16-1 ■てんかん，てんかん症候群の国際分類（ILAE による分類，1989）

1. 局在関連（焦点，局所，部分）てんかんおよび症候群	
1.1 特発性（年齢に関連して発病する） ・良性小児てんかん（中心・側頭部に棘波を有する） ・小児てんかん（後頭部に突発波を有する） ・原発性読書てんかん	0.4%
1.2 症候性 ・小児の慢性進行性持続性部分てんかん（Kojewnikow 症候群） ・特異な発作誘発様態をもつてんかん（反射てんかん） ・側頭葉てんかん ・前頭葉てんかん ・頭頂葉てんかん ・後頭葉てんかん	49.5%
1.3 潜因性	0.4%
2. 全般てんかんおよび症候群	
2.1 特発性（年齢に関連して発病．年齢順に記載） ・良性家族性新生児けいれん ・良性新生児けいれん ・乳児良性ミオクロニーてんかん ・小児欠神てんかん ・若年欠神てんかん ・若年ミオクロニーてんかん ・覚醒時大発作てんかん ・上記以外の特発性全般てんかん ・特異な発作誘発様態をもつてんかん（反射てんかん）	25.2%
2.2 潜因性あるいは症候性（年齢順） ・ウェスト症候群 ・レノックス・ガストー症候群 ・ミオクロニー失立てんかん ・ミオクロニー欠神てんかん	6.2%
2.3 症候性	10.3%
3. 焦点性か全般性か決定できないてんかんおよび症候群	7.6%

（てんかん研究　9：84，1991 での日本語訳を参考）
（各項目の右の数値は患者数の割合：厚生省精神・神経疾患委託研究，難治てんかんの病態と治療に関する研究，平成 3 年度研究報告書より）

Commission on Classification and Terminology of the International League Against Epilepsy : Proposal for revised classification of epilepsies and epileptic syndrome. Epilepsia 30 : 389-399, 1989.

　2017 年のてんかん発作型分類は，**焦点起始発作，全般起始発作，**および**起始不明発作**の 3 分類とし，いずれにも運動要素を伴う運動発作と，伴わない非運動発作がある[4, 5]．焦点発作には，意識障害を伴わないものと伴うものがあるとした．また，二次性全般化発作に代わる用語として，「**焦点発作から両側性強直間代発作への進展**」を使用することになった．

3 分類

　てんかんの分類については，1989 年の分類が用いられてきた[3]．これは，てんかんを四つに分けることで大まかに分類する（表16-1）．てんかん性異常放電によって，脳の一部分から異常放電が生じる**部分発作**（局在関連性）もしくは，発作の最初から脳全体に異常放電が生じる**全般性発作**に分ける．また，発

作を引き起こす原因によって，**特発性**（明らかな脳の病変が認められない，てんかんの素因がある，遺伝的要因がある）もしくは**症候性**（病変が画像などで認められる）に分ける．すなわち，「部分（局在関連性）か全般性か」と「特発性か症候性か」の二つの軸から四つの群に分類することができる．

2017年にILAEは，てんかんの分類に関しても新たな提言を行った[6]．てんかんの診断は，上記で述べた「**発作型**（焦点起始発作，全般起始発作，起始不明発作）」，さらに「**てんかん類型**（焦点性てんかん，全般てんかん，全般てんかんと焦点性てんかんの合併，てんかん類型不明)」「**てんかん症候群**」の，三つのレベルで行う．さらに，新たな分類では各段階に「病因」が組み込まれた．てんかん発作を生じた場合，てんかんの病因を明らかにすることが必要となる．神経画像検査，特にMRIを行うことによって，てんかんに**構造的病因**があるか否かを判断する．構造的病因の他に，**遺伝性**，**感染性**，**代謝性**，**免疫性**，および**不明**の五つの病因グループがある．

4 診断

発作症状の確認

患者自身または目撃者に，発作の前および発作中の症状を確認する．症状の起こる頻度や持続時間，発作時の患者の反応（意識状態），四肢の動き，開閉眼，眼球偏視，顔色などを問診する．発作が頻繁にあるようであれば，発作の様子をビデオで撮影して記録し，診察の際に持参してもらうと診断の効率が上がる．

詳細な病歴の聴取

てんかん発作を診療の現場で医師が目撃することはまれであり，詳細に発作症状を聞き取ることが重要である．さらに家族歴，既往歴，現病歴，周産期歴，発達歴なども詳細に聴取する．

諸検査の実施

▶ 脳波検査

脳波検査は必要不可欠である．覚醒時と睡眠時の両方をある程度の時間，記録する．睡眠時の頭蓋頂鋭波や筋電図，心電図などのアーチファクトをてんかん性異常放電と見間違えないようにする必要がある．また，発作間欠期（発作が起きていない状態）の脳波で異常が検出されなくてもてんかんを否定することはできない．

▶ 長時間ビデオ脳波モニタリング

3.5～6日間の**長時間ビデオ脳波モニタリング**を行うことによって，発作を記録できる可能性が高くなる[7]．発作記録のビデオおよび脳波（発作時脳波）を解析することで，①てんかん発作と非てんかん発作の鑑別，②てんかん発作の場合，全般発作と焦点発作の鑑別，③焦点発作の場合，発作焦点の局在診断を行うことができる．薬剤抵抗性が疑われる患者は，専門施設で本検査を受ける必要がある．

▶ 脳形態画像検査

てんかんと診断する際には，MRI または CT 検査を行う必要があるが，特発性全般てんかんおよび特発性部分てんかんでは器質的異常の頻度が低いので，その限りではない．海馬硬化，皮質形成異常，脳腫瘍，脳血管障害，頭部外傷の有無を検出できる．

▶ 脳機能画像検査

てんかん術前評価に**脳機能画像検査**が有用である．核医学検査（発作間欠期の糖代謝 FDG-PET，脳血流 SPECT，Iomazenil SPECT や発作時の脳血流 SPECT）および脳磁図（MEG）は部分てんかんの術前評価として焦点の局在診断に有用である可能性がある．

5 治療

薬物治療

てんかんの主要な治療方法は**抗てんかん薬**による薬物治療であり，多くの患者が治療は長期間または生涯にわたる．

成人の新規発症部分てんかんでは，第一選択薬としてカルバマゼピン，ラモトリギン，レベチラセタム，次いでゾニサミド，トピラマートが推奨される．第二選択薬としてフェニトイン，バルプロ酸，クロバザム，クロナゼパム，フェノバルビタール，ガバペンチン，ラコサミド，ペランパネルが推奨される[7]．

成人新規発症全般てんかんでは，①全般性強直間代発作に対して，バルプロ酸が第一選択薬として推奨され，第二選択薬として，ラモトリギン，レベチラセタム，トピラマート，ゾニサミド，クロバザム，フェノバルビタール，フェニトイン，ペランパネルが推奨される．妊娠可能年齢の女性ではバルプロ酸以外の薬物治療を優先する．②欠神発作では，バルプロ酸，エトスクシミド，ついでラモトリギンが推奨される．③ミオクロニー発作では，バルプロ酸，クロナゼパム，レベチラセタム，トピラマートが推奨される[7]．

そのほかに，精神症状の有無，内科疾患の合併，高齢発症，妊娠可能年齢の女性など，患者背景にも配慮して薬物選択を行う．

Study

薬剤抵抗性てんかん（難治てんかん）

多くの患者は抗てんかん薬で発作を抑制できるが，30％以上の患者は抗てんかん薬の効果が不十分で，薬を服用しても発作が持続し，薬剤抵抗性てんかん（難治てんかん）と診断される．てんかんに対して適切とされる抗てんかん薬を，単剤あるいは多剤併用で，副作用がない範囲の十分な血中濃度で試みても一定期間発作を抑制できないてんかんを，薬剤抵抗性てんかんと定義する．

■ 外科治療

外科治療が可能なてんかんとして，次の五つが挙げられる[7]．

①内側側頭葉てんかん：特に海馬硬化症（図16-2）を有する内側側頭葉てんかんは最もよい外科治療の適応と考えられ，有意な発作消失が見込まれる．

②器質病変が検出された部分てんかん：皮質形成異常，脳腫瘍，結節性硬化症の皮質結節や海綿状血管腫などMRIで確認できるてんかん原性病変は外科手術の適応となる．

③器質病変を認めない部分てんかん

④片側半球の広汎な病変による部分てんかん

⑤脱力発作をもつ難治てんかん：脳梁離断術が有効である．

上記以外に，薬剤抵抗性のてんかん発作があり，てんかんに対する開頭術の適応にならない場合，もしくは開頭術の効果が不十分だった場合，**迷走神経刺激療法**（vagus nerve stimulation：**VNS**）を補助的に緩和的療法として用いることもできる．

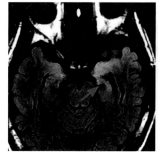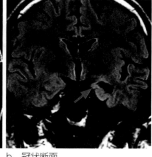

a. 体軸断面　　　　　　　　　　　b. 冠状断面

図 16-2 ■海馬硬化症
FLAIR 画像．左海馬の萎縮と高信号を認める．

2 てんかん患者の看護

大脳の神経細胞は，規則正しいリズムでお互いに調和を保ちながら電気的に活動している．この活動が突然崩れて，激しい電気的な乱れが生じることによって起きるのがてんかんであるといわれている[7]．

てんかんの発作といえば，全身が大きく震える，いわゆる「**けいれん**」のイメージがあるが，そのほかにも全身の筋肉の緊張が低下・消失してストンと崩れるように倒れてしまう**脱力発作**や，数十秒間にわたって突然意識がなくなりボーッとする**欠伸発作**や**複雑部分発作**，全身あるいは手足など一部分の筋肉がピクッと一瞬収縮する**ミオクロニー発作**，口をくちゃくちゃ動かしたりする**自動症**などもみられる．

さらに，入院する際に今までどのようなてんかん発作が起きていたのかなどを聴取しておくと，患者に合わせた安全管理ができる．

1 てんかん発作時の観察

患者および発作の目撃者から情報を得ることが望まれる（図16-3）．けいれんの看護を参照．

➡けいれんの看護については p.53 参照．

てんかんの確定診断，病型診断のために，長時間にわたるビデオ脳波モニタリング検査を実施することがある．あえて抗てんかん薬を減量または中止し，てんかん発作を誘発することもある．普段から発作時の対応をシミュレーショ

ンし，発見者・リーダー・物品の準備者・記録者などの役割について確認をしておくと，発作が起きた際に，慌てず落ち着いた行動をとることができる．

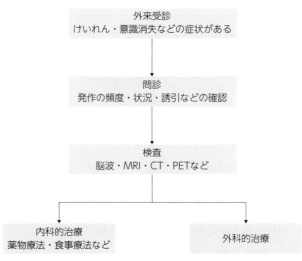

図 16-3 ■てんかんの治療

2 検査における看護

てんかんの診断，もしくはてんかん発作の場所を特定し，抗てんかん薬の種類や手術の方法などの治療方針を検討するために，検査が行われる．検査の多くは通院で行われるが，入院による検査や，手術などの侵襲を伴う検査もある．

▍ 脳波検査における看護

脳波検査には，頭皮に電極を貼る頭皮脳波を計測する方法や，頭皮脳波ではわかりにくい焦点を精査する目的で，頭の中に電極を埋め込み脳波をモニタリングする電極埋め込み術などがある．

頭皮脳波の計測は，通常数時間で終了する場合が多いが，頭の中に電極埋め込み術をした場合は，1～2週間ほど長時間ビデオ脳波モニタリング検査を行う．この場合，頭蓋内にコードが埋め込まれているため行動制限があり，排泄や体を拭くとき以外，24時間ビデオで撮影されているため，精神的な苦痛を伴う．さらに，内服薬の減量や中止に伴い発作が起きやすい状態となっているため，発作の観察や緊急時の対応について，術後の管理とともに患者への精神的援助が重要である．

▸ 観察内容

●脳内出血，脳浮腫，意識レベル，麻痺などの神経学的徴候を観察する．

●コードの刺入部の出血，滲出液の有無など感染徴候を観察する．

●コードが外れていないかを確認する．

●頭痛，肩こりなどの有無を聴取する．

▸ モニタリング前

●入院時に，療養の場や清潔，食事，排泄などの日常生活の方法を説明する．

▸ モニタリング時

●発作時には，発作中の行動がビデオに映るように環境を調整する．

●発作が出現したときにそれがわかるように，「発作中」という用紙を掲げるなど，医療従事者間，患者，家族と相談しておく．

●行動制限による苦痛，電極のコードによる頭皮の痛みや肩こりといった苦痛がある場合は，鎮痛剤の使用，手足浴などを実施し，痛みの緩和を図る．

●患者が排泄や手を洗うことを，我慢や遠慮することがないように，食事前後に手洗い用の洗面器やおしぼりの準備，歯磨きや整容などの準備をしておく．

■ その他の鎮静下における検査時の看護

　患者が小児である場合など，安静が保てないときには鎮静下で画像や脳波検査を行うことがある．

▶ 検査前日まで

●医師からの説明に対する患者や家族の思い，質問，不明な点がないかなどを確認する．

●絶食の有無，内服，点滴の時間，検査の時間を説明する．

●緊急時に備えて，特に小児の場合は児のサイズに合った挿管チューブの準備をしておく．

▶ 検査当日

●点滴，飲み薬など，医師が指示した鎮静薬を内服するが，児によっては静止ができない場合もあり，外傷などが起きないように環境を整える．また，医師の介助につく．

●鎮静薬は，合併症として気道閉塞，呼吸停止，時には徐脈，心停止が起きる場合もあり，救急カート，酸素，吸引，心電図モニターの準備をしておく．

▶ 検査後

●覚醒状態，機嫌，意識レベルを確認する．

●バイタルサイン測定を行う．

●必要時はパルスオキシメーターや心電図モニターを装着する．

■ ワダテスト（アミタールテスト）

　てんかん焦点が言語野などの機能的に重要な場所に近い場合には，手術前に優位半球が左右のどちらにあるかを調べるために**ワダテスト（アミタールテスト）**を行う．このテストは和田純によって開発され，当初はアミタールという麻酔薬を用いて行われていたため，ワダテストまたはアミタールテストと呼ばれる．これは脳血管撮影による検査で，麻酔薬を用いて左右の大脳半球を片方ずつ眠らせて，左右の半球のどちらを眠らせたときに言葉がしゃべれなくなるかを調べる．

　検査前後の観察，準備などは，血管内撮影時の看護に準じるが，一時的に失語症状や麻痺が出現することもあり，特に神経学的徴候の観察が必要となる．施設によってはこの血管撮影を行わず，機能的MRIを行う場合もある．

3 内科的治療における看護

　2回目のてんかん発作が出現した場合は，1年以内の発作出現率が高いため，抗てんかん薬の加療が推奨されている[7]．

　抗てんかん薬の多くが眠気や倦怠感などの副作用があるため注意する．飲み合わせによって薬効が下がる場合もあり，併用している薬の確認を行う．内服薬の種類は，発作の回数，型，年齢，性別によって異なるため，患者に応じて内服後の発作状況などを確認する必要がある．

4 外科的治療における看護

適正に選択された2種類以上の抗てんかん薬で単独，あるいは併用療法が行われても，1年以上発作が抑制されない場合，手術が考慮される．小児ではさらに早期の手術が考慮される．

焦点切除術

てんかん発作が始まる部分をてんかん焦点といい，**焦点切除術**とはこの焦点を切除する手術である．基本は開頭術時の看護に準ずるが，経口摂取できないため一時的に抗てんかん薬を中止しており，また水分出納によって薬物の血中濃度が低下することがあるため，発作時の観察や緊急時の対応ができるようにしておく．

迷走神経刺激療法

迷走神経刺激療法とは，難治性てんかんの発作を緩和するために行われる手術で，電気刺激を出す小さな機械が前胸部あたりに埋め込まれる．迷走神経を毎日，一定の間隔で刺激することによって，発作の回数を減らしたり，程度を軽くしたりする．緩和のための手術であり，また術直後は電極を刺激していないため，てんかん発作に注意が必要となる．また，迷走神経を刺激するため，迷走神経反射で生じる咳や徐脈，嚥下困難，嗄声などの神経症状の出現について観察を行う．刺激装置やリードなど，体内に異物が入るため，感染徴候について，皮膚の状態，発熱，前胸部の痛みなどの観察を行う．

脳梁離断術

脳全体から発作が起こっており（全般性），焦点を特定することが難しい場合，左右の脳へ電気興奮が広がるのを防ぐために，左右の連絡路である脳梁を切り，てんかん波を遮断する手術が行われる．これが**脳梁離断術**である．焦点自体を取り除くわけではなく，発作の回数や程度を軽くするための手術である．**脳梁離断症状**として，自発的に話さない，動かないという時期があるが，通常は1週間程度で回復する．この時期は離断症状の観察のほかに，肺炎や褥瘡などの二次的合併症の予防や栄養状態などの全身管理，ADLの介助が必要となる．必要時はリハビリテーションも行われる．

5 患者指導

てんかん患者へのアドバイスと情報提供として，①てんかんについての一般知識，②日常生活上の注意，③てんかん発作型，④てんかん薬の薬効と副作用，⑤てんかん発作への対応と発作の危険性，⑥てんかんに関する心理的問題，⑦てんかんに関する支援制度・団体，⑧自動車運転に関する法的知識，⑨教育・就業に関する事項，⑩妊娠と出産について，個々の患者に応じて説明を行う[7]．患者にすべての事項を説明する必要はなく，患者に必要なことや，生活の場，仕事，学校などで知っておくとよいことなど，個々に応じた説明を行う．

薬の内服

必ず決められた薬剤，量，時間で内服ができるように説明する．薬の相互作

用や食物による薬効への影響，副作用についての情報提供をし，外来受診時に副作用の有無について聞き取り，医師へ伝える．

▌ 発作への対応

発作の状態など，必要な情報が記載できる「**てんかん手帳**」などを手渡す．可能であれば発作の様子をスマートフォンなどで撮影し，外来受診時に持参できるように説明する．

救急車を呼ぶタイミングについても伝えておく．頓用薬があれば服用し，5分以上けいれんがとまらない，止まってもすぐに再びけいれんが起きるときは救急車を要請する．外出時に発作が起きたときの対応として，身分証明となるものを携帯しておくことも説明する．

▌ 日常生活上の注意

過度のストレス，睡眠不足，飲酒などは発作を誘発するので，規則正しい生活が送れるように，日常生活について考える．入浴中に溺れる事故も少なくないため，入浴は家に一人でいる時間は避ける，お湯を少なめにする，携帯電話をそばに置くなどの工夫をすることを説明する．体重増加は抗てんかん薬の血中濃度を下げたり，生活習慣病によりほかの薬を併用することによる飲み合わせなどの問題も起きるため，不摂生にならないように注意する．

▌ 運転

すべての患者が運転できないわけではなく，道路交通法により一定の条件を満たしている場合は，運転免許の所持が許可されている．患者への情報提供と，患者が医師からの説明をどのように受け止めているか確認する．

▌ 学業・就業・妊娠

学業における水泳や修学旅行，就業における高いところでの作業などは，発作時に危険を伴うこともあり，また抗てんかん薬の副作用による眠気などもあるため，周囲の理解や協力が大切となる．必要に応じて退院前に周囲の人と連携をとれるようにしておく．妊娠については，抗てんかん薬の内服による胎児への影響もあるので，計画的な妊娠や抗てんかん薬の減量・変更などについて情報提供し，医師からの説明に対する患者の受け止め方や思いなどを聞くことが大切である．

▌ 使える制度やピアサポート

医療費の一部を公費負担できる制度や，生活の中で費用が免除されたり割引が得られたりする制度が使用できることがある．使用できる制度は個々の患者の障害や所得によって異なるので，市町村への相談や必要に応じて医療ソーシャルワーカー（MSW）と連携できるように調整する．また，患者や家族の精神的なサポートなどの社会援護活動を行っている患者や家族の会もあり，ピアサポートの会などの情報提供を行い，安心した生活が送れるようにする．

臨床場面で考えてみよう

Q1 てんかん発作中に口腔内に食べ物が入っている場合，どのようにすればよいか．
Q2 家族が発作を発見したときはどうしたらよいか．
Q3 抗けいれん薬を飲み忘れたときに注意することは何か．

考え方の例

1 開口できない場合があり，口が開いていても，安易に指を入れると介助者が噛まれてけがをする危険性が高い．慌てずに，発作中は呼吸の状態，気道確保ができているかを観察し，発作後に口腔内の状態を確認する．発作後は，仰臥位ではなく口腔内の流涎の排泄，気道確保の目的で側臥位に体位を変更する．

2 発作中の観察は，てんかんの診断や治療に重要である．いつ，どのようなとき，どのような症状がみられるか，特に開閉眼，眼球の方向，上下肢の位置や姿勢，持続時間，意識の有無，前兆の有無，発作後の様子などを観察するように説明する．意識は見た目ではわかりにくい場合があるため，発作中に声を掛けて体に触れ，発作後に声を掛けた内容や触られたことを覚えているか確認を行うようにする．

3 飲み忘れがあった場合，速やかに内服する．抗けいれん薬は，有効血中濃度域が非常に狭く，さらに有効血中濃度に達するまでに長期間を要するため，飲み忘れをしないような工夫を患者に提案するとよい．また，内服後に嘔吐した場合は残渣物を確認し，内服から30分以内であれば再度内服するほうがよい．

引用・参考文献

1）Fisher, R.S. et al. ILAE official report：a practical clinical definition of epilepsy. Epilepsia. 2014, 55 (4), p.475-482.

2）Proposal for revised clinical and electroencephalographic classification of epileptic seizures. From the Commission on Classification and Terminology of the International League Against Epilepsy. Epilepsia. 1981, 22 (4), p.489-501.

3）Proposal for revised classification of epilepsies and epileptic syndromes. Commission on Classification and Terminology of the International League Against Epilepsy. Epilepsia. 1989, 30 (4), p.389-399.

4）Fisher, R.S. et al. Operational classification of seizure types by the International League Against Epilepsy：Position Paper of the ILAE Commission for Classification and Terminology. Epilepsia. 2017, 58 (4), p.522-530.

5）Fisher, R.S. et al. Instruction manual for the ILAE 2017 operational classification of seizure types. Epilepsia. 2017, 58 (4). p.531-542.

6）Scheffer I.E. et al. ILAE classification of the epilepsies：Position paper of the ILAE Commission for Classification and Terminology. Epilepsia. 2017, 58 (4), p.512-521.

7）日本神経学会監修．てんかん診療ガイドライン2018．医学書院，2018.

8）井上有史ほか．新てんかんテキスト．南江堂，2012.

9）稲次基希ほか．けいれん発作時の緊急対応．ブレインナーシング．2013, 29 (8) p.22-26.

10）MOSES企画委員会監修．MOSESワークブック：てんかん学習プログラム．井上有史ほか翻訳．クリエイツかもがわ．2010, p.166-172.

3

事例で学ぶ
脳・神経疾患患者の看護

17 | 脳梗塞患者の看護

患　者：Aさん，55歳，男性．喫煙は20本／日，アルコールは日本酒2合／週，運動習慣はない．
　　　　妻（48歳），娘（20歳），息子（17歳）の4人で同居している．

診断名：アテローム血栓性脳梗塞（左中大脳動脈領域）．

既往歴：45歳のころから高血圧のため降圧薬を内服しており，定期的にかかりつけ医に通院していた．
　　　　48歳のころ，胃潰瘍で2カ月ほど内服治療していたが，現在は治療は終了している．

現病歴：2カ月前から職場の管理職に就き，デスクワークを中心とした残業や仕事のストレスが増え
　　　　て，喫煙や飲酒の量が増えていた．本日午前の会議中にしゃべりにくさや右手に力が入らな
　　　　い感じを自覚したが，すぐに治まった．その夜，自宅で22時に入眠し，睡眠途中の24時に
　　　　覚醒してトイレに行こうとしたが右手足に力が入らず立ち上がれなかった．その状態を妻が
　　　　発見し，救急車で病院に搬送された．

　　　　　受診後，構音障害と右上下肢の運動麻痺が進み，頭部CT検査，頭部MRI検査，MRA検
　　　　査が行われた．その結果，左中大脳動脈領域のアテローム血栓性脳梗塞と診断された．発症
　　　　から4.5時間以内であること，病歴，検査結果を総合的に検討し，静脈内血栓溶解療法（rt-
　　　　PA静注療法）の適応と判断され，治療目的で入院した．

　　　　　受診時のバイタルサインは，血圧186/80mmHg, 脈拍数78回／分（整），呼吸数16回／分，
　　　　SpO$_2$96％，体温36.6℃だった．神経症状はNIHSS 8点，GCS（E4V4M6），言語に関して
　　　　は，名前はかろうじて聞き取れたが住所は不明瞭であった．右上肢はある程度動くが挙上で
　　　　きず，右下肢は動くが膝立てができなかった．右上肢の感覚障害もあった．

【発症当日】
　　検査・診断後，直ちに静脈内血栓溶解療法（rt-PA静注療法）が行われ，閉塞血管は一部開通した．
同時に，脳保護療法（エダラボン注射薬）が併用された．呼吸・循環管理が行われ，血圧は収縮期
血圧160～180mmHg, 拡張期血圧70～100mmHgで経過した．

　　治療24時間後にMRIで再検し，左中大脳動脈領域（放線冠から内包後脚）に梗塞像がみられ，
出血像は確認できなかった．その後，抗血栓療法（アルガトロバン注射薬）が開始された．神経症
状は入院時と同様であった．

【発症後2日目】
　　血圧は収縮期血圧150～170mmHg, 拡張期血圧60～90mmHgで経過し，水分出納バランスは
良好だった．理学療法士によるベッドサイドでの関節可動域訓練が始まった．医師から水分摂取の
許可があったが，口を湿らす程度であった．Aさんは口数が少なく，医療者側の質問に対する返答
は聞き取りづらかったが，氏名，住所，現在の場所など内容は正確であった．

【発症後4日目】
　　呼吸・循環状態に問題はなかった．ベッド上での端座位訓練では，左手でベッド柵を持ち5分程
度の自力座位保持ができていた．右上肢は，自力でかろうじて胸のあたりまでもってくることがで
きた．歯科医師と言語聴覚士による口腔機能・嚥下機能の評価は良好であり，食事は軟食（全粥・

軟菜）が始まり，看護師が援助し，むせることなく5割程度摂取できた．妻は毎日面会に来ていたが，Aさんは妻に自分の伝えたい内容が十分に伝わらないため，いら立ちをぶつけていた．

【発症後7日目】

　頭部MRI検査では，梗塞像は不変，出血像は確認されなかった．脳保護療法と抗血栓療法は，点滴静脈内注射から経口内服に変更され，降圧薬の内服も再開された．膀胱留置カテーテルが抜去され，ベッドサイドで立位訓練と車椅子への移乗訓練が始まった．車椅子に座り，できるだけ自分で食事を摂取するよう看護師が促しており，Aさんはスプーンを持ち食べ物を口まで運んでくることができるようになった．しかし，時々食べ物をこぼし，食事に時間がかかり，思うように動かない右手に怒りをぶつけているようだった．排泄は，尿意はあるが採尿の援助が必要であり，便意があっても援助を求める行動がとれず便秘傾向であった．妻はAさんの様子を見て，これからどのように夫に関わればよいのか困惑していた．

【発症後14日目】

　リハビリテーションが進んで安定した歩行ができるようになり，見守りのもと少しの援助があればトイレで排泄できるようになった．食事も落ち着いて自分のペースでできるようになった．看護師が管理していた降圧薬と抗血栓薬はAさんが自己管理するようになった．薬は，再発予防のために必要だと説明された．しかし，手指機能の改善が思わしくなく，箸で食べ物をつかむことや錠剤をつかむことなどの細かい動きには時間がかかった．また，職場での主な業務内容が書字やパソコン操作であるため，Aさんは職場復帰に不安を抱いていた．そのため，作業療法士によるリハビリテーションに前向きに取り組んでいた．Aさんは，早く職場復帰したいと望んでいるが，Aさんも妻も再発が怖いのでどのように日常生活を送ればよいか迷っていた．

1　アセスメント

　アセスメントの視点を表17-1に示す．

➡脳梗塞については5章1節
p.115参照.

　脳梗塞の回復過程を3段階に区切り，病態変化と治療の経過に伴う看護アセスメントのポイントと，アセスメント結果から抽出した潜在的あるいは顕在化している健康問題を示す．

受診・入院から急性期治療の段階

　脳梗塞は突然発症し，時間経過とともにその症状・徴候が進行することが一般的である．患者は突然自分に生じた症状に困惑し，自由にしゃべれない，手足を動かすことができないという体験をする．このような患者の，脳動脈閉塞による神経組織の不可逆的損傷を早期に食い止めるためには，できるだけ速く効果的な治療を受けることが重要である．

　看護師は，脳梗塞急性期における患者の体験を考慮しつつ，安全かつ治療効果が十分に得られ，合併症が起きないよう心身両面の専門的な観察とアセスメントを行うことが求められる．

　脳梗塞の急性期は，脳梗塞とその急性期治療に伴い病態は刻々と変化し，急性期治療の血栓溶解療法は効果をもたらす一方，治療に伴う合併症を起こすリ

表 17-1 ■アセスメントの視点

身体的側面	心理的側面	社会的側面
・自覚症状 ・バイタルサイン ・呼吸状態 ・循環状態 ・意識状態 ・頭蓋内圧亢進症状 ・脳神経症状 ・脳局所症状 ・高次脳機能 ・感覚機能 ・運動機能 ・言語機能 ・摂食嚥下機能 ・日常生活動作 ・臨床検査結果 ・既往歴（脳梗塞の危険因子） ・内服薬 ・家族歴	・気分や不快症状 ・疾患の原因，治療，リハビリテーション，経過，予後に関する感情および認識 ・疾患による機能障害に関する感情および認識 ・ボディイメージ ・ストレスの内容と対処方法 ・理解や思考する能力（問題解決能力，意思決定能力）	・日常生活習慣（喫煙，飲酒，運動） ・健康管理状況や療養行動 ・職業上の役割・責任と人間関係 ・家族内での役割・責任と人間関係 ・コミュニケーションの状態 ・家族成員と家族機能 ・家族成員の身体的・心理的状態 ・経済状態 ・人生の目標や価値観

スクもある．患者に現れる症状や徴候を予測し，観察する．また，安静臥床による合併症を予防するための看護介入や異常の早期発見を行う．

▶ 発症後 2 日目の A さん

　A さんは，脳動脈のアテローム血栓により脳血流が遮断され，神経細胞の壊死が進みつつある．この閉塞血管を再開通させるための血栓溶解療法と，虚血ペナンブラを救済するための脳保護療法が併用された．さらに，再開通した脳動脈の再梗塞予防のために抗血栓療法も行われた．この急激な脳神経細胞や血液脳関門の破綻および超急性期治療により，A さんは脳浮腫や頭蓋内出血のリスクが高まった状態であり，厳密な循環管理，特に血圧管理が重要である．同時に，頭蓋内圧亢進症状を見逃さない観察や，異常時の早期対応を行う．また，再梗塞予防のため体液量の管理も重要となる．

　したがって，A さんの発症後 2 日目の健康問題として考えられるものの一つを，「＃ 1　脳浮腫や頭蓋内出血のリスクに伴い頭蓋内圧亢進を起こす危険がある」とした．

■ 身体的障害の自覚と回復期の段階

　脳梗塞の病態や急性期治療の効果により，患者には，構音障害，嚥下障害，運動機能障害，高次脳機能障害などの多様な機能障害が現れる．患者は，今まで自立して行えていた日常生活動作が思うとおりにできなくなり，他者の援助が必要な状態になる．これらの機能障害は，患者と家族の心理・社会的側面へも重大な影響を与える．その影響とは，身体的障害をもった自分の身体への認識の変容，今後の回復への不安，家族内や職場内の役割を果たすことができない葛藤，経済的問題などである．

脳梗塞患者の，日常生活行動における自立状態の回復と，自尊心の回復は関連しているため，看護師は患者の日常生活行動の援助を行いながら，患者・家族の心理的な変化を見逃さず，心理社会的存在としての患者を全体的に理解し，看護することが求められる．

日常生活行動の自立のために，急性期リハビリテーションはできる限り早期に行うべきであり，リハビリテーション科の医師や理学療法士，作業療法士，言語聴覚士，また，歯科医師などの口腔・摂食嚥下に関する専門職との連携が重要である．一人の患者にさまざまな職種が関わることになるが，患者にとっては各職種の役割を認識することは難しい．看護師は多職種の役割と専門性を理解し，その上で，各訓練の効果が日常生活の中に統合でき，患者のもつ力が発揮されるよう調整し支援する必要がある．

▶ 発症後 7 日目の A さん

A さんは，脳梗塞急性期の急激な病態変化の時期を乗り越え，主に右上下肢の運動機能障害に対しての訓練を行っている．車椅子移乗や座位の保持は，食事，排泄などの日常生活動作の基礎となる．また，A さんが自身で食事をすることは疾患からの回復促進に重要な栄養摂取行動であり，かつ右上肢の機能回復にも欠かせない行動である．しかし，自分の右手の機能に対する否定的な感情を表現しており，排泄の援助を求める行動も控えている．また，発症後 4 日目の妻への態度から推察すると，A さんは自分の身体機能の変化を受け入れられず，戸惑い混乱し，家族も無力感を抱いている状態だと考えられる．

したがって，A さんの発症後 7 日目の健康問題として考えられるものの一つを，「＃ 2　急激な右上下肢の運動機能障害により，自分の身体の変化を受け入れられない」とした．

社会復帰に向けた段階

脳梗塞発症から心身の健康が回復する過程の経験は，身体機能の回復，停滞，後退と，それに伴う感情や考えととらえることができる．患者はその都度，医療者や家族との関わりの中で自分の病の意味を見いだしながら，自分の価値を取り戻し，今後の人生や社会生活について考えていく．看護師は，患者の心身の機能障害と回復の程度をアセスメントしながら，生活の目標を共に考え，目標に近付くための活動を提案し，援助する．また，この支援には家族や多職種との協働は欠かせないものである．

患者にとって，機能回復とともに重要なことは再発予防である．脳梗塞の再発率は，1 年以内が 1 割，5 年以内が 3 割，10 年以内が 5 割と飛躍的に高くなり，再発による重症化は患者・家族の QOL の低下につながる．そのため，社会復帰に向けた時期には，抗血栓療法と危険因子の管理についての患者教育が重要である．

▶ 発症後 14 日目の A さん

　A さんは食事，排泄，移動などの日常生活動作が回復してきた．今後の生活をより具体的に想像し，健康に働き家族を経済的に支え続けるためには，現在の手指機能の回復が大切だと考えている．リハビリテーションに取り組む姿からそれが推察できるため，A さんの自己回復力を促進するよう支援する．同時に，脳梗塞の危険因子をもっている A さんは，再発予防のための抗血栓薬の継続や，危険因子である高血圧，飲酒，喫煙などの日常生活習慣の修正が必要である．しかし，具体的に再発予防行動を自分の日常生活に取り入れる方法について，十分な知識をもっていないと考えられる．

　したがって，A さんの発症後 14 日目の健康問題として考えられるものの一つを，「＃3　脳梗塞の再発予防についての知識不足により，再発予防行動が日常生活に組み込めない」とした．

② 看護計画

＃1　脳浮腫や頭蓋内出血のリスクに伴い頭蓋内圧亢進を起こす危険がある

▶ 看護目標

　脳組織循環が正常範囲に維持され脳ヘルニアを起こさない（発症後1週間まで）．

▶ 看護計画

O-P（観察プラン）

・バイタルサイン

・呼吸状態

・循環状態

・意識状態

・体液バランス

・頭蓋内圧亢進症状

・排便パターン

・心理状態

T-P（治療プラン）

・指示された薬物療法

・輸液の厳密な管理

・血圧管理

・呼吸管理（酸素療法を含む）

・頭部・頸部のポジショニング

・排便コントロール

・心身の安楽保持

・安静な環境を整備

E-P（教育プラン）

・心身の安楽保持の必要性を説明する．

・患者と家族に異常時の状態を説明し，症状発現時はすぐに伝えるよう指導する．

#2　急激な右上下肢の運動機能障害により，自分の身体の変化を受け入れられない

▶ 看護目標

　[短期目標] 自分の身体についての感情や考えを表現し，右上下肢を気遣いながら日常生活動作を行うことができる．

▶ 看護計画

O-P（観察プラン）

・自分の身体についての感情や考え

・右上下肢への気遣いの程度

・日常生活動作の自立度

・リハビリテーションの進行度

・睡眠状態

・家族の感情や考え

T-P（治療プラン）

・身体についての感情，考え，経験の傾聴

・身体的ケア

・食事，排泄，移乗時に個別の方法を適用

・リラクセーション

・家族や重要他者からの精神的なサポートの促し

E-P（教育プラン）

・患者と家族に，右上下肢の保護の方法を説明する．

・リハビリテーションの意義と機能回復の予測を説明する．

#3　脳梗塞の再発予防についての知識不足により，再発予防行動が日常生活に組み込めない

▶ 看護目標

　[短期目標] 退院までに，再発予防の重要性と再発予防行動について理解し，具体的な健康管理の計画を家族と共に考えることができる．

▶ 看護計画

O-P（観察プラン）

・健康に対する考えの変化

・疾患と既往歴の理解度

・再発の危険因子の理解度

・治療に対する考え

・健康管理行動

・血液データ

・家族の考え

T-P（治療プラン）／ E-P（教育プラン）

A さんと家族に対し，

・抗血栓薬の効果と副作用の説明

・服薬指導

・栄養指導

・危険因子（喫煙，飲酒，運動）管理の指導

・ストレスのない生活の指導

・定期的および異常時の受診方法の指導

・自己モニタリング方法の説明

・職場復帰に関する情報提供

・家族や職場の人との相談・協力の促進

③ 看護の実際

＃1　脳浮腫や頭蓋内出血のリスクに伴い頭蓋内圧亢進を起こす危険がある

　脳組織循環を正常に保つため，医師の指示に従い厳密に輸液の管理を行った．血栓溶解療法開始後 24 時間までは，血圧と意識レベル，瞳孔，対光反射などの観察を15分から1時間ごとに行った．血圧は収縮期血圧160〜180mmHg，拡張期血圧 70 〜 100mmHg で経過し，意識レベルの低下はなく，頭痛や嘔気などの自覚症状や瞳孔異常もみられなかった．治療後から3日間，体温が37.5℃前後あったが冷罨法で対応し，4日目には 36.0℃台に落ち着いた．尿量測定も定期的に行い，水分出納バランスは保たれた．

　A さんは，治療後の医師や看護師による定期的な観察や，輸液ルートなどの治療に伴うカテーテル類が気になり，睡眠がとれていない状態であった．そのため，病室内の温度や照明を調整し，カテーテル類を整理し，話す声のトーンなどに留意しながら A さんに関わった．A さんの妻は毎日面会に来ていたため，A さんの状態を説明し，できるだけ落ち着いた態度で関わるよう促した．A さんは夜間帯に熟睡できない分を日中の睡眠で補っていた．

＃2　急激な右上下肢の運動機能障害により，自分の身体の変化を受け入れられない

　妻からの情報では，A さんは日頃から口数が少ないほうであった上，今回の構音障害のために他者と話すことが減っていた．看護師は，A さんに食事は全量摂取しなくてもよいことを伝え，集中して食事をとれるようにテレビを消してあまり声をかけないようにし，妻にも同じように関わってもらった．食事の前に左手で右手をマッサージしている様子がみられるようになり，そうすると右手の動きがよくなり，食べ物をこぼす回数も減ってきたと，嬉しそうに語ってくれた．また，理学療法士が自力端坐位の方法を指導し，左手でベッド柵を持ち，スムーズに端坐位がとれるようになった．看護師は訪室した時に尿意・便意の有無を尋ねていたが，ナースコールで排泄を伝えてくれるようになり，

タイミングよく尿器で採尿できるようになった.

　Aさんは，慣れないリハビリテーションや今までとは違う日常生活動作で毎日とても疲れるということを看護師に話し，看護師はなるべく休息できるように環境を整えた.

#3　脳梗塞の再発予防についての知識不足により，再発予防行動が日常生活に組み込めない

　Aさんと妻に脳卒中管理手帳を渡し，その内容に基づいて服薬指導を行った. 抗血栓薬内服中の注意点は理解した様子だった. 飲酒を減らすことや禁煙については，頭ではわかったが実行できるかどうか今はわからないと言った.

　Aさんは職場の管理職についたことで，今まで以上に仕事中心の生活になり，妻はそれがとても心配だった. 今回の脳梗塞発症で，Aさんは妻に，今後の自分の仕事について真剣に話し合おうと言い出した. 看護師は，職場復帰するための職場の支援の有無や内容，運動機能回復の程度による仕事内容の変更などについて，上司に尋ねてみてはどうかと促した. Aさんは，もう少しリハビリを頑張ってできる限り元の状態に戻したいと話した.

　栄養士による食事指導の日程を決めると，妻は，高血圧や脂質異常症（高脂血症）にならないような具体的な献立を指導してもらいたいと話した. 看護師は妻の要望を栄養士に伝え，準備を依頼した.

④ 看護の評価

#1　脳浮腫や頭蓋内出血のリスクに伴い頭蓋内圧亢進を起こす危険がある

　急性期の医学的管理と，予測される合併症を回避するための呼吸・循環管理および神経症状・身体状態のモニタリングの結果，データは正常範囲から逸脱せず経過した. 頭部MRI検査の結果からも脳浮腫や頭蓋内出血を起こさなかったと判断できた.

#2　急激な右上下肢の運動機能障害により，自分の身体の変化を受け入れられない

　Aさんは，リハビリテーションの効果や体の動かし方の習得などにより，思い通りにならない自分の身体を使いながら動作することに慣れ，食事・排泄行動も自分でできる範囲が広がった. また，徐々に自分の感情や考えを看護師に表出するようになった. マッサージという身体への気遣いもみられるようになり，自分の身体の変化を受け入れる過程をたどっている. 看護目標は達成しつつあるが，運動機能障害からの順調な回復が停滞する時期や動作の失敗などによる心理状態の変化も考えられる. そのような変化に注意しながら，今後も看護計画を続行する.

#3　脳梗塞の再発予防についての知識不足により，再発予防行動が日常生活に組み込めない

　各指導に対するAさんと妻の反応から，今までの生活習慣を見直そうと考え

ている時期であることがわかり，行動変容の経過を進んでいる．食事についての具体的な質問もあり，現実的に考えられている．目標は達成したが，指導された内容についての理解度や実行可能性，疑問などについて確認し，必要なときには補足する．また，外来と連携して退院後の生活について確認し，問題があれば再度指導する．

⑤ 事例を振り返って

　本事例は，突然，脳梗塞を発症した働き盛りの男性であった．脳梗塞は突然発症し，多様な機能障害が現れる．看護師は，患者が機能障害をもつ自分の心身を再度受け入れていく過程を支援する必要がある．Aさんは，職場でも家庭でも重要な役割を担っており，心身の回復段階に応じて，Aさん自身が目標とする状態も変化する．看護師は患者の語りを大切にし，患者が目指す目標を共有して家族や多職種と協力しながら目標に向かって努力する姿勢で臨むことが重要である．

引用・参考文献

1）日本脳卒中学会編. 脳卒中治療ガイドライン2015. 協和企画，2015.
2）横山純子ほか. 脳梗塞患者における発症後の自尊感情の経時的変化と関連要因. 日本看護研究学会雑誌. 2008, 31（1），p.55-65.
3）坂井志織. 他人みたいなからだを生きる：中枢神経障害患者のしびれている身体の経験. 日本看護科学学会誌. 2017, 37，p.132-140.
4）福良薫. 身体機能障害を抱える脳卒中患者の生活の再構築に向けた看護介入の検討. 日本看護研究学会雑誌. 2015, 38（1），p.113-125.

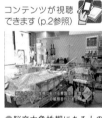

コンテンツが視聴できます（p.2参照）

●脳卒中急性期にある人の
　看護〈動画〉

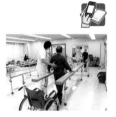

●脳卒中回復期にある人の
　看護〈動画〉

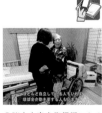

●脳卒中家庭復帰期にある
　人の看護〈動画〉

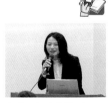

●【メディカ出版セミナー
　講義より】患者の回復を
　支える－脳卒中患者の事
　例より〈動画〉

18 | くも膜下出血患者の看護

事例紹介

患　者：Bさん，72歳，女性，無職．夫は5年前に他界し自宅で一人暮らし．近所に息子夫婦が住んでいる．

診断名：左内頸動脈−後交通動脈分岐部（IC-PC）動脈瘤の破裂によるくも膜下出血．

既往歴：6年前から高血圧症で，近医で降圧薬を処方され内服していた．

性　格：明るく，おおらかである．

現病歴：朝9時ごろ，近所に住む長男が電話したところ，Bさんが電話に出ないため，様子を見に行くとトイレで倒れていた．長男夫婦が近くの病院に連れて行ったが，頭部CT検査でくも膜下出血を指摘され，同日12時に脳卒中センターのある総合病院に移送され入院となった．

【入院時】

　入院時の血圧は208/94mmHgで，瞳孔不同はないが，右眼の対光反射がやや弱かった．また，右の眼裂がやや狭くなっていた．意識レベルは，GCS（E3V3M5）で，右の眼部痛を訴えていた．入院後すぐに実施された脳血管撮影で，右IC-PC動脈瘤が確認された．

　脳血管撮影室から帰室後，意識レベルはGCS（E3V4M6）とやや回復したものの，頭部全体の激しい頭痛と，室内灯の光が目に入るだけで痛む眼部痛が持続し，タオルを両眼部に当てていた．痛みがひどいときは，臨時で鎮痛薬（アセトアミノフェン）の内服投与が行われ，2時間程度の間は痛みが治まっていた．血圧は，降圧薬の微量持続注入（ペルジピン3mL/時）を行っていたが，常時血圧は150〜170mmHgの間を変動し，咳き込んだあとは一時的に200mmHgを超えることもあった．

　Bさんはじっとしていることができず，常にごそごそと身体を動かしていた．穏やかな性格にもかかわらず，家族の小声での会話に対し「うるさい」と言っていた．Hunt and Kosnikの脳動脈瘤の重症度分類ではグレード3，WFNSのくも膜下出血重症度分類ではグレード2と診断された．確定診断後，医師から開頭術による根治手術を行うと説明を受け，息子と共に同意した．Bさんは早く手術を受けて頭痛がなくなることを期待していた．

　発症後2日目の朝9時から，開頭脳動脈瘤ネッククリッピング術および脳槽ドレナージ術が実施され，13時にSCUに帰室した．

【手術後2週間の経過】

　術後の収縮期血圧は，降圧薬を使用せずに140〜160mmHgの間で経過した．意識レベルはGCS（E4V4M6）で，四肢の麻痺の出現はなかった．瞳孔不同はないが，右眼の対光反射がやや弱く，右の眼列が狭い状態は入院直後と同じであった．頭部全体の頭痛は持続し，1日に1回程度，鎮痛薬（アセトアミノフェン）の内服を続けていた．医師からは，脳血管攣縮（スパスム）の発生予防のため，術後は循環管理を行い，血圧の維持と脱水予防を心掛けるよう指導され，積極的に水分をとるようにし，水分出納バランスは保たれていた．脳槽ドレナージからの排液量は30mL/日で，術後3日目に抜去された．膀胱留置カテーテルは術後3日目で抜去し，抜去後の自排尿量は350mL/回で，1日排尿量は1,500mLだった．排便状態は，緩下剤が処方され，いきむことなく普通便が得られた．

　食事は，術後1日目の昼食から5分粥5分菜を開始し，術後3日目には全粥軟菜食を全量摂取でき

た．経口水分量は 1,200mL/ 日だった．意識レベルは，GCS（E4V4M6）で経過した．頭痛は持続し，特に頭部全体の痛みを訴え，1 日 1 回は鎮痛薬（アセトアミノフェン）を内服していた．脱水にならないよう，2 ～ 3 時間ごとにコップ 1 杯（200mL）のお茶やスポーツドリンクを飲水するよう心掛け，水分摂取ができていた．息子夫婦は毎日面会に来た．

　術後 7 日目（発症 9 日目）の体温は 36.2℃，血圧は 132/78mmHg，脈拍は 72 回 / 分，経口水分量は 1,500mL/ 日，尿量は 1,200mL/ 日，尿比重は 1.012，血中ナトリウムは 136mEq/L，食事は塩分 5g/ 日の高血圧食を全量摂取していた．活動の程度はトイレに行くときのみ歩行が許可されていたが，「行動の制限は早くやめてほしい」と話していた．

　術後 8 日目（発症後 10 日目）から，呼びかけに対する返事がやや遅くなり，また，歯磨き中に歯ブラシを落とし，脱力症状を呈したため，主治医に報告し，緊急で経頭蓋的ドプラー検査（TCD）と MRA 検査を実施したが，脳血管攣縮は認めなかった．しかし，今後も脳血管攣縮の発生の可能性があるため，血圧と神経所見の経時的な観察を 1 ～ 2 時間ごとに実施した．収縮期血圧は，降圧薬を内服せず 130 ～ 150mmHg を保てていた．その後の症状の悪化はなく，意識レベルは，GCS（E4V5M6）だった．頭痛は少しずつ軽減していったが，頭全体の痛みは持続し，鎮痛薬の内服で対応していた．トイレに行くとき以外の歩行を禁止されており，B さんは「早く何事もなく過ぎていってほしい」と話している．

　退院時の頭痛は，鎮痛薬の内服が 2 日に一度程度まで回復したが，B さんは「早くよくなってほしい」と訴えている．血圧は，降圧薬を内服せず 130 ～ 140mmHg を維持できていた．退院のめどのついた術後 19 日目（発症後 21 日目）に退院指導を行った．自宅は二階建ての持ち家で，居間，台所，トイレ・浴室は段差がないよう改造されている．息子夫婦は退院してから 1 カ月後の外来受診日まで，毎日 B さんの様子を見に行くと話していた．頭痛に対する鎮痛薬の飲み方や緩下剤の飲み方，脳動脈瘤の破裂後 1 カ月から数カ月以内に起こる可能性がある正常圧水頭症の症状とそのときの対応について，説明を行った．日常生活では，規則正しい生活と血圧の 1 日 1 回のチェックについて，指導パンフレットに沿って行った．B さんは，パンフレットに書かれたことを熱心に読んでいた．術後 20 日目（発症後 22 日目）に独歩で退院した．

① アセスメント

　アセスメントの視点を表18-1 に示す．

➡くも膜下出血については 5 章 3 節 p.132 参照．

　患者のアセスメントについては，「入院時から根治手術まで」「根治手術後のスパスム期」の二つの時期で，観察とケアの内容が大きく異なる．急性期病院での在院日数の短縮化に伴い，「退院指導」についても看護師は知っておかなければならない．

入院時から根治手術まで

　脳動脈瘤の再破裂は高率に予後を悪化させ，ADL の低下を来すため，細心の注意を払って経時的モニタリングを行うことが看護師に要求される．また，脳動脈瘤破裂に伴う患者の病態として，非常に強い頭痛が発生し，この頭痛により意識レベルが急激に低下することもある．また，脳動脈瘤の破裂に伴い，脳室穿破が起こるほど強い圧力が脳動脈内に発生することがある．くも膜下腔への出血や脳室穿破に至る症状の改善のため，脳槽ドレナージ術を施行し，血液

plus α

破裂脳動脈瘤の根治治療法
破裂した脳動脈瘤の根治手術方法は，開頭術による脳動脈瘤の頸部（ネック）を結紮するネッククリッピング法と，動脈血管内から動脈瘤を治療する二つの方法がある．どちらの治療法にもエビデンスがある．

の積極的排出を行うことでスパスム期の症状を軽減できる.

　幸いBさんの意識レベルは，発症直後の入院時GCS（E3V3M5）から，脳血管撮影後はGCS（E3V4M6）に回復した．呼びかけると開眼し，質問に対する応答はやや問題があるものの，きちんと答えていた状態である．手術は入院2日後に決まったため，入院してから手術までの間は，再破裂させないための療

表18-1 ■アセスメントの視点

【入院時から根治手術まで】

身体的側面	心理的側面	社会的側面
・意識レベル ・バイタルサイン ・神経症状 ・自覚症状 ・頭部挙上15°程度の軽度のベッドアップ ・自覚症状への対処法 ・降圧薬の微量持続注入（ペルジピン3mL/時） ・既往歴：高血圧 ・内服薬 ・肥満度 ・排便習慣 ・排尿習慣 ・運動機能 ・認知機能 ・睡眠状態	・性格は穏やかで明るい ・脳動脈瘤破裂に伴う頭痛と眼部痛に耐え切れない様子 ・確定診断後，医師から開頭術による根治手術を行うことの説明を受け，息子と共に同意した ・手術をして痛みがなくなるのであれば，早く手術をしてほしいと思っている ・治療のことはわからないため，医師に任せるしかない，と息子がBさんを代弁した ・Bさんはその話を聞いてうなずいていた	・家族や友人との関係性 ・介護者の有無・介護状況・介護者への負担度 ・経済的負担の有無

【根治手術後のスパスム期の2週間】

身体的側面	心理的側面	社会的側面
・意識レベル ・バイタルサイン ・神経症状 ・脳槽ドレナージからの排液量 ・自覚症状 ・自覚症状への対処法 ・食事 ・排尿状態 ・排便状態 ・水分出納バランス ・活動 〈術後8日目（発症後10日目）の状態について〉 ・意識レベル ・神経症状 ・経頭蓋的ドプラー検査（TCD）とMRA検査の結果 ・脳血管攣縮による再梗塞の可能性 ・収縮期血圧	・医療者からの生活指導 ・水分摂取は指導の通り行い，苦痛ではない ・活動制限に対して「早くやめてほしい」と言う ・頭痛は，鎮痛薬の内服によって2時間程度は治まっているが，何かしら重苦しく感じる ・「早く何事もなく過ぎてほしい」と言っている	・家族や友人との関係性 ・介護者の有無・介護状況・介護者への負担度

【退院前，術後18日目（発症後20日目）】

身体的側面	心理的側面	社会的側面
・意識レベル ・血圧 ・頭痛 ・食事 ・排便状態 ・退院指導	・頭痛が持続することが気になり，「早くよくなってほしい」と言っている ・熱心に退院指導を聴いていた	・介護者の有無・介護状況・介護者への負担度 ・経済的負担の有無 ・生活環境 ・自宅に退院予定 ・自覚症状による弊害

養上の生活支援を行わなければならない．再破裂の前兆である血圧上昇の有無，意識レベルの低下の有無，不穏症状の有無を定期的に，また患者を不快にさせないように経時的に観察する必要がある．

瞳孔不同は，IC-PC 動脈瘤では出現しやすい症状であり，定期的に確認し，悪化徴候をいち早く確認しなければならない．しかし，1 ～ 2 時間ごとの頻回な瞳孔観察は患者を不快にするため，瞳孔観察の必要性について説明して同意が得られた上で，観察は 3 ～ 4 時間ごとに 1 回程度にすることで，患者の動揺を最小限にすることができると考えられる．

B さんは，瞳孔不同の出現はなかったものの，右眼対光反射が弱く，さらに眼瞼下垂の症状が出ていて，動眼神経（第Ⅲ脳神経）麻痺の症状がみられた．動脈瘤を再破裂させないよう，また動脈瘤が大きくなり動眼神経を圧迫しないよう，血圧を一定にするために，降圧薬でコントロールすることが求められる．血圧測定は，1 ～ 2 時間ごとに無理のない体位で実施し，患者の動揺や不快感が少なくなるよう心理的支援も併せて行う．

急激な発症後の身体状況のうち，特に血圧変動による脳動脈瘤の再破裂のリスクがあるため，再破裂を避ける看護方法を選択しなければならないこと，強烈な頭痛の発生により安楽な状況を維持できないことの二つが中心的な問題として考えられる．再破裂をさせないためには，循環動態の変動をできるだけ少なくする必要がある．降圧薬による血圧降下療法とともに，ADL の介助や周囲の環境を整えるなどの看護を行う．

#1　降圧薬の投与にもかかわらず変動する血圧と高血圧に関連した脳動脈瘤の再破裂のリスク

#2　脳動脈瘤破裂によるくも膜下腔・脳室内への血液滲出によって生じる急性疼痛（頭痛）

▌ 根治手術後のスパスム期

発症後 2 日目に，開頭脳動脈瘤ネッククリッピング術と脳槽ドレナージ術が行われた．脳動脈瘤のクリッピング術が行われたことにより，B さんは動脈瘤の再破裂のリスクはなくなった．しかし，スパスム期においては，次に脳血管攣縮のリスクが発生する．もし脳血管攣縮が発生しても早期の発見と対応を行うことで，危険を最小限にできる．以前はトリプル H 療法*として，人為的高血圧（hypertension）・血液希釈（hemodilution）・循環血液量の増加（hypervolemia）を組み合わせた治療法が推奨されていたが，臨床上のエビデンスが得られず，現在は攣縮の発生時にのみ脳循環改善として用いられている．

B さんは，術後 8 日目（発症後 10 日目）に脳血管攣縮の症状がみられた．呼びかけに対する返事がやや遅くなり，歯磨き中に歯ブラシを落とすという非常に軽度な症状であった．軽度な症状であっても見逃さず，その後に大発作が発生しないよう，経時的な観察を行うことが看護師として大切である．開頭脳動脈瘤ネッククリッピング術とともに行われた脳槽ドレナージ術は，くも膜下

🔖 *用語解説

トリプル H 療法
人為的高血圧（hypertension）・血液希釈（hemodilution）・循環血液量の増加（hypervolemia）を組み合わせた治療法で，脳血管攣縮のない患者には適応がない．

腔への出血を排出し，脳血管攣縮の程度を少なくするためのエビデンスの高い治療の一つである．

この時期は，脳血管攣縮を起こすことにより脳梗塞を発症し，片麻痺などの症状を来しかねない状況である．脳血管攣縮を避ける治療としては，開頭術の際，脳槽ドレナージ術の留置を行い，脳槽内の血液・血腫の早期排除を行うことが推奨されている．脳血管攣縮と診断された場合には，トリプルH療法や，循環血液量を正常に保ち心機能を増強させるhyperdynamic療法も有効である．

看護としては，食事をほぼ全量摂取し，かつ経口水分摂取量が1,500mL/日であることで，循環血液量を正常に保つことが必要である．

#2　脳動脈瘤破裂によるくも膜下腔・脳室内への血液滲出によって生じる根治術後も続く急性疼痛（頭痛）

#3　脳槽内の血液・血腫の分解吸収に関連した脳血管内攣縮のリスク

▍退院指導

急性期の在院日数が短縮し，入院当初から，自宅あるいは次期転院施設への移動を考慮した，患者や家族への退院指導が行われるようになった．退院指導は，疾患の長期的予測に基づいて家族も含めて行い，効果を上げる工夫が必要である．

退院後の指導としては，発症後数週間から数カ月の間に発生する正常圧水頭症について，パンフレット等を用いて事前に説明し，症状の出現時は速やかに外来に連絡するよう説明した．正常圧水頭症の原因として，くも膜下腔への血液や小血塊が脳脊髄液の循環障害や吸収障害を招き，これによって脳室が拡大し，正常圧水頭症として発生する．症状として，歩行障害，精神活動の低下，尿失禁がみられる．外来での受診を定期的に行うことで，患者の病態を観察することができ，症状の悪化を最小限にするための対応ができる．

➡正常圧水頭症については8章1節 p.194 参照．

脳動脈瘤破裂後は，約70％の人が頭痛を訴え[1]，その頭痛は退院以後も持続していることが多い．頭痛の程度は軽くなるものの，持続した頭痛は患者の心身の安寧を脅かす問題である．処方された鎮痛薬によって最適な疼痛緩和を提供することが大切である．正常圧水頭症の発症のリスクもあるため，その症状や外来通院の必要についての退院指導を行うことで，患者や家族の不安や知識不足を補うようにする．

#2　脳動脈瘤破裂によるくも膜下腔・脳室内への血液滲出によって生じる根治術後も続く急性疼痛（頭痛）

#4　脳脊髄液の循環障害や吸収障害に関連した正常圧水頭症のリスク

#2は，各時期の急性疼痛（頭痛）で診断が同様であるが，その病態が異なるため追加した．急性疼痛（頭痛）が3カ月以上続く場合には，慢性疼痛（頭痛）として観察や指導が必要となる．

② 看護計画

#1 降圧薬の投与にもかかわらず変動する血圧と高血圧に関連した脳動脈瘤の再破裂のリスク

▶ 看護目標

1. 降圧薬や鎮痛薬で最適と指示された血圧範囲を提供する.
2. 再破裂の前駆症状を早期に発見し,予防的に処置がとれる.
3. 脳動脈瘤の再破裂を来さない.

▶ 看護計画

O-P(観察プラン)

1)血圧の経時的チェック. 2～3時間ごとに必要.
2)意識レベルの経時的チェック(痛みを感じるような刺激は最小限にとどめる).
3)頭痛の増強の有無と瞳孔の対光反射の有無のチェック. 変化を認めないときは6～8時間に一度にとどめる.
4)降圧薬の指示量が入っているか2～3時間ごとに定期的に確認する.

T-P(治療プラン)

1)動脈瘤破裂後6時間の超急性期は,絶対安静を守る. 食事,排泄などはすべて臥床で行う.
2)外的環境刺激を最小限にする.
　・病室内はブラインドなどで暗くし,昼光刺激を避ける.
　・夜間の照明は最小限にする.
　・室内照明が臥床している患者の目に直接入らないように工夫する.
　・患者にとって無用な一斉放送をしない.
　・テレビ,ラジオを制限し音刺激を与えない.
　・個室に収容する.
　・重要他者以外の面会を制限する.
3)患者への痛み刺激を最小限にする.
　・筋肉注射は最小限にとどめ,坐薬・内服薬で補う.
　・意識レベル判定のための痛み刺激は最小限にとどめる.
4)指示による降圧薬の効果を経時的に観察する.
　・血圧のモニター機器を用いた持続監視を行う.
　・鎮痛薬の与薬は確実に行い,頭痛時は適宜追加する.
5)腹圧,頭蓋内圧を高める動作や努責をさせない.
　・便秘による排便時の努責を避ける.
　・ベッドを15°に挙上し,頭蓋内圧の低下を図る.

E-P(教育プラン)

1)排便時は強い努責をしてはいけないことを指導する.
2)臥床安静期間は手術までであることを説明し,安静期間の同意と協力を得る.

＃2　脳動脈瘤破裂によるくも膜下腔・脳室内への血液滲出によって生じる急性疼痛（頭痛）

▶ 看護目標

1．頭痛・眼部痛を我慢しないで，訴えることができる．
2．十分な緩和法を実施した後，緩和したことを述べることができる．

▶ 看護計画

O-P（観察プラン）

1）患者の訴え（頭痛・眼部痛）の部位・程度
2）表情（苦痛様か，穏やかか）
3）指示による積極的鎮痛の効果の経時的な観察を行う．

T-P（治療プラン）

1）指示による鎮痛薬の臨時与薬
2）頭痛時は処方の鎮痛薬を追加し我慢させない．
3）眼部痛に対し，室内照度を下げ直接光が差し込まないようタオルなどを眼部に置く．

E-P（教育プラン）

1）痛みがあるときは遠慮せずに訴えるように説明する．
2）頭痛に対して処方された鎮痛薬で最適な疼痛緩和を行うことを説明する．
3）頭痛を我慢しないよう説明する．
4）脳神経疾患での強力な鎮痛薬は意識レベルの低下との鑑別ができないため，やや緩徐な鎮痛薬を処方していることを説明し，協力を依頼する．

＃3　脳槽内の血液・血腫の分解吸収に関連した脳血管内攣縮のリスク

▶ 看護目標

1．脳血管攣縮の状態の経時的変化を観察する．

▶ 看護計画

O-P（観察プラン）

1）意識レベルの低下
2）上下肢片麻痺（完全または不完全）
3）内頸動脈領域の局所性神経障害の眼瞼下垂，視野狭窄

T-P（治療プラン）

1）脳血管攣縮の悪化予防の治療を行う
・術後脳組織および血管保護薬の投与
・輸液や血漿製剤による人為的血漿の増量によって高血圧を維持する．通常の血圧より20～30％上昇する．場合によっては昇圧薬を用いて，血圧を高めに維持する．
・脳血管拡張薬の投与
2）15～30°で頭部挙上し，脳静脈還流を積極的に図る．
3）脱水予防

・水分出納バランスのチェックを 8 時間ごとに行う.

・経口水分を1日1,500mLはとるよう日常生活の中で計画する. 毎食後200mL, 起床時・食間・寝る前 200mL は必ずとるなど患者に提案し準備する.

E-P（教育プラン）

1）眼瞼下垂, 視野狭窄などの脳神経症状が少しでも出始めた場合, 速やかに医療者に報告するよう患者に説明する.

2）経口水分摂取 1,500mL 以上を守ることは, 循環血液量を維持して脱水を予防し, 血管攣縮の予防につながることを説明する.

＃ 4　脳脊髄液の循環障害や吸収障害に関連した正常圧水頭症のリスク

▶ 看護目標

1. 自宅退院後に正常圧水頭症が発生した際の対応ができる.

▶ 看護計画

O-P（観察プラン）

1）患者家族に以下の症状に注意することを伝える.

・発生時期は退院後 1 カ月から数カ月である.

・症状は, 歩行障害, 精神活動の低下, 尿失禁である.

T-P（治療プラン）

1）毎日の生活で異なる対応があったときに, よく気を付けることが, 症状を見つけることにつながることを説明する.

・規則正しい生活

・血圧の 1 日 1 回のチェック

・毎日の確実な内服

E-P（教育プラン）

1）外来での定期的な受診を促すことで, 患者の病態を観察することができ, 症状の悪化を最小限にするための対応ができることを説明する.

③ 看護の実際

　72 歳の B さんは, 左内頸動脈−後交通動脈分岐部（IC-PC）動脈瘤の破裂によるくも膜下出血で入院した. 脳動脈瘤根治療までの 3 日間は, 痛みがひどいときは臨時で鎮痛薬（アセトアミノフェン）の内服投与が行われ, 2 時間程度は痛みが治まっていた. 血圧は, 降圧薬の微量持続注入（ペルジピン 3mL/ 時）を行っていたが, 常時血圧は 150 〜 170mmHg の間を変動していた. 咳き込んだあとは一時的に 200mmHg を超えることもあって, じっとしていることができず, 常にごそごそと身体を動かしていた. それほど痛みがひどく, 安楽な状態が保てていない状況といえる.

　B さんは急激に発症・入院・ベッド上安静という状態になり, さらにひどい頭痛により, 心身ともに衝撃的な状況であった. 本来なら, 穏やかで明るい性格であるにもかかわらず, 家族の小声での会話に対し「うるさい」と言い, 頭

痛や眼部痛が耐えきれない様子であった．血圧コントロールを厳密に行うとともに，頭痛に対する疼痛緩和を積極的に行い，辛抱しないでよいことを説明した．支援として，処方されている降圧薬や鎮痛薬を使用し，Bさんの疼痛緩和と血圧の維持を経時的に観察し，必要な投薬で緩和を図ることを試みた．また，環境調整を積極的に行った．幸い，「＃1 降圧薬の投与にもかかわらず変動する血圧と高血圧に関連した脳動脈瘤の再破裂のリスク」は，リスク回避を行うことができた．

Bさんの脳血管攣縮症状は，術後8日目（発症後10日目）にみられた．呼びかけに対する返事がやや遅くなり，歯磨き中に歯ブラシを落とすという非常に軽度の症状であったが，この症状を早期に発見し，医師へ報告し確認のための検査を実施することができた．その後も丁寧なモニタリングを実施することでBさんの症状は悪化せずに済んだことは，非常に評価できる．

入院期間の短縮に伴い，退院後の患者や家族の日々の生活の指導も実施した．

4 看護の評価

血圧の変動が大きく血圧測定に協力的でないときや，意識レベルが低下しているときは，医師により動脈ライン（Aライン）を挿入し，観血的な動脈血圧測定による持続監視もある．Bさんは，Aラインの挿入をすることなく経過できた．患者の活動制限が少なくなるように，患者の協力を要請することも看護師の大切なケアの一つである．

入院時，根治治療後，スパスム期，退院指導時を含め，Bさんは急性疼痛（頭痛）があって，常に鎮痛薬を臨時で内服していた．鎮痛薬の処方では，アセトアミノフェンやNSAIDsによって軽度から中等度の痛みに対する除痛効果を得る．これは，脳神経疾患患者に強力な鎮痛薬を用いると，意識レベルの低下の有無が観察できないことがあるためである．医師の意図的な処方の仕方を理解し，患者や家族に対しても説明し，頻回の対応を行うことに納得してもらうことが大切である．Bさんは，脱水にならないという意図を理解し，スパスム期の食事と水分摂取量を多めにするなど，協力的であった．このため，脳血管攣縮の症状が悪化することもなく経過することができた．

スパスム期の，トイレに行くときのみ歩行可という活動制限のある生活も苦痛である．しかし，スパスム期の2週間という期限のある生活のため，協力的であったと推察する．スパスム期を乗り切り自宅退院できるまでケア提供を行えたことは，十分な看護の力がないとできない患者管理であった．

5 事例を振り返って

くも膜下出血の原因の80～90％は脳動脈瘤の破裂である．脳動脈瘤破裂の症状は，発生部位によって特徴がある．内頸動脈−後交通動脈分岐部では，眼部痛，動眼神経麻痺による眼瞼下垂あるいは眼裂の狭小，瞳孔対光反射の消

失，左右不同などの眼症状がある．

　Bさんの眼症状は，眼部痛，眼裂の狭小，瞳孔対光反射の減弱がみられている．神経症状と病態を対応させて患者の病状を確認することが，患者観察を見落とさない方法に通じる．神経症状と病態を対応させた観察力をしっかり身に付けるとよい．

　手術適応がある場合には，48〜72時間以内に脳動脈瘤の根治術が行われる．根治治療には，開頭によるものと血管内治療の二つがあるが，今回Bさんには，開頭術が行われた．

　脳動脈瘤の破裂後4〜14日の間に，脳血管攣縮（スパスム）が起こることがあるため，発生の有無の観察を経時的に行わなければならない．また，術後の血圧はやや高めに管理することが多い．この事例においても，術後8日目（発症後10日目）に軽度の症状が出ていたが，検査において脳血管攣縮ではなかった．その後，経時的なモニタリングを行うことによって，片麻痺などの症状の発生はなく，経過することができた．

　脳動脈瘤破裂−根治術−脳血管攣縮と一連のモニタリングを続けなければならないため，常に悪化させないという観点で経時的観察が展開される．頻回の観察や，意識レベル確認のために場所や年齢を尋ねるなどの簡単な質問をする際は，質問の意図や頻回の観察の理由を説明し，患者の尊厳を守る工夫が必要である．神経学的観察も大切であるが，さらに全身状態の維持のため，水分出納バランスのチェックが欠かせない．

　以上のように，脳神経疾患患者においては，意識レベルを含めた神経症状に加え，全身状態の観察やモニタリングを欠かさない看護の展開が必要で，常に丁寧に観察し，変化の有無を敏感に察知しなければならないといえる．

引用・参考文献

1）Saito, I. et al. Persistent headache during the cerebral vasospasm period following radical treatment of ruptured cerebral aneurysm. Journal of Japanese Academy of Neuroscience Nursing. 2018, 5（1），p.3-10.

2）浦部晶夫ほか編．今日の治療薬2018．南江堂，2018．

3）日本脳卒中学会編．脳卒中治療ガイドライン2015［追補2017対応］．協和企画，2017．

4）坂井信幸ほか編．脳神経ナース必携 新版 脳卒中看護実践マニュアル．田村綾子責任編集．メディカ出版，2015．

19 | パーキンソン病患者の看護

事例紹介

患　者：Cさん，60歳，女性．主婦．家族は夫64歳，夫の母88歳（施設入所），息子夫婦（共に35歳），孫（5歳），本人の計6人．

診断名：パーキンソン病（Hoehn & Yahr分類Ⅲ期）

性　格：真面目で誠実であるが，頑固な一面もある．

現病歴：7年前から右肩に脱力感を覚え，徐々に振戦が出現し，気になっていた．右下肢，左上肢にも振戦が出現し，家族の勧めもあって6年前に受診した．パーキンソン病（Hoehn & Yahr分類Ⅱ期）の診断を受け，アマンタジン50mgを1日に2回内服する治療を開始した．初めは内服によって症状は改善し，家事も問題なくこなせていた．また，趣味であるマラソンのためにジョギングを再開した．その後は，定期受診を継続し，症状の進行に合わせて内服薬の種類と回数を増やした．今年に入り，突進現象や小歩症が出現し，自宅で転倒した．安静時振戦がみられ，指先の細かい作業にも時間がかかり，薬を内服しても振戦が止まらなくなった．料理では包丁で食材をうまく切れなくなるなど，家族に協力してもらっても家事をすることが難しくなり，外来で手術適応（脳深部刺激療法）の時期ではないかと説明され，家族と相談の上，手術目的で入院となった．

　　Hoehn & Yahr分類Ⅲ期と診断され，振戦，寡動，筋固縮，姿勢反射障害がみられている（表19-1）．現在の治療薬は，レボドパ含有製剤，ドロキシドパ，アマンタジンを服用している．血圧138/74mmHg，脈拍80回/分，頭部CT，MRI画像は正常である．心筋交感神経シンチグラフィー（I-MIGB）は集積低下がみられ，自律神経障害の所見がみられた．

【日常生活の状況】

　手すりや杖を利用して歩行していた．ベッド上での寝返りや起き上がりは，時間をかけてできていた．字を書くと徐々に文字が小さくなり，筆圧も弱く，直線や曲線をなぞると左右にぶれてしまう．日常生活では，歯磨きが最後までできない，飲み物や瓶・缶のふたを開けられない，などの状態がみられる．

　便秘がある．下剤を服用し，2日に1回排泄していた．夫や息子の妻に手伝ってもらいながらシャワー浴をしていた．食事はスプーンを用いて，食べやすい食器を利用していた．

　声が小さく聞き取れないことがあり，聞き返されることをわずらわしく感じ，あまり話さなくなった．表情はあまり変化がなく，硬い．

【医師からの説明】

　発症から7年経過し，内服治療中だが，ウェアリングオフ現象，ジスキネジアが出現している．ジスキネジアの出現のため，セレギリンとエンタカポンを中止し，レボドパ含有製剤も減量している．Cさんは現在60歳であり，今後の日常生活のQOLを考えて，外科治療をするタイミングだと思われる．脳深部刺激療法（DBS）は，脳に植え込んだ電極で電気刺激を与えることで，パーキンソン病の症状を抑える治療である（図19-1）．Cさんの場合，脳深部刺激療法によって脳の深い所にある視床下核を刺激し，左右両方に電極を植え込んで治療する．まずは，局所麻酔で脳深部にリー

ド線を埋め込む．次に全身麻酔で前胸部に神経刺激装置を植え込み，延長ケーブルでリード線とつなぐ．この二つは，同じ日に行う．神経刺激装置の調整に 1 ～ 2 週間かかる．

【本人・家族の意向】

治療を始めてから，初めのころは薬の効果もあり，またマラソンができると期待したが，今はもう諦めてしまっている．家事も家族の協力がなければ満足にできない．何とか自分のことができるようになりたいし，負担をかけたくない．また運動も少しずつできるようになりたいと，手術に期待している．

夫や息子夫婦もすっかり元気をなくした C さんのつらそうな表情を見ているのがつらく，以前のような笑顔を取り戻してほしいと思っている．

【手術後の経過】

手術後，意識レベルは GCS（E3V5M6）で 14 点，呼びかけに開眼するが，すぐに入眠する．血圧 112/60mmHg，脈拍 84 回 / 分，呼吸回数 10 回 / 分，SpO2 98％，頭痛・嘔気なし．寝返りができず，全介助状態．

翌日，術後の経過は問題なく，神経刺激装置の調整を行い，少しずつ体を動かせるようになり，膀胱留置カテーテルを抜去した．介助によってトイレで排泄を行った．脳深部刺激療法の刺激により一時的にしゃべりにくくなっていたが，調節を行い，改善した．食事も開始となった．

術後 2 日目，ベッドサイドでのリハビリテーションが開始された．しかし，リハビリテーションには消極的で，マッサージや他動運動は受けても，自動運動は理学療法士の指示動作を少しするとすぐに「動くのがおっくうで，疲れた，また明日でもいい？」と言い，リハビリテーションは進まない状況だった．

術後 7 日目，廊下を手すりと杖を使用し歩行している．「手の震えがましになった」とうれしそうに話していた．姿勢反射障害が改善され，オフ現象やジスキネジアも軽減した．

表 19-1 ■ Hoehn&Yahr 重症度分類と生活機能障害度

Hoehn&Yahr 重症度分類		生活機能障害度	
I 期	症状は一側性で，機能的障害はないかあっても軽度．	I 度	日常生活，通院にほとんど介助を要しない．
II 期	両側性の障害があるが姿勢反射障害はない．日常生活，仕事は多少の障害はあるが行える．		
III 期	姿勢反射障害がみられ（突進現象陽性），活動は制限されるが，自力での日常生活が可能．	II 度	日常生活，通院に部分的介助を要する．
IV 期	重篤な機能障害があり，自力のみでの生活は困難となるが，支えられずに歩くことはどうにか可能．		
V 期	立つことは不可能となり，介護なしではベッド上や車椅子上での生活を余儀なくされる．	III 度	日常生活に全面的介助を要し，独立では歩行起立不能．

厚生労働省特定疾患対策の治療対象患者として認定されるのは，Hoehn&Yahr 重症度分類が III 期以上，生活機能障害度が II 度以上である．

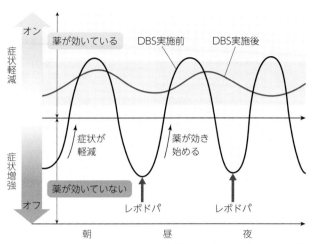

➡脳深部刺激療法（DBS）については11章1節 p.232参照.

図 19-1 ■パーキンソン病の症状の日内変動と脳深部刺激療法（DBS）の効果

DBS実施後は電気刺激によりoffの状態が底上げされ，1日を通してonの状態で過ごせるよう，パーキンソン病の症状の日内変動が改善する.

1 アセスメント

アセスメントの視点を表19-2に示す．アセスメントの結果から，看護問題として以下のことが挙げられる.

➡パーキンソン病については11章1節 p.228参照.

＃1 術後合併症の潜在的状態：後出血

全身麻酔下での手術による影響として，術後合併症がある．呼吸器や循環機能低下はみられていないため，呼吸器系合併症や循環器系合併症のリスクは，全くないとはいえないものの低いと考えられる．脳深部へのリード線埋め込み時の脳内出血のリスクも考えられる．また，前胸部への神経刺激装置の植え込みも行っているため，創部感染や体内異物による感染のリスクが考えられるが，感染の防御機能低下に関連した因子はない.

＃2 振戦や筋固縮，ジスキネジアの症状軽減の遅延，進行する機能喪失に関連した自己概念の混乱

脳深部刺激療法による副作用として，「しゃべりにくくなった」ことによるコミュニケーション障害が生じ，神経刺激の調整ができるまで，振戦・寡動・筋固縮・ジスキネジアなどのパーキンソン病症状が治まらない可能性がある．そのため，日常生活動作の困難が生じる.

手術による一時的なセルフケア能力の低下や，ほかの患者や家族に対してパーキンソン病の症状を恥ずかしく思うなどの自尊感情の低下，手術への期待値と術後の神経刺激装置の調整ができるまでの不安定な症状との落差からくる混乱が考えられる.

脳深部刺激療法の術後合併症 脳損傷のリスクは数パーセントといわれている．感染症は2～3％，脳出血は1～2％で，症状は無症候性（50％以下）である．あったとしても運動麻痺や知覚障害などの症状は一過性で後遺症が残る例は少ない．脳深部刺激療法の刺激の副作用として，しゃべりにくくなる，気分が変わりやすくなる，しびれた感じがある，物が二重に見えるなどがある．これは，術後の神経刺激の調整により，消失させたり軽減させたりすることができる.

表 19-2 ▬アセスメントの視点

身体的側面	心理的側面	社会的側面
・入院前の生活習慣，健康維持のための習慣 ・自覚症状（振戦，無動，寡動，オフ現象，ジスキネジア，手指巧緻動作の状況，姿勢反射障害） ・既往歴 ・ADL，MMT ・身体損傷の危険因子 ・感染の危険因子（WBC，CRP） ・内服自己管理 ・呼吸パターン ・SpO$_2$ ・爪甲色，四肢冷感，チアノーゼ ・頭痛，嘔気 ・血圧の変動，脈拍 ・意識レベルの変化（JCS，GCS） ・瞳孔の左右差，対光反射 ・運動麻痺，知覚障害，言語障害 ・認知機能（理解力，記憶力，判断力） ・創部の状態（出血，滲出液，熱感，腫脹） ・発熱 ・疼痛部位と程度（疼痛スケールの数値） ・書字の状態 ・入院前後の食事摂取量，摂取状況，自助具の使用 ・食事の好み ・1日の摂取エネルギー ・身長，体重 ・血液検査（TP・Alb・Hb） ・排便習慣（便秘の有無），排尿機能	・不安はあるか ・疾患の受けとめ方 ・治療内容の理解度，期待度 ・治療に対する受容の程度，積極性 ・自分自身のことはどのように思っているか ・病気になってこれまでできていたことに変化はあったか ・何を助けてほしいか ・態度，視線，姿勢，注意力 ・情緒の状態 ・睡眠時間 ・うつ状態 ・睡眠薬の使用，薬剤名，量，頻度 ・日中の過ごし方，午睡 ・今回の入院，病気についての家族の思い ・ストレスコーピング ・精神的サポートの有無 ・趣味，やりたいことはあるか	・入院前の生活環境（トイレやお風呂の構造，階段や段差の有無，ベッドや椅子の使用の有無，手すりの有無，自助具の使用状況） ・近親者との人間関係（家族や友人，近隣の人たちとの関係性） ・介護者の有無 ・介護保険の有無 ・社会資源の活用の有無と内容 ・経済的負担の有無 ・自己主張は強いか，依存的ではないか ・家庭での役割 ・地域社会活動の参加の有無 ・入院して困ること

＃3　協調運動障害と闘病意欲の低下に続発した活動量減少に関連した身体可動性障害

　神経刺激の調整ができるまで，中脳黒質のドパミン作動性ニューロンの変性・脱落とドパミン産生低下による，協調運動障害による振戦・寡動・筋固縮・ジスキネジア・姿勢反射障害の症状が治まらない可能性がある．動きが緩慢で思うような動きができず，「動くのがおっくうで，すぐに疲れてしまう」とリハビリテーションにも消極的である．治療のために日中の活動量が減少し，筋力の低下や運動機能の低下が生じていると考えられる．また，思うように症状が軽減しない状況からくる闘病意欲の低下に伴い，活動意欲が低下していると考えられる．入院による慣れない病床環境のため，これまで獲得してきた自分なりの歩行方法が通用しない可能性がある．

＃4　治療効果に対する認識不足に関連した非効果的治療計画のリスク状態

　神経刺激装置の調整が困難であることや自尊感情の低下，不安などによって，活動意欲やリハビリテーションへの意欲が低下し，筋力低下や協調運動障害に関連した身体可動性障害が生じると考えられる．退院後の療養生活にも影響を及ぼす可能性があり，入院中から退院後を見据えた関わりを本人と家族に行う必要がある．

2 看護計画

＃1　術後合併症の潜在的状態：後出血

▶ 看護目標

後出血の徴候や症状を早期にとらえるために管理し，後出血を最小限にする．

▶ 看護計画

O-P（観察プラン）

1）血圧の経時的チェック：2 ～ 3 時間ごとと必要時
2）意識レベルの経時的チェック：意識レベルと意識レベルの推移
3）頭痛の有無・程度・持続時間
4）瞳孔の左右差・対光反射の有無

T-P（治療プラン）

1）後出血は術後 6 時間以内に発生することが多い．
　　・術後 6 時間は安静臥床とし，食事・排泄などは臥床で行う．
　　・血圧・意識レベルの推移，頭痛の有無，瞳孔の左右差，対光反射の有無の観
　　　察を 2 ～ 3 時間ごとに 24 時間実施する．その後，3 日間は厳重に観察する．
2）脳浮腫や腹圧による頭蓋内圧亢進を予防する．
　　・ベッドを 15 ～ 30°挙上し，頭部を挙上させ，脳静脈還流のうっ滞を予防する．
　　・便秘による排便時の努責を避けるため，排便コントロールを行う．
3）外的環境による刺激を最小限にとどめる．
　　・病室内はブラインドやカーテンなどで日光刺激を避ける．
　　・室内照明は，間接照明などを用い，天井などから直接照明が臥床している
　　　患者の目に入らないよう工夫する．
　　・個室に収容し，面会者を最小に制限する．
　　・音刺激を最小限にとどめる．
4）患者への身体的負担を最小限にする．
　　・意識レベルの判定時の痛み刺激は最小限にとどめる．
　　・対光反射の確認時は，光刺激による負担を最小限にとどめる．
5）頭痛には疼痛スケールを用い，程度を確認し，指示された鎮痛薬を確実に
　　投与する．薬効を確認し，指示に従い追加投与する．
6）指示された薬剤を確実に投与する．

E-P（教育プラン）

1）合併症の早期発見のため，術後の観察を経時的に行うことを説明し，同意
　　を得る．
2）安静臥床の必要性と，食事と排泄に対する援助について説明し，同意と協
　　力を得る．
3）排便時の努責は腹圧がかかるため，しないよう説明する．
4）何か気になることやいつもと違うことがあれば，遠慮せず医療者に報告す

るよう説明する.

＃2 振戦や筋固縮，ジスキネジアの症状軽減の遅延，進行する機能喪失に関連した自己概念の混乱

▶ 看護目標

振戦や筋固縮，ジスキネジアの症状，進行する機能喪失に対する変化を自分自身の変化として受け止め，肯定的な言葉で表現できる.

▶ 看護計画

O-P（観察プラン）

1）振戦や筋固縮，ジスキネジアの症状についての否定的な言葉の有無
2）振戦や筋固縮，ジスキネジアの状態の術前と術後の比較
3）日常生活行動援助に対する受け入れ
4）医療者に対する表情や態度
5）リハビリテーションへの取り組み

T-P（治療プラン）

1）患者と頻繁に接触し，思いやりと前向きな関心をもって対応する.
　・患者への清潔と整容の援助を通して，思いやりのある声掛けや態度で接し，信頼を高める.
2）患者に感情を表出するよう促し，患者の抱いている感情を確認する.
　・自分の現在の状態やこれまでの体験，今後について，日常生活への影響や変化，家族の協力，治療についての思いを表出するよう促す.
　・表出しやすいよう，患者に対して共感的・支持的態度で，やさしくうなずきながら，また，タッチングなどを行い傾聴する.
　・患者は思いを吐き出すことで自己認識を高めることができるため，否定せずに傾聴する.
3）清潔や整容の援助を通して，患者のセルフケア能力を引き出しながら，自立を高める.
　・清潔や整容の自立できたところを褒め，ともに喜び，肯定的なコーピングへ方向付ける.
　・セルフケア能力に合わせ，少しずつ自立度の高いケア計画を患者と立案する.
4）重要他者の支持的態度は，自尊感情を高め，自信をもたせることにつながる.
　・重要他者と感情を共有するよう勧める.
　・重要他者に感情や恐れを共有する機会を提供する.
　・重要他者が患者の肯定的な面を共有できるよう援助する.
5）類似した体験をしている人と一緒に過ごす機会を提供する.

E-P（教育プラン）

1）患者の抱いている感情や恐れを言葉で表現し，他者に伝えることで，自身の感情や恐れを整理し認めることができることを説明する.

2）患者の抱いている感情や恐れを話すことで疑問や誤解を明らかにできることを説明する.

3）術後の振戦や筋固縮, ジスキネジアの症状は完全に止まるものではなく, 神経刺激装置の調節や内服薬の調整で症状を軽減させていくものであることを説明する.

4）神経刺激装置の調節や内服薬の調整には個人差があり, 入院期間は症状の経過をみるためのものでもあるため, 退院を焦らなくてもよいことを説明する.

5）リハビリテーションは術後の回復を促し, 症状の進行を遅らせることにつながることを説明する.

＃3 協調運動障害と闘病意欲の低下に続発した活動量減少に関連した身体可動性障害

▶ 看護目標

協調運動障害の症状の軽減時に, 毎日リハビリテーションを実施できる.

1）毎日1回以上, パーキンソン病体操（全身の可動域を動かせる, 全身の筋肉を柔らかくする動作）を実施できる.

2）毎日1回以上, 前傾姿勢を治し, 胸を張って大きく腕を振って広い歩幅で歩くことができる.

▶ 看護計画

O-P（観察プラン）

1）振戦や筋固縮, ジスキネジアの状態

2）神経刺激装置の調節, 内服薬のオン・オフの時間

3）全身の関節可動域

4）握力・MMT・ADL

5）治療に対する理解度

6）リハビリテーションの必要性への理解度

T-P（治療プラン）

1）パーキンソン病の症状の状態を確認し, パーキンソン病体操を, パンフレットを用い, 実演しながら, 声掛けをしながらゆっくりと行う.

2）パーキンソン病体操は, 症状に合わせ, できる範囲で毎日実施できているか確認する.

3）病室内で, 立位で前傾姿勢を治し, 胸を張った姿勢を保持する（10秒間5セット）.

4）病室内で, 上記の姿勢を保持したまま, 腕を大きく振り, 「1, 2, 3, ……, 10」と数を数えながら足踏みをする（5セット）.

5）杖や手すりを使用し, 前傾姿勢を治して胸を張り, 大きく腕を振って広い歩幅で廊下を歩く.

6）神経刺激装置の調節や内服薬の調整が整えば, 同一時間帯に実施し, 退院

後も継続できるよう配慮する.

E-P（教育プラン）

1）パーキンソン病体操は，関節可動域を広げ，筋肉をやわらげる効果があり，動作をなめらかにすることを説明する.

2）パーキンソン病体操は，症状に合わせ，できる範囲の動作で構わないので，毎日続けることが大切であることを説明する.

3）神経刺激装置の調節や内服薬の調整により症状が軽減しても，習慣化した運動は筋力低下や関節拘縮を防ぎ，症状の進行を遅らせる効果があることを説明する.

4）正しい姿勢や広い歩幅で歩くことは，関節可動域を拡大し，視野を広げ，転倒予防になることを説明する.

＃4　治療効果に対する認識不足に関連した非効果的治療計画のリスク状態

▶ 看護目標

治療について納得し，積極的に治療を受けることができる.

1）脳深部刺激療法の神経刺激装置の調節と内服薬の調整の，振戦や筋固縮，ジスキネジアの症状への効果について説明できる.

2）パーキンソン病体操が日常的に習慣化してできる.

▶ 看護計画

O-P（観察プラン）

1）振戦や筋固縮，ジスキネジアの状態が，脳深部刺激療法でどのように変化するかについて，患者の言葉で説明しているか.

2）毎日，リハビリテーションのパーキンソン病体操を時間を決めて実施しているか.

3）家族の治療に対する理解度

4）家族のリハビリテーションの必要性に対する理解度

T-P（治療プラン）

1）信頼感と強みを構築する.
　・患者の状態や感情の動きを観察しながら，話をよく聞く.
　・訪問を繰り返しながら，問題の発見に努め，期待を押し付けない.

2）患者が表現したニーズと看護師が提供できるサービスの接点を見いだし，援助方法を修正する.

3）患者の主婦という立場を受容する.

4）粘り強く，誠実で首尾一貫した態度で接する.

5）家族に対し，治療計画への参加を促す.
　・患者および家族が，心配事や疑問を表出できるよう努める.

E-P（教育プラン）

1）患者の身体的・心理的状態に合わせ，または患者と家族が同席している場面で，以下の因子について説明する.

- ・疾病の経過
- ・治療の状態
- ・必要とされる継続的ケアとリハビリテーション
- ・合併症の徴候と症状
- ・利用できる社会資源や支援（特定疾患の申請）
- ・必要とされるライフスタイル・家庭環境の変更

③ 看護の実際

＃１ 術後合併症の潜在的状態：後出血

　手術後，意識レベルは GCS（E3V5M6）で 14 点，呼びかけに開眼するが，すぐ傾眠する．対光反射はあり，瞳孔左右差はなし．血圧112/60mmHg，脈拍84回 / 分，呼吸回数 10 回 / 分，SpO$_2$98％，頭痛・嘔気なし．ベッドを15°挙上し，2 時間ごとに血圧と意識レベルのチェックを行った．照度の調節ができる個室で観察を行い，患者の目に光が入らないよう配慮した．静穏な環境を整え，面会は夫と息子夫婦のみとし，患者が安心できるよう配慮した．排泄の介助は，羞恥心に配慮して行った．

＃２ 振戦や筋固縮，ジスキネジアの症状軽減の遅延，進行する機能喪失に関連した自己概念の混乱

　術後 2 日目，C さんの言動が気になり，担当看護師は C さんの思いを確認しようと訪室した．「手術，大変でしたね，はじめてのことばかりで．病院は勝手が違うから，おうちでしていたようにできないかもしれませんが，何でもおっしゃってくださいね」と問いかけてみた．できるだけ C さんが気持ちを出しやすいよう共感的・支持的態度で，やさしくうなずきながら，タッチングなどを行い傾聴した．

　全身清拭や更衣の援助をしながら「今は，手の震えは治まっていますね．ゆっくり胸のあたりをふいてみましょうか．袖を通しましょうか．」と少しセルフケア部分を増やしながら関係性を築いた．「こういうのでもリハビリになるんですよ」とリハビリテーションについての思いを聞き，症状に合わせ，できる範囲の動作で構わないので，毎日続けることが大切であることを説明した．

＃３ 協調運動障害と闘病意欲の低下に続発した活動量減少に関連した身体可動性障害

　術後 5 日目，振戦が軽減した時間帯にパーキンソン病体操を実演しながら，休憩を取り入れ共に実施した．顔の運動は，鏡を使用し，C さん自身でできているか確認してもらいながら実施した．翌日からは，声掛けをするとパーキンソン病体操を実施した．術後 6 日目は，看護師とともに病室で背中を伸ばし胸を張って足踏みを5回実施した．術後7日目には，廊下を5m 歩くことができた．

＃４ 治療効果に対する認識不足に関連した非効果的治療計画のリスク状態

　リハビリテーションは声掛けをしたり促したりすると実施するが，自主的に

は実施できていない．もう一度，Cさんに話を聞いた．「自宅でも継続してリハビリテーションをしていけそうですか？」と尋ねた．夫にも協力を得て，疾患や治療の状況と退院後の生活について説明を行った．

④ 看護の評価

＃1　術後合併症の潜在的状態：後出血

　手術直後の覚醒は半覚醒であったが，脳出血・脳浮腫による意識レベルの低下はなく，血圧の大きな変動や，頭痛や嘔気などの訴えもなく経過した．

　術後1日目，脳出血の徴候や血圧・意識レベルの変動はなく，術後経過は良好だった．神経刺激装置の調整を行い，少しずつ体を動かせるようになり，膀胱留置カテーテルを抜去した．介助によってトイレで排泄を行った．脳深部刺激療法の刺激により一時的にしゃべりにくくなっていたが，調節を行い，改善している．

＃2　振戦や筋固縮，ジスキネジアの症状軽減の遅延，進行する機能喪失に関連した自己概念の混乱

　無表情だったCさんが，少し目を見開いて看護師のほうを向いた．声は小さいがゆっくりと話し始めた．「手術が終わったあと，動けなかったので，びっくりした．手術が失敗したと思った．次の日，少しずつ動けるようになったので，少し安心した．でも，手の震えはすぐに治まるわけでもなかったし，ベッドに寝ていて起き上がるのもなかなかできなくて，看護師さんにいろいろ助けてもらわなくちゃいけないから申し訳ないし，今まで家で頑張ってやってこれたし，家族に手伝ってもらったら大丈夫と思ってたけど，夜まではとても無理．みんなに迷惑かけて，わたし，これ以上治療しても良くなるんだろうか．みんなに助けてもらっても，家に帰ってやっていけるんだろうか」と涙ぐみながら，少しずつ思いを吐き出した．清潔ケアを通して，自身でできることが少しずつ増え，自分のことを気に掛けてくれる看護師に信頼を寄せるようになった．

　Cさんは，少しずつ振戦が軽減してきており，「家事してたときはそれがリハビリ代わりみたいなものだったから，真面目にしなかった．けど，動かしていないと動かなくなるのよね？」と話し，脳深部刺激療法の効果だけに頼るのではなく，自分自身で運動機能の低下を予防できることに関心を持ち始めた．その後，「リハビリしてきました．いろいろマッサージしてくれて．関節伸ばしたりするのは難しかったけど．少しだけ歩くことができました」とうれしそうに話した．今の自分を受け入れ，肯定的な言動がみられている．

＃3　協調運動障害と闘病意欲の低下に続発した活動量減少に関連した身体可動性障害

　Cさんは，運動することに対して，抵抗感なく実施できている．「やっぱり疲れるし思うように動かせないけど，毎日しないと本当に動けなくなると思って」と話した．歩行の際は看護師が傍らに付き，声を掛けることで胸を張って広い歩

幅で5m歩くことができた．以後，毎日パーキンソン病体操と前傾姿勢を正した歩行ができるようになった．

＃4　治療効果に対する認識不足に関連した非効果的治療計画のリスク状態

Cさんは，「脳深部刺激療法の調整と薬で震えも少なくなって，リハビリもしてるけどこのまま家に帰っても大丈夫かと心配になって」と話し，入院前より症状は改善しているが，退院に際しての不安が増強し，日々のリハビリテーションも受動的であった．

継続的ケアのリハビリテーションや治療の継続，入手可能な資源や支援，必要とされる家庭環境の変更などの説明を受け，自宅での生活スタイルについてイメージができ病気と向き合う姿勢がみられた．Cさんは，「リハビリにも通えるし，家も過ごしやすく改修できるので，ほっとしました」と話した．

5　事例を振り返って

パーキンソン病は，中年以降の働き盛りの時期に発病し，進行性に経過する．初期には軽度の生活障害であったものが，徐々に仕事や家庭内の役割，日常生活のセルフケアが果たせない状況となる．末期においては，長期臥床状態となりやすい疾患である．このため，発症初期の段階から運動機能をできるだけ低下させないようにして，日常生活での自立性を長く保持できることを目標とする．

手術はせずに，内服治療だけでコントロールしている患者もいる．本事例では，よりQOLを高めるために脳深部刺激療法の手術を選択した．進行性の疾患でライフスタイルに大きく影響を及ぼすため，身体的な側面だけでなく，段階を経た心理的側面にも焦点をあてた看護過程とした．

引用・参考文献

1）田村綾子編．脳・神経機能障害／感覚機能障害．メディカ出版，2014，p.196-208，（ナーシング・グラフィカ健康の回復と看護4）．
2）井手隆文ほか．脳・神経．医学書院，2019，p.192-197，（系統看護学講座　成人看護学7）．
3）田村綾子ほか．パーキンソン病患者の看護．クリニカルスタディ．1999，20（14），p.18-29．
4）リンダ J.カルペニート＝モイエ．カルペニート看護診断マニュアル．新道幸恵監訳．第4版，医学書院，2014．

20 | 筋萎縮性側索硬化症（ALS）患者の看護

事例紹介

患　者：Dさん，75歳，男性．妻と二人暮らし．同じ敷地内に長男夫婦と孫が住んでいる．Dさん
　　　　の姉が近所に住んでいる．

診断名：筋萎縮性側索硬化症（ALS）

現病歴：Dさんは長年勤めた会社を定年で退職し，退職後は妻と家庭菜園をしたり，趣味のハイキン
　　　　グに出かけたりしていた．1年半ほど前から左腕の痛みや違和感を自覚していたが，そのう
　　　　ち治るだろうと気に留めていなかった．しかし，もともと細身な体格がさらに痩せてきたこ
　　　　とや，左手に力が入りにくく食事のときに茶碗が重く感じられるようになったこともあり，
　　　　1年前に近医を受診した．近医では神経系疾患の疑いと診断され，大学病院の神経内科を紹
　　　　介された．大学病院で診察や針筋電図検査（筋肉に針電極を刺し，筋線維の活動電位を記録
　　　　する検査），神経伝達検査（末梢神経を電気的に刺激し，その反応を記録する検査）などの検
　　　　査[1]を受け，ALSと診断された．
　　　　　ALSの進行を抑える目的でリルテック®の内服や，ラジカット®の点滴などの治療を受け
　　　　ているが，症状が徐々に進行し，左腕だけだった筋力低下が右腕にも広がっている．1カ月
　　　　ほど前からしゃべりにくさや唾液の飲み込みにくさも自覚し始め，食事中にむせ，食事摂取
　　　　量が減少してきた．
　　　　　数日前から発熱や息苦しさも出現してきたため，外来を受診した．誤嚥性肺炎と診断され，
　　　　緊急入院となった．抗菌薬の投与や経口摂取の中止により誤嚥性肺炎の症状は改善したが，
　　　　経口摂取を再開するとむせ，水分・食事とも十分な量が摂取できない状態である．医師から
　　　　は，胃瘻を造設して必要栄養量を胃瘻から摂取し，楽しみのために経口摂取することを提案
　　　　されている．経皮的酸素飽和度は90％台前半であり，酸素1L/分をネーザルで投与して98％
　　　　前後の状態にある．
　　　　　Dさんは短距離の歩行は可能であるが，長距離の歩行は疲労や息切れのためできない．息
　　　　切れがあり酸素投与をしているため，昼間はトイレで排泄しているが，夜間はポータブルト
　　　　イレを使用している．ズボンの上げ下げはかろうじてできているが，ボタンを留めるなどの
　　　　細かな作業はできない．食事摂取は右手で自助具を使えば可能である．夜間の巡視時に起き
　　　　ていることがよくあり，ほかのALS患者は胃瘻や人工呼吸器を使用することが多いのかとい
　　　　うことなどを看護師に質問することがある．
　　　　　妻の面会時には，イライラしている様子がみられる．妻はDさんのいら立ちを受けて，ど
　　　　うすればよいのか困惑している様子である．妻以外に息子が面会に来るが，面会時間は日曜
　　　　日に30分程度である．

① アセスメント

アセスメントの視点を表20-1に示す．

➡筋萎縮性側索硬化症（ALS）については11章3節 p.236参照.

表20-1 ■アセスメントの視点

身体的側面	心理的側面	社会的側面
・既往歴，現病歴，薬剤の効果と副作用 ・各筋肉の筋力（MMT）と筋肉の萎縮 ・ADL（食事摂取や歯磨き・整容，更衣，排泄など）の程度 ・座位の保持や歩行の程度 ・構音障害の程度と言語的コミュニケーション障害の有無 ・嚥下障害の程度（流涎の有無，食物の飲み込みが可能かなど） ・摂取可能な食事の形態や摂取量 ・脱水の有無（皮膚の緊張度など） ・体重の変化，必要栄養量 ・バイタルサイン，血液データ ・呼吸障害の程度（経皮的酸素飽和度，酸素投与の有無など） ・疼痛 ・認知機能障害の有無 ・排泄パターン ・睡眠・休息パターン ・身長，体重	・疾患についての理解度や受け止め方 ・精神的ストレスの程度とコーピング行動 ・病気の進行に対する不安や恐怖 ・どのような生き方をしたいか（価値観） ・症状に対する治療方法の理解度と患者の希望 ・精神的サポート体制の有無 ・介護者に対する思い ・介護者の疾患についての理解度や受け止め方 ・患者と介護者が希望する治療に乖離がないか	・社会的役割（仕事や地域での役割，家族の中での役割など） ・身体症状に伴った仕事や外出制限の程度 ・介護者の有無，人数，介護力 ・患者と介護者との関係性 ・社会保障の受給状況 ・生活環境（家屋の状況や介護用品の状況） ・入院前のケアプラン（訪問診療，訪問看護，訪問介護，訪問入浴，訪問リハビリなど） ・必要な医療機器の整備状態

　ALSは根本的治療法がなく，進行性の疾患である．生命予後は，人工呼吸器を装着しない場合は2～5年，人工呼吸器を装着する場合でも平均5年といわれている．身体症状として，四肢から始まり体幹や嚥下・呼吸に関連した筋力が徐々に衰える．さらに，身体機能の低下によってADLの低下やコミュニケーションの障害，自己効力感の低下，呼吸障害による死への脅威が生じ，介護者に対する遠慮など心理面にも大きく影響を与える．また，社会参加への制限や医療費などの経済的問題，介護者の介護技術の習得などにも影響するため，多面的なアセスメントの視点が必要となる．ALS患者の入院の目的には，疾患の診断，診断後の治療導入，身体症状に起因した合併症の治療，胃瘻造設や気管切開術の施行および人工呼吸器の導入，介護者の疲労を回避するためのレスパイト入院など，疾患の進行に伴ってさまざまであり，疾患の進行や入院目的によってアセスメントの視点も変化する．

　本事例は，嚥下障害に起因した誤嚥性肺炎の治療を目的とした入院であるが，疾患の進行に伴って嚥下障害や呼吸障害，ADLの低下などが生じ，誤嚥性肺炎の治療が終了すれば退院できるという状態ではない．現時点でのDさんの状態から，以下のようなアセスメントができる．

①食事摂取量の減少や体重減少がみられることから，低栄養状態と考えられる．低栄養状態は，抵抗力を低下させるため易感染状態にある．唾液の飲み込みにくさや食事摂取時のむせは嚥下障害の症状であり，誤嚥性肺炎を繰り返すことが予測される．抵抗力の低下と誤嚥性肺炎の高リスク状態にあることから，感染リスク状態にあると考えられる．

②全身の痩せがあること，左上肢から右上肢に筋力低下が広がっていること，嚥下に関係する筋力低下があることから，ALSの筋力低下，筋萎縮が進行していることが予測される．息苦しさの訴えがあること，酸素投与によって経皮的酸素飽和度が98％前後に維持できることから，上部の気道および呼吸に

関係する筋力の低下があり，効果的に呼吸ができなくなっていると考えられる．

③経口摂取を再開してもむせがあり，十分な水分量，食事量が摂取できていない．また，誤嚥性肺炎により代謝も亢進している．入院中は，Dさんの身長，体重，運動量から必要栄養量を計算して食事が提供されているが，食事摂取量が少ないことから低栄養状態であることが推察される．血清タンパク，血清コレステロール，血清アルブミンの値をモニタリングし，栄養状態を評価する必要がある．

④筋力の低下，特に上肢の筋力低下により，食事，排泄，更衣，清潔などのセルフケアが十分にできない状態である．また，酸素吸入のためのラインにより行動範囲の制限がある．さらに，低栄養状態や発熱があり，セルフケアのための気力や体力が十分にない場合もあるため，セルフケア不足状態になっていると考えられる．

⑤病状の進行によりセルフケアができなくなってきていること，口から水分や食事が食べられないことなど，病気の進行に対して脅威を感じていると推察される．また，医師から胃瘻の造設を提案されており，ほかのALS患者は胃瘻や人工呼吸器を付けているのかということなどを看護師に質問していることから，これからの生活の変化についても脅威を感じていると思われる．胃瘻造設についての意思決定もしなければならない状態である．不眠や妻の面会時にイライラした様子がみられるなどの自律神経症状があり，さまざまな脅威を感じていると推察されることから，不安の状態にあると思われる．

⑥Dさんの ADL は低下しており，息子の面会が短時間であること，同居していないことから，主たる介護者の妻の介護負荷が以前と比較して増加すると予測される．Dさんのいら立ちに困惑している様子もみられることから，妻の心的負担も増加している．

　以上のことから，看護問題として以下のものが挙げられる．

＃1　感染のリスク状態
＃2　非効果的呼吸パターン
＃3　栄養の摂取と消費のバランス異常：栄養の摂取量が必要量以下
＃4　セルフケア不足
＃5　不安
＃6　家族介護者の役割における緊張のリスク状態

② 看護計画

＃1　感染のリスク状態

▶ **看護目標**

誤嚥性肺炎を再発しない．

▸ 看護計画

O-P（観察プラン）

・血液データ（WBC，CRP）

・バイタルサイン（体温，脈拍，呼吸数，血圧）

・胸部 X 線写真

・肺雑音

・喀痰の性状，量の観察

T-P（治療プラン）

・必要時，口腔内吸引を実施する．

・体位ドレナージを実施する．

・口腔ケアを実施する（歯磨き，口腔内の保湿）．

E-P（教育プラン）

・誤嚥のリスクが高いことを説明し，口腔内の清潔を保つ必要性を指導する．

・可能な場合，口腔内の唾液を自分で吸引する方法を指導する．

＃2　非効果的呼吸パターン

▸ 看護目標

呼吸困難感が増強しない．

▸ 看護計画

O-P（観察プラン）

・呼吸数，呼吸の深さ

・呼吸筋の動き

・経皮的酸素飽和度

・血液ガスデータ

・酸素投与量

T-P（治療プラン）

・呼吸が楽な体位に調整する．

・指示された酸素流量を投与する．

・呼吸理学療法を実施する．

E-P（教育プラン）

・呼吸困難を感じた場合や睡眠時には上半身をギャッチアップし，呼吸が楽に
　なる体位をとるよう指導する．

・呼吸困難感があっても指示された酸素流量以上に上げないように指導する．

・息苦しい場合は，知らせるように説明する．

ALS患者の呼吸状態

　健常者の場合は，二酸化炭素の濃度が低いと呼吸苦を感じ，換気が促される．ALS患者の場合は，呼吸筋群の筋力低下により呼気時に胸郭内の空気が十分に吐き出せず，常に血中の二酸化炭素濃度が高い状態に体が順応している．そのため，血中の二酸化炭素濃度が高くても換気が促されず，酸素濃度の低さが換気を促進している．このような状態で酸素を多く吸入すると，血中の酸素濃度が上がるため換気が促されなくなり，呼吸抑制や意識障害を起こす．この状態を CO_2 ナルコーシスという．

＃3　栄養の摂取と消費のバランス異常：栄養の摂取量が必要量以下

▶ 看護目標

　必要栄養量が摂取できる．

▶ 看護計画

O-P（観察プラン）

・嚥下状態，流涎の状態
・可能な食事形態
・食事摂食量
・血液データ（総タンパク，総コレステロール，アルブミン）
・体重

T-P（治療プラン）

・嚥下訓練を実施する（アイスマッサージ，他動的な舌のストレッチ，息こらえ嚥下）．
・嚥下可能な食形態と嗜好に合わせた食事内容を栄養部と相談し提供する．
・とろみ剤を調整した飲水を促す．
・食事摂取時，経管栄養剤注入時のポジショニングをする．
・指示された経管栄養剤を注入する．

E-P（教育プラン）

・経口摂取時の一口量，スピード，息こらえ嚥下について指導する．
・とろみ剤の最適な粘度について説明し，粘度調整の方法について指導する．
・胃瘻の管理方法について指導する．

＃4　セルフケア不足

▶ 看護目標

　筋肉が疲労しない程度に身の回りのことが自分でできる．

▶ 看護計画

O-P（観察プラン）

・患者が実施可能な食事摂取，排泄，清潔行動，更衣の程度
・セルフケアに必要な筋力
・患者の気力・体力の程度

T-P（治療プラン）

可能な範囲のセルフケアを患者に促し，不足しているセルフケアを補う．

・食事の配膳，食事の介助を行う．
・排泄のための移乗・移動の介助，ポータブルトイレの設置，尿器・便器の準備と介助を行う．
・おむつの使用が必要な場合は，おむつ交換の介助と皮膚の保清に努める．
・シャワー浴の介助，清拭，洗髪，陰部洗浄，髭剃り，爪のケア，整髪を行う．
・体温，環境温度・湿度に合わせた衣服を選択し，更衣を介助する．

E-P（教育プラン）

・患者は自身の筋力や気力・体力に合わせてセルフケアを実施することができ，看護師は必要なときに援助することを説明する．

＃5　不安

▶ 看護目標

不安の原因を認知でき，原因への対応策を見つけることができる．

▶ 看護計画

O-P（観察プラン）

・いら立ちや睡眠パターン
・コーピング行動

T-P（治療プラン）

・不安の訴えを傾聴する
・患者の価値観を確認する
・医療ソーシャルワーカー（MSW）などの多職種も含めたカンファレンスを開催する．

E-P（教育プラン）

・病状に合った療養生活についての情報を提供する．
・患者が利用可能な社会資源について説明する．

＃6　家族介護者の役割における緊張のリスク状態

▶ 看護目標

家族が患者の療養生活を支援できる．

▶ 看護計画

O-P（観察プラン）

・家族と患者の関係性
・患者の病気や病状の進行に対する家族それぞれの理解度や受け入れ状況
・患者の介護量
・妻の介護技術の知識と習得の程度
・妻以外の介護者の有無と，妻以外の介護者がどの程度関わることができるか
・妻やその他の介護者の健康状態
・妻やその他の介護者の社会的役割，家庭内での役割や予測される役割の変化

・妻やその他の介護者のストレス状況とコーピング行動

T-P（治療プラン）

・家族の不安や心配についての訴えを傾聴する.

・在宅療養に向けた多職種カンファレンスを実施する.

・妻の気分転換の方法について話し合う.

E-P（教育プラン）

・家族に疾患やその症状，現在の病状および予測される症状について説明する.

・活用可能な社会資源について説明する.

・妻やその他の介護者にADLの介助技術（食事介助，胃瘻からの経管栄養剤注入の方法，胃瘻からの内服薬注入の方法，排泄介助，移乗・移動介助，体位変換やポジショニングの方法，口腔ケアの介助など）について指導する.

・妻やその他の介護者に酸素療法や吸引方法などの医療的な技術について指導する.

③ 看護の実際

#1　感染のリスク状態

　感染徴候のモニタリング，肺雑音の確認をしながら必要時は吸引を実施した. 口腔ケアについては，食前の口腔ケアによって食事摂取時の口腔内細菌の誤嚥予防と，食後の口腔ケアによって食物残渣の除去に努めた. 口腔内の食物の送り込みが十分にできていないため，食後の口腔内は食物残渣が多い状態である.

#2　非効果的呼吸パターン

　胸郭の動きが不十分であり，酸素吸入しなければ経皮的酸素飽和度が90%台前半になるため，酸素を1L/分で投与し，Dさんにも酸素ネーザルを外さないように説明した. 適宜，看護師が呼吸理学療法を実施し，医師と相談して理学療法士によるリハビリテーション介入も開始された. 経皮的酸素飽和度は，特に夜間に低下しやすかったため，就寝前にはベッドの背上げをして休むようにした.

#3　栄養の摂取と消費のバランス異常：栄養の摂取量が必要量以下

　経口摂取時のむせは継続し，給食で提供される食事は3〜4割程度の摂取量であった.「むせがあるから食べる気が起きない，食べていても疲れる. 食べなければいけないと思うが，それがプレッシャーに感じる」といった発言があり，食事が「楽しみというよりは苦痛な時間」なようであった. 嗜好について確認すると甘いものが好きということであったため，栄養部と相談し，食事を2分の1の量に減らして濃厚流動食を加えてもらい，給食時間以外にも濃厚流動食を少量ずつ摂取するよう調整をした. 味噌汁などの水分が多いものにはとろみ剤を付加していたが，粘度が看護師により違っていたため，Dさんが摂取しやすい粘度をベッドサイドに明示し，誰が食事介助をしても同じ粘度となるようにした. また，食事の時にはギャッチアップ座位とし，飲み込むときは息こら

えをしてから飲み込むよう声かけをしながら食事介助をした．経過の中で胃瘻を造設し，必要栄養量は胃瘻から摂取することができるようになった．そこで，Dさんが口から摂取しやすい嗜好にあった食事を妻と相談して家から持ってきてもらい，妻が介助しながら経口摂取するようにした．

＃４　セルフケア不足

髭剃りや歯磨きはDさん自身に行ってもらったが，細かな動きはできないため，仕上げは看護師や家族が行った．体調に合わせてシャワー浴介助か清拭を実施した．排泄に関しては，昼間は可能な限りトイレまで移動する介助をし，夜間はポータブルトイレをベッドサイドに設置した．発熱による活動耐性低下や酸素吸入による行動制限により，下肢の筋力低下があったため，転倒予防のため移動時にはナースコールで知らせるよう説明した．移動は手を添える程度で可能だが，ズボンや下着の上げ下げは一部介助が必要である．

＃５　不安

Dさんが思い描いていた退職後の生活と，ALSと診断されてからの生活のギャップについて，Dさんの思いを傾聴した．ALSという病気について「どうしてこんな病気になったのか」と考えてしまう．元気なときから人工呼吸器が外せないような状況になるならば，そのような治療は受けたくないと考えていたし，家族にも話していた．胃瘻については今回の入院まで考えたことがなかったが，食事量が減って体重が減少していることに対してはALSの病状を進行させるのではないかと心配しているということであった．そこで，Dさんと妻に対して，良好な栄養状態の大切さや，具体的な胃瘻についてやその管理について，胃瘻を造設しても経口摂取が可能であることを説明した．Dさんを含めた家族で話し合い，胃瘻を造設すると意思決定した．睡眠障害に対しては，睡眠導入剤における呼吸抑制の副作用を考慮して可能な限り使用しなかった．眠れていない様子のときには，話を聞く，マッサージをするなどのケアを実施した．

＃６　家族介護者の役割における緊張のリスク状態

妻は，Dさんがイライラしているときにどう接すればよいのか途方に暮れていた．Dさんがいない場で妻の体調について尋ね，面会に来てくれていることをねぎらった．妻以外の家族のフォローがあるのか確認すると，同じ敷地内に長男家族が住んでいるが，夫婦共働きであり孫も学校に通っているため，主な介護者は妻であるということだった．近くに住んでいるDさんの実の姉も，Dさんを気にかけているという情報も得た．家族は，Dさんが人工呼吸器などは付けたくないと以前から言っていたため，Dさんの意思を尊重しようと考えているが，実際に息苦しい様子を見ると，どうにかしてあげたいという思いもあると話してくれた．

疾患についてはある程度理解できているようであったが，予想外に症状の進行が早いことに戸惑っている様子であった．そこで，主治医にDさんを含めた家族（妻，長男夫婦，実の姉）に再度，病気や症状の進行，今後予測される症

状やその治療について説明してもらう場を設けた．その後，胃瘻を造設して在宅療養したいという希望が示された．

入院前は介護保険の申請をしていなかったが，在宅療養に移行するには，妻だけの介護力では不足していることから，医療ソーシャルワーカーに介入してもらい，介護保険の申請を行った．そして，胃瘻造設後にケアマネジャー，訪問看護師，ヘルパー，訪問リハビリ，在宅医との合同カンファレンスを実施した．合同カンファレンスでは，Ｄさんに必要なケアだけでなく，Ｄさんの介護を中心的に行う妻のフォローとして，食事やそのほかの家事について長男の妻やＤさんの姉にも協力を得ることなども話し合った．妻と長男には，食事，排泄，移乗・移動，更衣，清潔ケアなどを指導し，技術を習得してもらった．

④ 看護の評価

嚥下障害に対して口から食事を摂取する楽しみを支援しながら胃瘻からの必要栄養量を確保したこと，呼吸筋の筋力低下に対して呼吸理学療法や口腔ケアを実施したことによって，誤嚥性肺炎が再発することなく経過した．また，Ｄさんや家族の不安な気持ちを傾聴しながら，不安の要因を明らかにして必要な情報を伝えたことで，胃瘻造設の意思決定を支援し，在宅療養への希望に沿えるよう退院支援することができた．社会資源を活用できるように調整し，地域で在宅療養を支える人たちとＤさんや家族の療養生活について話し合った．自宅の環境調整や，ヘルパーや訪問看護師が訪問しているときに妻が買い物に出かけたり，趣味の庭の手入れをしたりする時間ができるよう検討しながらケアプランを組んでもらった．さらに，在宅酸素や吸引なども指導し，自宅退院となった．

⑤ 事例を振り返って

ALSは，症状の進行に合わせて胃瘻造設や気管切開，人工呼吸器装着などをどうするのか意思決定する場面が多い．構音障害のために自身の思いを十分に伝えられず，病気を受け入れられていない状態で予想外の早さで病状が進行し，患者，家族とも不安を抱えることが多い．そのため，患者や家族の思いを傾聴し，価値観を尊重した意思決定を支援することが重要となる．身体的な症状へのケアだけでなく，心理的・社会的な情報も意識的に聴取し，全人的に支援することが大切である．

引用・参考文献

1）田中耕太郎．"神経内科領域に特徴的な検査"．神経内科看護の知識と実際．松本昌泰監修．メディカ出版，2015，p.10-13.

※以下に掲載のない出題基準項目は，他巻にて対応しています．

必修問題

目標Ⅲ．看護に必要な人体の構造と機能および健康障害と回復について基本的な知識を問う．

大項目	中項目（出題範囲）	小項目（キーワード）	本書該当ページ
10. 人体の構造と機能	A. 人体の基本的な構造と正常な機能	神経系	p.12-19
	B. 人間の死	脳死	p.24-25
11. 徴候と疾患	A. 主要な症状と徴候	意識障害	p.20-29
		言語障害	p.34-37
		頭痛	p.58-60
		感覚過敏・鈍麻	p.55-58
		運動麻痺	p.44-47
		けいれん	p.52-53

人体の構造と機能

目標Ⅰ．正常な人体の構造と機能について基本的な理解を問う．
目標Ⅱ．フィジカルアセスメントおよび日常生活の営みを支える看護に必要な人体の構造と機能について基本的な理解を問う．
目標Ⅲ．疾病の成り立ちとの関連において，人体の構造と機能について基本的な理解を問う．

大項目	中項目（出題範囲）	小項目（キーワード）	本書該当ページ
3. 神経系	B. 中枢神経系の構造と機能	大脳	p.12-13
		視床，視床下部	p.14
		中脳，橋，延髄	p.14
		小脳	p.14
		脊髄	p.15
		髄膜と脳室	p.18
		脳脊髄液の循環	p.18
		感覚と運動の伝導路	p.17
	C. 末梢神経系の構造と機能	脳神経	p.16
		脊髄神経	p.15
15. 内分泌系	C. 内分泌器官の構造とホルモンの機能	松果体	p.14

疾病の成り立ちと回復の促進

目標Ⅳ．各疾患の病態と診断・治療について基本的な理解を問う．

大項目	中項目（出題範囲）	小項目（キーワード）	本書該当ページ
12. 神経機能	A. 中枢神経系の疾患の病態と診断・治療	脳血管障害（脳内出血，くも膜下出血，脳梗塞，もやもや病）	p.114-145
		頭蓋内圧亢進症	p.60-65
		変性疾患（Parkinson＜パーキンソン＞病，筋萎縮性側索硬化症＜ALS＞）	p.227-246
		脱髄疾患（多発性硬化症）	p.276-282
		認知症（Alzheimer＜アルツハイマー＞病，血管性認知症，Lewy＜レビー＞小体型認知症，前頭側頭型認知症）	p.247-265
		感染性疾患（脳炎，髄膜炎）	p.199-212
		頭部外傷	p.175-192

		脊髄損傷	p.219-220
		機能性疾患（てんかん）	p.298-310
		腫瘍（脳腫瘍）	p.146-174
	B．末梢神経系の疾患の病態と診断・治療	Guillain-Barré ＜ギラン・バレー＞症候群	p.270-271
		顔面神経麻痺（Bell ＜ベル＞麻痺）	p.43-44
		自律神経失調症	p.273
14．運動機能	A．運動器系の疾患の病態と診断・治療	腰痛症（椎間板ヘルニア，腰部脊柱管狭窄症）	p.217-219
		筋ジストロフィー	p.286-290
		重症筋無力症	p.284-286

▌成人看護学

目標Ⅱ．急性期にある患者と家族の特徴を理解し看護を展開するための基本的な理解を問う．

大項目	中項目（出題範囲）	小項目（キーワード）	本書該当ページ
4．救急看護，クリティカルケア	A．緊急度と重症度のアセスメント	意識レベル，神経学的所見，全身状態	p.20-29

目標Ⅶ．各機能障害のある患者の特徴および病期や障害に応じた看護について基本的な理解を問う．

大項目	中項目（出題範囲）	小項目（キーワード）	本書該当ページ
17．脳・神経機能障害のある患者の看護	A．原因と障害の程度のアセスメントと看護	生命維持活動調節機能障害	p.20-29，60-65
		運動・感覚機能障害	p.44-58
		言語機能障害	p.34-38
		高次脳機能障害	p.29-38
		生命・生活への影響	p.20-65
	B．検査・処置を受ける患者への看護	脳波検査	p.79-81
		腰椎穿刺	p.81-83
		脳血管造影	p.75-79
		画像検査（CT，MRI）	p.67，69
	C．治療を受ける患者への看護	開頭術	p.87-92
		穿頭術	p.92-94
		血管バイパス術	p.88，122，126
		血管内治療	p.94-97
		脳室ドレナージ術	p.130，132，194
		脳室－腹腔＜ V-P ＞シャント術	p.194-195
		低体温療法	p.65
	D．病期や機能障害に応じた看護	脳血管障害	p.114-145
		脳腫瘍	p.146-174
		脳炎，髄膜炎	p.199-212
		頭部外傷	p.175-192
		脊髄損傷	p.219-220
		筋萎縮性側索硬化症＜ ALS ＞	p.236-240
19．運動機能障害のある患者の看護	B．検査・処置を受ける患者への看護	神経ブロック	p.221，273，274

INDEX

表紙・本文デザイン：株式会社ひでみ企画

図版・イラスト：
有限会社彩考，清水みどり
有限会社デザインスタジオEX
福井典子，八代映子

ナーシング・グラフィカの内容に関する「更新情報・正誤表」「看護師国家試験出題基準対照表」は下記のウェブページでご覧いただくことができます．

更新情報・正誤表
https://store.medica.co.jp/n-graphicus.html
教科書のタイトルをクリックするとご覧いただけます．

看護師国家試験出題基準対照表
https://ml.medica.co.jp/rapport/#tests

● 本書の複製及び公衆送信は，「著作権者の利益を不当に害すること」となり，著作権法第35条（学校その他の教育機関における複製等）で禁じられています．
● 学校教育上におかれましても，弊社の許可なく，著作権法上必要と認められる範囲を超えた複製や公衆送信は，ご遠慮願います．
● 授業目的公衆送信補償金制度における公衆送信も，医学系・看護系教育機関においては，対象外となります．

ナーシング・グラフィカ EX（イーエックス）　疾患と看護⑤（しっかんとかんご）

脳・神経（のう・しんけい）

2020年1月15日発行　第1版第1刷Ⓒ
2024年3月25日発行　第1版第4刷

編　者　　永廣 信治（ながひろ しんじ）　髙木 康志（たかぎ やすし）　田村 綾子（たむら あやこ）
発行者　　長谷川 翔
発行所　　株式会社メディカ出版
　　　　　　〒532-8588
　　　　　　大阪市淀川区宮原3-4-30
　　　　　　ニッセイ新大阪ビル16F
　　　　　　電話　06-6398-5045（編集）
　　　　　　　　　0120-276-115（お客様センター）
　　　　　　https://store.medica.co.jp/n-graphicus.html
印刷・製本　　株式会社広済堂ネクスト

本書の複製権・翻訳権・翻案権・上映権・譲渡権・公衆送信権（送信可能化権を含む）は，（株）メディカ出版が保有します．

落丁・乱丁はお取り替えいたします．　　Printed and bound in Japan
ISBN978-4-8404-6901-2

「ナーシング・グラフィカ」で学ぶ、自信

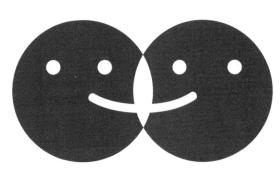

看護学の新スタンダード
NURSINGRAPHICUS

独自の視点で構成する「これからの看護師」を育てるテキスト

グラフィカ編集部SNS
@nsgraphicus_mc
ぜひチェックしてみてください！

X(旧Twitter)